高职高专护理专业“十四五”互联网+新形态精品教材

U0882502

老年护理学

主　审　夏立平

主　编　马　琼　王　英　孙水英

副主编　何玉华　章正福　张　敏　李园园　阳水兰

编　委（按姓氏笔画为序）

马　琼　江苏护理职业学院

王　亚　盐城市社会福利院

王文栋　宣城职业技术学院

王秀蓉　亳州职业技术学院

王　英　商洛职业技术学院

阳水兰　湖南都市职业学院

孙水英　山东中医药高等专科学校

李园园　淮南职业技术学院

何玉华　仙桃职业学院

宋　洁　山东中医药高等专科学校

张　敏　商洛职业技术学院

邵　蓉　仙桃职业学院

钟　瑶　荆门职业学院

夏立平　江苏护理职业学院

章正福　芜湖医药健康职业学院

熊紫珍　淮南职业技术学院

西安交通大学出版社
XI'AN JIAOTONG UNIVERSITY PRESS

内容提要

本教材主要介绍现今社会的老龄化趋势、老年人的保健理念及健康评估、老年人的基本生活护理(包括饮食、排泄、卫生等)、老年人常见疾病的护理与康复。在编写过程中,贯彻老年护理岗位技能标准,结合老年护理典型工作任务,以整体护理观为指导,以老年人为中心,以老年人健康需求为重点,体现了护理专业特色。本教材注意与相关专业课程内容的衔接,体现多学科融合,突出老年护理的特点。创设"案例导学""案例解析""爱在夕阳""教学微课""知识链接""目标检测"等模块,旨在为学生提供思考、拓展空间,体现教材的实用性、科学性。本教材主要供高职高专护理、助产等专业教学使用,也可作为护理临床工作者的参考用书。

图书在版编目(CIP)数据

老年护理学 / 马琼,王英,孙水英主编. -- 西安 : 西安交通大学出版社, 2024.7. -- ISBN 978-7-5693-3830-0

Ⅰ. R473.59

中国国家版本馆 CIP 数据核字第 2024AD5584 号

书　　名　老年护理学
主　　编　马　琼　王　英　孙水英
责任编辑　赵文娟
责任校对　郭泉泉
封面设计　任加盟

出版发行　西安交通大学出版社
（西安市兴庆南路 1 号　邮政编码 710048）
网　　址　http://www.xjtupress.com
电　　话　(029)82668357　82667874(市场营销中心)
(029)82668315(总编办)
传　　真　(029)82668280
印　　刷　陕西思维印务有限公司

开　　本　889mm × 1194mm　1/16　**印张**　11.75　**字数**　340 千字
版次印次　2024 年 7 月第 1 版　2024 年 7 月第 1 次印刷
书　　号　ISBN 978-7-5693-3830-0
定　　价　49.00 元

如发现印装质量问题,请与本社市场营销中心联系。
订购热线:(029)82665248　(029)82667874
投稿热线:(029)82668805

PREFACEA

前言

随着社会的进步和经济的发展,人口老龄化成为21世纪最重要的社会趋势之一。我国是世界上老年人口最多的国家,第七次全国人口普查数据显示,2020年60岁及以上人口已达2.64亿。人口老龄化将成为今后较长一段时期我国的重要国情,也为我国老年护理事业发展带来严峻挑战。为深入贯彻党的二十大精神,推进健康老龄化,加强老年护理教育,满足老龄化社会对老年护理人才的需求,我们组织教师编写了这本《老年护理学》教材。2019年11月,中共中央、国务院印发了《国家积极应对人口老龄化中长期规划》;2020年9月,国务院办公厅印发了《关于加快医学教育创新发展的指导意见》,这些都为《老年护理学》教材的编写提供了指导思想。

本教材根据护理专业人才培养目标及老年护理从业者的职业发展需求,贯彻老年护理岗位技能标准,结合老年护理典型工作任务,以整体护理观为指导,以老年人为中心,以老年人健康需求为重点,基于项目引领、任务驱动、行动导向进行教材开发。教材共9个项目,包括老年护理认知、老年健康保健和养老照护、老年健康评估、老年常见心理问题与精神障碍护理、老年常见疾病护理、生活照护、安全照护、用药照护、临终护理,课程体系完整、科学,体现了实用性、科学性,具有"必需、够用"的高等职业教育特点。

本教材的特点体现在以下5个方面。①岗、课、赛、证融通:教材立足老年护理工作岗位,对接全国职业院校技能大赛、"1+X"职业技能等级证书老年照护,是岗、课、赛、证融通的一本教材。②教材内容融合:教材对《基础护理学》《内科护理学》《外科护理学》等教材中交叉重复的内容进行了整合,体现了多学科融合。教材对老年人健康评估、老年照护模式、安宁疗护等内容进行了补充,体现教材的时效性、先进性。③思政资源融爱:教材对接行业发展,紧扣岗位需求,将价值塑造、知识传授和能力培养融为一体,充分落实立德树人根本目标。将思政元素融入目标、融入载体、融入任务,培养学生爱老、敬老、助老意识,增加对老年护理岗位的认知,增加职业认同感,引导学生在实践中践行责任担当。④教材形式融创:创设"案例导学""案例解析""爱在夕阳""教学微课""知识链接""目标检测"等内容模块,旨在为学生提供思考、拓展空间,深入了解行业动态,理解老年护理岗位,巩固学习成果。⑤教学资源融汇:教材整合行业资源,包含养老服务政策法规、智慧养老新进展、行业新技术、岗位标准、技能竞赛赛题等教学资源。通过现代信息技术赋能,呈现为数字化新形态教材,具有通用性与个性化相结合、开放性与动态性相结合的特点。

教材编写团队结构合理、师德师风优良、信息化素养高、教学改革意识强。在教材编写过程中,各位编者及所在单位给予了大力支持,在此表示诚挚的感谢!由于编者知识水平与能力有限,难免存在疏漏之处,敬请广大师生和各位读者批评指正,以便日后进行修正。

主　编

2024年5月

CONTENTS

目录

笔记

项目一　老年护理认知

课件

学习目标

素质目标：树立尊老、敬老、爱老、助老的专业情怀；通过岗位认知实践，感悟护老为责、爱岗敬业的职业认同。

知识目标：掌握老年人年龄划分、老龄化社会标准；熟悉老年护理学的定义、老年护理的目标与原则；了解中国老年护理发展前景。

能力目标：针对人口老龄化发展趋势与我国国情，提出推进我国老年护理事业发展的建议。

案例导学

第七次全国人口普查公布数据显示江苏省常住人口中，0～14岁人口为12 891 948人，占15.21%；15～59岁人口为53 350 723人，占62.95%；60岁及以上人口为18 505 345人，占21.84%，其中65岁及以上人口为13 726 531人，占16.20%。

请思考：

1. 请分析江苏省人口老龄化程度。
2. 人口老龄化给社会带来哪些影响？

案例解析

任务一　老年人与人口老龄化

一、老年人的年龄划分

世界卫生组织（WHO）对老年人年龄的划分有两个标准：在发达国家将65岁及以上的人群定义为老年人，而在发展中国家则将60岁及以上人群称为老年人。

老年期是生命周期中的最后一个阶段，事实上对老年期还可以再划分为不同阶段。WHO根据现代人生理心理结构上的变化，对人的年龄界限做了新的划分：44岁以下为青年人，45～59岁为中年人，60～74岁为年轻老人（the young old），75～89岁为老老年人（the old old），90岁以上为非常老的老年人（the very old）或长寿老年人（the longevous）。

中华医学会老年医学分会于1982年对我国老年人年龄划分作出了以下建议：60岁及以上为老年人；老年分期按45～59岁为老年前期（中老年人），60～89岁为老年期（老年人），90岁以上为长寿期（长寿老人）。

笔记

二、人口老龄化及老龄化社会

(一)人口老龄化

人口老龄化简称人口老化,是指老年人口占总人口的比例不断上升的一种动态过程。老年人口在总人口中所占的百分比,称为老年人口系数,是评价人口老龄化程度的重要指标。

人口老龄化是一种社会现象,是指人类群体的老化,即老年人口数量在社会总人口中达到一定比例,并持续增长的过程。出生率和死亡率的下降、平均预期寿命的延长是世界人口趋向老龄化的直接原因。

(二)老龄化社会

人口老龄化是过去和当前人口出生、死亡、迁移变动对人口发展的综合作用,也是经济增长和社会发展的结果。随着老年人口总数的增加,在社会中老年人口总数比例不断上升,从而形成了"老年型国家"或"老龄化社会"。WHO 对老龄化社会的划分有两个标准(表 1-1)。

表 1-1 老龄化社会的划分标准

类型	发达国家	发展中国家
老年人年龄界限	65 岁及以上	60 岁及以上
青年型(老年人口系数)	<4%	<8%
成年型(老年人口系数)	4% ~7%	8% ~10%
老年型(老年人口系数)	>7%	>10%

1. 发达国家的标准　65 岁以上人口占总人口比例的 7% 以上,定义为老龄化社会(老龄化国家或地区)。

2. 发展中国家的标准　60 岁以上人口占总人口的 10% 以上,定义为老龄化社会(老龄化国家或地区)。

(三)人口老龄化趋势及特点

1. 世界人口老龄化趋势及特点

(1)人口老龄化的速度加快:世界总人口以每年 1.09% 的速度增长,老年人口增长率在 2010—2017 年增至 3%。2020 年全世界 60 岁及以上的老年人口是 10.5 亿人,预计到 2050 年全球老年人口数量将上升至 21 亿。

(2)发展中国家老年人口增长快:从 20 世纪 60 年代开始持续到现在,发展中国家老年人口的增长率已是发达国家的 2 倍。目前 65 岁老年人口数量每月以 80 万的速度增长,预计到 2050 年,发达国家老年人口将从 2.62 亿增至 4.06 亿,而发展中国家将从 4.81 亿增至 16 亿,全球 80% 的老年人将生活在发展中国家。

(3)人口平均寿命不断延长:19 世纪许多国家的人口平均寿命只有 40 岁,20 世纪末则达到 60 ~ 70 岁。WHO 在 2020 年发布的报告显示,全球人口平均寿命在 2000 年至 2016 年间增加了 5.5 岁,达到 72.7 岁。日本女性平均寿命为 87.1 岁,瑞士男性为 81.2 岁,其中,寿命的最大增幅出现在非洲,当地人均寿命提高 9.4 岁,达到 60 岁。

(4)高龄老年人增长速度最快:1950—2050 年 80 岁以上高龄老人平均每年以 3.8% 的速度增长。《2019 年世界人口展望》指出,2019 年有 1.25 亿人的年龄在 80 岁以上。到 2050 年仅在中国就会有相近数量的高龄老人(1.2 亿),全世界这个年龄段的人口将达到 4.34 亿。

(5)女性占老年人口中的多数:《2020 世界卫生统计报告》显示全球人口平均寿命,女性为 74.2 岁,男性为69.8岁;日本人口平均寿命居于首位,女性为87.1岁,男性为81.1岁;美国,女性为81.0岁,男性为76.0岁;中国,女性为77.9岁,男性为75.0岁。这种性别差异致使多数国家老年人口中女性超过男性。

2.我国人口老龄化趋势及特点

(1)我国人口老龄化现状:1953—2021年我国65岁及以上人口从2632万增至2亿,占比从4.4%增至14.2%。1990—2000、2000—2010、2010—2020年老龄化程度年均分别增加0.15、0.18、0.46个百分点,老龄化明显加快。从国际比较看,根据联合国统计,2020年全球65岁及以上人口占比9.3%,中国排名为63名,高于全球平均水平,中国人口老龄化程度在全球已处于中上水平(表1-2)。

表1-2 全球主要经济体的老龄化排名

排名	经济体	2020年65岁及以上人口占比(%)
1	日本	28.40%
2	意大利	23.30%
3	葡萄牙	22.77%
4	芬兰	22.55%
5	希腊	22.28%
6	德国	21.69%
63	中国	13.50%
平均水平	全球	9.30%

(2)人口老龄化趋势及特点:具体如下。

1)老年人口规模庞大:2020年第七次人口普查数据显示,我国60岁及以上人口为2.64亿,占总人口的18.70%,其中65岁及以上人口为1.91亿,占总人口13.50%。2030年以后我国老年人口数量将超过所有发达国家的老年人口总和,积极应对人口老龄化的中国道路的艰巨性和复杂性前所未有。

2)老龄化速度快:2001年我国65岁以上人口占比突破7%,2022年65岁及以上人口占比超14%,步入深度老龄化阶段,标志着进入老龄化社会,我国用了约23年的时间。这一时间短于法国的126年、英国的46年、德国的40年、日本的27年。

3)高龄化、空巢化问题日益突出:2010—2020年我国高龄老年人(80岁及以上老年人)人口从2099万增至3660万,占总人口比重从1.6%增至2.6%,正以2倍于老年人口的速度增加,呈年均增长100万人的态势。民政部门数据显示,目前中国城乡空巢家庭达50%~70%,空巢老人数量超过1.2亿人。

4)老龄化地区发展不平衡:表现为“东部比西部先老”“老龄化进程出现阶段性不均衡”等问题。2020年中国城镇老年人数首次超过农村老年人数,实现历史性转变。2020年我国人口老龄化程度最高的地区是辽宁,60岁及以上老年人口比例达到25.72%,其次是上海(23.38%)和黑龙江(23.22%)。2020年全国17个省市自治区超过全国水平,西藏老年人口比例为全国最低(8.52%)。

5)人口老龄化超前于现代化:未富先老问题突出,我国在2001年进入老龄化时,人均GDP仅处于4000美元的水平,我国在追赶阶段已进入老龄化,2021年我国人均GDP为1.25万美元,接近高收入国家下限水平,但我国65周岁及以上老年人口占比13.5%,高于中高收入经济体10.8%的平均水平。反观发达经济体,大部分都是在物质财富积累到一定程度后,才开始进入人口老龄化阶段,瑞典、日本、英国、德国、法国等发达经济体在进入老龄化阶段时,人均GDP在1万~3万美元。

笔记

知识链接

我国进入长寿时代

中华人民共和国成立以来，随着社会经济的发展，人民身体素质日益改善。1949 年我国人口的平均预期寿命仅为 35 岁，到 2018 年这一数字达到了 77 岁，2022 年更是提高到了 77.93 岁。2020 年第七次人口普查结果显示，我国百岁老人约为 12 万人。这些数据表明我国已经进入长寿时代，这既是医学水平提高、人们生活方式改变的结果，也是我国社会进步的体现。长寿时代的到来，对养老模式提出了更高的要求，让高寿老人更从容地面对老年生活，成为全社会共同面对的课题。

三、人口老龄化对策

全球面对日益增大的老龄化压力，各国政府根据其国情构建多支柱的养老保障体系。我国老龄化进程加快，劳动年龄人口数量减少，面临比其他国家更大的压力，因此，以下主要以我国为例介绍人口老龄化对策。2021 年中共中央国务院颁布《关于加强新时代老龄工作的意见》，这是当前我国积极应对人口老龄化的纲领性文件，现将其应对人口老龄化对策介绍如下。

（一）健全养老服务体系

①创新居家社区养老服务模式，以居家养老为基础，通过新建、改造、租赁等方式，依托社区发展以居家为基础的多样化养老服务。②探索并推动建立专业机构服务向社区、家庭延伸的模式，探索“社区 + 物业 + 养老服务”模式，增加居家社区养老服务有效供给。③进一步规范发展机构养老，通过直接建设、委托运营、购买服务、鼓励社会投资等多种方式发展机构养老。④建立健全养老服务标准和评价体系，加强对养老机构建设和运营的监管。⑤建立基本养老服务清单制度，分类提供养老保障、生活照料、康复照护、社会救助等适宜服务。⑥完善多层次养老保障体系，扩大养老保险覆盖面，健全基本养老保险待遇调整机制，大力发展企业（职业）年金，促进和规范发展第三支柱养老保险。

（二）完善老年人健康支撑体系

①提高老年人健康服务和管理水平，加强老年健康知识宣传和教育，做好国家基本公共卫生服务项目中的老年人健康管理和中医药健康管理服务，扩大医联体提供居家医疗服务的范围，积极发挥基层医疗卫生机构为老年人提供优质中医药服务的作用。②加强失能老年人长期照护服务和保障，完善从专业机构到社区、家庭的长期照护服务模式，发展“互联网 + 照护服务”，积极发展家庭养老床位和护理型养老床位。稳步扩大安宁疗护试点。积极探索建立适合我国国情的长期护理保险制度。③深入推进医养结合，整合优化基层医疗卫生和养老资源，提供医疗救治、康复护理、生活照料等服务。支持医疗资源丰富地区的二级及以下医疗机构转型，开展康复、护理以及医养结合服务。鼓励基层积极探索相关机构养老床位和医疗床位按需规范转换机制。根据服务老年人的特点，合理核定养老机构举办的医疗机构医保限额。

（三）促进老年人社会参与

①扩大老年教育资源供给，将老年教育纳入终身教育体系，鼓励有条件的高校、职业院校开设老年教育相关专业和课程，依托国家开放大学筹建国家老年大学，搭建全国老年教育资源共享和公共服务平台。②提升老年文化体育服务质量，为老年人提供文化体育活动场所，组织开展文化体育活动，提高老年人文体活动参与率和质量。③鼓励老年人继续发挥作用，把老有所为同老有所养结合起来，完善就业、志愿服务、社区治理等政策措施，充分发挥低龄老年人作用。探索适合老年人灵活就业模式，鼓励各地建立老年人才信息库，为有劳动意愿的老年人提供职业介绍、职业技能培训和创新创业

笔记

指导服务。

(四)着力构建老年友好型社会

①加强老年人权益保障,建立完善涉老婚姻家庭、侵权等矛盾纠纷的预警、排查、调解机制,加强老年人权益保障普法宣传,完善老年人监护制度。②打造老年宜居环境,落实无障碍环境建设法规、标准和规范,加快推进老年人常用的互联网应用和移动终端、手机应用(App)适老化改造,实施"智慧助老"行动。③强化社会敬老,深入开展人口老龄化国情教育,持续推进"敬老月"系列活动和"敬老文明号"创建活动,表彰孝亲敬老先进典型,将为老志愿服务纳入学校综合实践活动。加强老年优待工作,推广老年人凭身份证等有效证件享受各项优待政策。

(五)积极培育银发经济

①加强规划引导,编制相关专项规划,完善支持政策体系,统筹推进老龄产业发展。②发展适老产业,制定老年用品和服务目录、质量标准,推进养老服务认证工作。推动与老年人生活密切相关的食品、药品以及老年用品行业规范发展,提升传统养老产品的功能和质量。支持老年产品关键技术成果转化、服务创新。

爱在夕阳

手机应用适老化改造,助力"银发族"共享数字生活

针对不少老年人在使用智能手机应用方面的种种困扰,2021 年中华人民共和国工业和信息化部(简称工信部)启动"互联网应用适老化及无障碍改造专项行动",出台的《移动互联网应用(App)适老化通用设计规范》明确提出:适老版界面、单独的适老版 App 中要对字体大小和行间距进行调整,严禁出现广告内容及各种插件、弹窗等。2024 年 4 月,工信部信息显示,已对 325 家网站和 App 完成适老化和信息无障碍改造,为老年人使用智能技术提供良好的辅助。手机 App 切换成"长辈模式"或"关怀模式"时,字体、按键变大,色彩变强,手机界面明显简化。不少 App 应用选项减少,突出核心功能。部分 App 还推出语音搜索、内容朗读、一键购票、一键叫车等功能,使用门槛降低,操作流程更简单便捷。

任务二 老年护理

一、老年护理及相关概念

(一)老年学

老年学是研究人类老化及其引起一系列与老年有关的经济和社会等问题的综合性学科。它是一门多学科的交叉学科,涉及内容广泛,主要包括老年生物学、老年医学、老年社会学、老年心理学、老年护理学等。

(二)老年医学

老年医学是研究人类衰老机制、人体老年性变化规律、老年人卫生保健和老年疾病防治特点的科学,是医学中的一个分支,也是老年学的重要组成部分。老年医学包括老年基础医学、老年临床医学、老年康复医学、老年流行病学、老年预防保健医学、老年社会医学等内容。

(三)老年护理学

老年护理学是以老年人为研究对象,研究衰老过程中老年人身心健康和疾病护理特点与预防保健的学科,也是研究诊断和处理老年人现存和潜在健康问题的反应的科学。它是护理学的一个重要

笔记

分支,与社会科学、自然科学相互渗透。

二、老年护理的目标及原则

(一)老年护理的目标

1. 增强自我照顾能力　面对老年人的健康状况及需求,运用老年人自身资源,制订切实可行的护理计划,以健康教育为干预手段,采取不同的措施,巩固、强化老年人的自我护理能力,维持和促进老年人功能健康,提高生活质量。

2. 延缓病情恶化及衰老　对老年人进行健康教育和健康管理,改变不良生活方式和行为,避免和减少健康危险因素的危害,做到早发现、早诊断、早治疗、积极康复,对疾病进行干预,预防并发症。

3. 提高生活质量　评估老年人的生理、心理与社会支持方面的需求及生活满意度,提供一些实现这些需求的帮助,协助老年人参与各种活动,提高生活质量。老年人要在健康基础上长寿,做到年高不老、寿高不衰。

4. 安享生命晚年　对待临终老人,护理人员综合评估分析、识别、预测并满足其需求,在其生命终末阶段有陪伴照料,让老人无痛、舒适地度过生命的最后时光,给家属以安慰。

(二)老年护理的原则

老年护理旨在为老年人提供医疗护理、预防保健、精神慰藉、康复娱乐等一系列服务,使其达到最佳身体、心理、社会功能状态。因此,老年护理工作有其特殊的规律和专业的要求,为了实现护理目标,在护理实践中还应遵循以下护理原则。

1. 满足需求　首先以满足老年人的多种需求为基础。护理人员增强对老化过程的理解,将正常及病态老化过程及老年人心理社会特性与一般的护理知识相结合,及时发现老年人现存的和潜在的健康问题和各种需求,使护理工作能提供满足老年人的各种需求和照顾的内容,促进其健康发展。

2. 早期防护　衰老起于何时,尚无定论。一些老年病发生发展时间长,如高脂血症、动脉粥样硬化、高血压、糖尿病等一般起病于中青年时期,应尽早开展一级预防,老年护理的实施应从中青年时期开始入手,进入老年期则更加关注。了解老年人常见病的病因、危险因素和保护因素,采取有效的预防措施,延缓老年疾病的发生、发展。对于有慢性病、残疾的老人,尽早实施康复医疗和护理。

3. 关注整体　由于老年人在生理、心理、社会适应能力等与其他人群有不同之处,尤其是多病共存,疾病之间彼此交错、影响。因此,护理人员应树立整体护理的理念,研究对老年人健康的影响因素,提供多层次、全方位的护理。一方面,要求护理人员对患者全面负责,在工作中注重患者身心健康的统一,关注、处理患者的整体健康问题;另一方面,要求护理业务、护理管理、护理科研和护理教育各环节的整体配合,促进护理水平的整体提高。

4. 因人施护　人的衰老是全身性的、多方面的、复杂的退化过程,老化程度因人而异。影响衰老因素也错综复杂,特别是出现病理性改变后,老年个体的状况差别很大,加之性别、病情、家庭、经济等情况不同,既要遵循一般性护理原则,又要执行个体化护理的原则,做到对症护理。

5. 面向社会　老年护理的对象不仅是老年患者,还应包括健康的老人及其家庭成员。因此老年护理必须兼顾医院、社区、家庭等人群,开展延续护理,护理工作场所从病房拓展至家庭、社区、全社会。

6. 连续照护　随着衰老,加上老年疾病病程长、并发症多,多数老年患者的生活自理能力下降,甚至出现严重的生理功能障碍,对护理工作有较强的依赖性,老年人需要连续、长期照顾,如医院外的预防性照顾、精神护理、家庭护理等。对各年龄段健康老人和患病老人均应做好细致、持之以恒的护理,减轻老年人因疾病和残疾所遭受的痛苦,缩短临终依赖期,在其生命的最后阶段提供系统的护理和社会支持。

三、老年护理的专业定位、素质标准及执业标准

（一）老年护理的专业定位

职业认知

老年护理的专业定位：可以面向各种形式的医院老年科、养老机构、社区养老及居家养老护理岗位，培养具有护理学基本理论和专业知识，掌握老年人身体、心理特点，具有规范、熟练的基础护理和老年专科护理基本操作技能与良好的服务态度，从事老年照护、老年保健与指导、社会服务等工作，并能顺利通过国家护士执业资格考试和老年护理专业培训的应用型护理人才。

（二）老年护理从业者的素质标准

1. 高度负责，技术求精　老年护理从业者要有高度的责任感，关心和爱护老人，一视同仁，以充分的爱心、耐心对待老年人，全身心地投入到老年护理工作中。老年人有较多的健康问题和需求，对护理人员的依赖性较强，其生理、心理变化复杂，增加了老年护理的难度。因此，要求护理人员要具有娴熟的专科护理知识与技能，具有准确的观察力、正确的判断力、良好的沟通能力，具有强烈的责任心、慎独精神，在工作中做到仔细、审慎、周密，减轻和避免后遗症、并发症。

2. 尊老爱老，扶病解困　中华民族历来奉行尊老、养老的美德，这种优良传统成为我国文化传统的主要内容之一并传承至今。老年人尤其是高龄老人对老年护理有着特殊的需求，特别是对于日常生活照料、精神安慰和医疗保健三个基本方面的服务需求尤为迫切。护理工作者应立足本职工作，为老年人分忧解难、扶病解困，将尊老、敬老、护老、助老的工作落到实处。

3. 热忱服务，一视同仁　热忱服务是护理人员满足患者需要的具体体现。在护理工作中要注意老年人病情和心理的变化，始终贯彻诚心、爱心、细心、耐心的原则，尽量满足其要求，保证他们的安全和舒适；对患者以诚相待、尊重人格，体现公平、公正的原则，提供个性化护理。

（三）老年护理从业者的执业标准

护理人员须通过学校教育、在职教育、继续教育以及岗前培训等方式，学习老年护理的知识和技能。我国的老年护理执业标准正在研制中，目前主要参照美国老年护理执业标准，该标准是 1967 年由美国护理协会提出、1987 年修改确立的。它基于护理程序制定，强调增加老人的独立性以及维持其最高程度的健康状态。

四、我国老年护理发展前景

为实施积极应对人口老龄化国家战略，国家相关部门先后发布了《“健康中国 2030”规划纲要》《关于促进健康服务业发展的若干意见》《“十四五”国家老龄事业发展和养老服务体系规划》《关于加快发展养老服务业的若干意见》《关于加强新时代老龄工作的意见》等文件，明确提出加快推动健康老龄化，提升老年人群幸福感和获得感，为我国老年护理学的发展带来了新的契机。

老年护理人才的培养是老年护理学科建设与发展的重要根基。我国已经加大老年护理人才培养的步伐、规模，如在专业型护理硕士研究生培养中加设老年护理方向，高职高专院校也陆续开设了老年护理专科方向，行业学会培养老年专科护士，但尚缺乏全国统一老年护理人才培养目标和标准。在此背景下，我国应加快老年护理人才培养层次的定位，统一制定相应的培养目标，加强教学、科研、护理服务等国际交流合作，使老年护理工作朝着更加专业化、标准化、国际化的方向发展。

迅速增长的“空巢”、高龄和多病共存老人的照护服务需求，寿命延长与“寿而不康”造成多样且复杂的问题，给医疗卫生和护理体系带来巨大挑战。在此背景下，应加强老年人常见疾病的防治、护理研究，解决好老年人的就医保健问题，进一步推进医疗卫生与养老服务相结合，整合医疗、康复、养老和护理资源，为老年人提供医院、社区、居家、机构养老服务。逐步建立以“居家养老为基础、社区服

笔记

务为依托、机构养老为补充”的养老服务体系；完善基本养老保险和基本医疗保险体系，稳步建立长期护理保险制度，完善社会救助和社会福利制度，织牢社会保障和兜底性养老服务网。建立老年人能力综合评估制度、针对不同老年人群体分类提供服务，提升养老机构服务水平，完善社区养老服务设施配套，充分调动社会力量参与积极性。建立老年人助餐服务网络，开展助浴助洁和巡访关爱等服务，发展老年医疗、康复护理和安宁疗护服务，深入推进医养结合。推动老年用品科技化、智能化升级，丰富老年人文体休闲生活，营造老年友好型社会环境。真正满足老年群体在日常生活照顾、精神慰藉、临终关怀、紧急救助等方面日益增长的需求。

广大医护人员需努力探索、研究和建立我国老年护理的理论和技术，构建有中国特色的老年护理理论和实践体系，不断推进我国老年护理事业的发展。

爱在夕阳

党建＋老年照护

江苏护理职业学院聚焦老年人在健康、老年照护等方面“急难愁盼”的问题，坚持“扎根社区、满足需求、注重实效”的工作思路，着力打造“党建＋老年照护”品牌。结合行业标准、典型工作任务，开发优质社区教育资源，资源在网络平台面向社会免费开放，形成开放、弹性的教育形式。教师带领学生深入社区、福利院、养老服务机构、农村，开展常态化社区志愿服务活动，组织疾病保健、老年常见疾病应对、季节养生、“康养和乐”手工工作坊、“惠享未来”智能产品应用小课堂等活动。通过线上线下联动将健康知识与技能普及下沉至社区，引导居民树立主动健康和终身发展理念。活动丰富多样、满足老年人需求，受到群众一致好评。

五、老年护理岗位认知

（一）见习目的

（1）了解老年科科室环境，包括科室的设置、人员的分布以及要求。

（2）了解心脑血管疾病、糖尿病、慢性阻塞性肺疾病等常见病的临床护理工作路径。

（3）熟悉老年科常见疾病的临床表现、治疗原则和健康宣教的内容。

（4）熟悉卧床老年患者翻身时间及注意事项。

（5）熟悉压力性损伤的分度及护理。

（二）见习内容

1. 科室环境　参观老年科病房、护士站、治疗室、污物处理间等，了解无菌区、清洁区的划分，同时加深对病房环境要求的认识。

2. 护士工作　通过带教老师的介绍以及查阅科室相关规章制度了解护士的分班，熟悉各个工作班的工作内容。跟随带教老师熟悉工作流程，包括晨、晚间护理及治疗、宣教等。

3. 知识运用　在带教老师的带教和指导下，针对科室具体的病种，选择 1 或 2 个老年常见疾病，熟悉该病的临床护理路径。

4. 护理常规　熟悉一般护理常规（环境、饮食、休息与卧位、生活护理、皮肤护理、排泄护理、药疗护理等），了解老年科的专科护理常规（康复锻炼、皮肤护理、安全护理等）。

5. 护理文件　在护士长、带教护士的允许下，查阅患者的护理资料，熟悉常用护理文件的书写要求、内容等。

笔记

爱在夕阳

最美养老院院长——周长芝

周长芝从小生活在一个充满爱的大家庭里，她从小就和家人一起为收养的老人们盛饭端茶、服侍起居。2011年母亲在弥留之际嘱托周长芝照顾好收养的孤寡老人。为了传承母亲的大爱精神，她辞去公职，接手了一所濒临倒闭的老年公寓。通过她的倾力付出，老年公寓很快“一床难求”。周长芝照顾养老院的老人们细心周到、亲力亲为，为很多入住老人求医问药、养老送终。86岁的张阿姨罹患胆囊癌，为减轻她的病痛，周长芝经常陪她聊天解闷，变着花样让她多吃点、吃好点。在老人最后的日子里，她寸步不离、日夜守候。临终前，张阿姨一直不愿松开周长芝的手，不停念叨着：“好闺女，好闺女……”

（夏立平 马 琼 王 亚）

目标检测

1. 发达国家对老年人年龄划分的标准为（ ）。

A. 55岁 B. 60岁 C. 65岁

D. 70岁 E. 75岁

2. 在发展中国家，60岁老年人口的占比标志着这个国家属于青年型国家的是（ ）。

A. <4% B. <5% C. <6%

D. <7% E. <8%

参考答案

笔记

项目二　老年健康保健和养老照护

课件

学习目标

素质目标：培养尊重、关爱老年人群的职业素养；培养在解决老年人健康养老问题上开阔的视野，以人为中心的理念。

知识目标：掌握老年保健的概念、重点人群、老年自我保健的措施、老年健康行为促进措施。

能力目标：能够分析不同老年人群对医疗保健与健康促进的需求；能够针对老年保健服务对象的特点，制订老年人群的健康保健计划、措施；根据老年人个体的情况提供适合的养老方式和建议。

案例导学

李奶奶，65岁，高血压病史12年，一直服用雷米普利（每次5mg，1次/日）控制血压，近一个月来出现头痛、头晕、乏力、视力模糊，自行将雷米普利增加为10mg，仍不见好转，遂来医院就诊。

请思考：

1. 如何指导李奶奶进行自我保健？
2. 为促进李奶奶的身心健康，应采取何种健康促进措施？

案例解析

随着增龄，老年人的身体健康状况逐渐衰退，严重影响生活质量。因此，做好老年保健工作，为老年人提供周到满意的医疗保健服务，对提高老年人的健康水平、维护老年人的自我照顾能力、提高老年人的生命质量、实现健康老龄化具有重要意义。

任务一　老年保健

老年保健

一、老年保健的概念

世界卫生组织（WHO）老年卫生规划项目认为，老年保健即在平等享用卫生资源的基础上，充分利用现有人力、物力，以促进和维持老年人健康为目的，发展老年保健事业，使老年人得到基本的医疗、护理、康复、保健等服务。

老年保健事业是指以维持和促进老年人健康为目的，开展老年病防治、康复锻炼、养生保健、健康生活方式指导及健身等一系列的保健活动。老年保健的目标是最大限度地延长老年期独立生活自理的时间，缩短功能丧失及在生活上依赖他人的时间，达到延长健康预期寿命、提高老年人的生命质量的目的，进而实现健康老龄化。实施老年保健，需要在医院、机构、社区及临终关怀等老年医疗保健福利体系中进行，要充分利用社会资源，重视长期保健护理的需要，对老年人进行保健服务，把“老有所养、老有所医”的要求具体地落到实处。

二、老年保健的基本原则

老年保健的原则是开展老年保健工作的行动准则，为老年保健工作提供指导。

（一）全面性原则

人的健康包括躯体、心理和社会三方面的健康，因此，老年保健也应该是多维度、多层次的。多维度指老年保健不仅要重视躯体健康，还要重视老年人的心理卫生和精神健康，以及老年人在社会适应和生活质量方面的问题；多层次包括疾病或障碍的治疗、预防、康复及健康促进，因此，建立一个统一的、全面的老年保健计划是非常有益的。

（二）区域化原则

以社区为中心来组织实施老年保健服务，使老年人能方便、快捷地获得保健服务，社区老年保健工作的重点是针对老年人独特的需要，确保在要求的时间、地点，为真正需要服务的老年人提供社会援助。主要体现在通过家庭、邻居与社会建立医疗保健和生活照料服务，便于帮助老年人克服困难，更好地生活。同时，老年保健要从老年群体的健康水平出发，将治疗、护理、康复、保健融为一体，并充分发挥老年人的主观能动性，以预防为主实施健康教育。为此，需要一批受过专门训练的老年保健服务人员参与老年保健事业。

（三）费用分担原则

老年保健管理的关键环节是老年保健的费用筹集，由于日益增长的老年保健需求和有限的财政支持，老年保健的费用应采取多渠道筹集社会保障基金的办法，即政府承担一部分、保险公司的保险金补偿一部分、老年人自付一部分。这种“费用共担”的原则越来越为大多数人所接受。

（四）功能分化原则

老年保健的功能分化是随着老年保健的需求增加，对老年保健的各个层面给予足够的重视，具体体现在老年保健的计划、组织、实施及评价方面，如老年人可能存在特殊的生理、心理和社会问题，不仅需要从事老年医学研究的医护人员，还要有心理学家、精神病学家及社会工作者参与。老年保健的功能分化随着老年保健的需求而增加。因此，在老年保健的人力配备上要有明确的功能分化。

（五）联合国老年政策原则

1. 独立性原则 ①老年人应通过收入、家庭和社会支持以及资助，享有足够的衣、食、住、行和保健。②老年人应有继续工作的机会或其他收入的机会。③老年人应参与决定退出劳动力队伍的时间和方式。④老年人应有机会获得适宜的教育和培训。⑤老年人应生活在安全且适合个人选择及适应能力变化的环境中。⑥老年人应尽可能长期在家居住。

2. 参与性原则 ①老年人应当能够形成自己的协会或组织。②老年人应当能够寻找和创造为社区服务的机会，在适合他们兴趣和能力的位置上做志愿者服务。③老年人应当保持融入社会，积极参与制订和实施与其健康直接相关的政策，并与年轻人分享他们的知识和技能。

3. 保健与照顾原则 ①老年人应当得到与其社会文化背景相适应的家庭和社区的照顾保护。②老年人应当能够获得卫生保健护理服务，以维持或重新获得最佳的生理、心理与情绪健康水平，预防或推迟疾病的发生。③老年人应当能够获得社会和法律的服务，以加强其自治性、权益保障和照顾。④老年人应当能够利用适宜的服务机构，获得政府提供的保障、康复、心理和社会性服务及精神支持。⑤老年人在其所归属的任何一种庇护场所、保健和治疗机构中都能享受人权和基本自由，包括充分尊重他们的尊严、信仰、利益、需求、隐私，以及对其自身保健和生活质量的决定权。

4. 自我实现或自我成就原则 ①老年人应当能够追求充分发展他们潜力的机会。②老年人应当

笔记

能够享受社会中的教育、文化、精神和娱乐资源。

5. 尊严性原则 ①老年人应当能够生活在尊严和安全中，避免受到剥削和身心虐待。②老年人无论处于任何年龄、性别、种族背景、能力丧失或其他状态，都应当能够被公平对待，并应独立评价他们对社会的贡献。

三、老年保健的任务

老年保健的目的就是要运用老年医学知识开展老年病的防治工作，加强老年病的监测，控制慢性病和伤残的发生；开展老年群体的健康教育，指导老年人的日常生活和健康锻炼，增强自我保健能力和健康意识，延长老年人的健康期望寿命，提高老年人的生活质量，为老年人提供满意的医疗保健服务。

开展老年保健服务工作，需要依赖一个完善的医疗保健服务体系，充分利用社会资源，做好老年保健工作，通过医养结合实现老年医疗服务和养老服务的无缝衔接，社区卫生服务中心、老年医疗服务机构和综合医院的老年科，与社区居家的养老服务机构进行合作，使老年人在养老机构和医疗机构之间享受医疗、健康保健等服务。

（一）医院的保健服务

目前各三级综合医院、专科医院和老年医院内的医护人员应掌握老年病的临床特征，运用老年医学及护理学知识有针对性地做好老年住院患者的治疗、护理和健康教育工作。

（二）养老服务机构的保健服务

介于医院和社区家庭之间的中间养老服务机构，如老年人护理院、老年疗养院、日间老年护理站、养（敬）老院、老年公寓等，通过督促老年人每日按时服药、康复训练、健康指导等开展老年保健护理工作，从而增进老年人对其面临健康问题的了解和调节能力。

（三）社区卫生服务中心的保健服务

社区卫生服务中心是方便老年人医疗服务的主要形式，能提供老年人基本的医疗、护理、康复、健康保健等服务，可以降低社会的医疗负担，有利于满足老年人不脱离社区和家庭环境的心理需求，并能解决老年人基本的医疗、护理、健康保健、康复服务等需求。

四、老年保健的策略

由于文化背景和社会经济条件的差异，不同国家老年保健制度和体系也不尽相同，根据老年保健的目标，针对我国国情和老年保健体系，我国老年保健策略可归纳为6个“有所”，即“老有所医”“老有所养”“老有所乐”“老有所学”“老有所为”和“老有所教”。

（一）老有所医——老年人的医疗保健

老有所医是指老年人的医疗有保障，解决老年人的健康问题，提高老年人的生活质量。老年人的健康状况随着年龄的增长而下降，健康问题和疾病逐渐增多。要改善老年人口的医疗状况，就必须首先解决好医疗保障问题，只有深化医疗保障制度的改革，逐步实现社会化的医疗保险，运用立法手段和国家、集体、个人分担的原则，将大多数的公民纳入这一体系中，真正实现“老有所医”。

（二）老有所养——老年人的生活保障

老有所养是老年人的生活有保障。家庭养老仍然是我国老年人养老的主要形式，但是由于家庭养老功能的逐渐弱化，养老必由家庭养老转向社会养老，特别是社会福利保健机构。建立完善的社区老年服务设施和机构，增加养老资金的投入，保证老年人的基本生活和服务保障，将成为老年人安享幸福晚年的重要方面。

（三）老有所乐——老年人的文化生活

老有所乐是指老年人要有丰富的文化娱乐生活。老年人在离开工作岗位之前，奉献了自己的一生，因此有权继续享受生活的乐趣。国家、集体和社区都有责任为老年人的“所乐”提供条件。积极指导老年人正确和科学地参加社会文化活动，提高身心健康水平和文化修养。“老有所乐”的内容十分广泛，如社区内可建立老年活动中心，开展琴棋书画、阅读欣赏、体育娱乐活动，饲养鱼虫花草，组织观光旅游，参与社会活动。

（四）老有所学和老有所为——老年人的发展与成就

老年人虽然在体力和精力上不如年轻人和中年人，但是老年人在人生岁月中积累了丰富的经验和广博的知识，仍是社会的宝贵财富。因此，老年人仍然存在一个继续发展的问题。

1. 老有所学　老年人通过在老年大学的学习，精神面貌发生了很大改观，生活变得充实而活跃，身体健康状况也有明显改善，因此，受到老年人的欢迎。老年人可根据自己的兴趣爱好，选择学习内容，如医疗保健、绘画、烹调、下棋、少儿教育等，这些知识又给老有所为创造了一定的条件或有助于老年人潜能的发挥。

2. 老有所为　可分为两类。①直接参与社会发展，将自己的知识和经验直接用于社会活动中，如从事各种技术咨询服务、医疗保健服务、人才培养等；②间接参与社会发展，如献计献策、参加社会公益活动、编写回忆录、参加家务劳动支持子女工作等。在人口老龄化日益加剧的今天，不少国家开始出现了劳动力缺乏的问题，老有所为在一定程度上缓解了这种矛盾，同时，老有所为既提高了老年人在社会和家庭中的地位，又增加了个人收入，对进一步提高自身生活质量起到了积极作用。

（五）老有所教——老年人的教育及精神生活

老有所教是指老年人的教育及精神生活。一般来说，老年群体是相对脆弱的群体，身体脆弱、心理脆弱、经济脆弱。由于经济上分配不公、政治上的忽视、情感上的淡漠、观念的歧视等都可能造成老年人的心理不平衡，从而不利于代际关系的协调，不利于社会的发展，甚至造成社会的不安定因素。国内外研究表明，科学的、良好的教育和精神文化生活是老年人生活质量和健康状况的前提和根本保证。因此，社会有责任对老年人进行科学教育，帮助他们建立健康、丰富及高品位的精神文化生活。

五、老年保健的重点人群

（一）高龄老年人

高龄老年人是指 80 岁以上的老年人。高龄老年人是体质脆弱的人群，多数同时患有几种疾病，易出现系统功能衰竭，住院时间也较其他人群长，对医疗、护理、健康保健的需求量大。

（二）独居老年人

随着社会的发展和人口老龄化、高龄化，以及我国推行计划生育政策带来的家庭结构变化，家庭已趋于小型化，独居老人家庭比例增加。独居老人对社区服务的需求增加，如医疗保健、购置生活必需品、提供健康咨询等。尤其在农村，由于交通不便，独居老人很难外出购物或就医。故定期巡诊、上门送医送药、送生活必需品，或开展社区保健具有重要的意义。

（三）近期出院的老年人

新近出院的老年人因疾病未完全康复，身体状况差，常需继续治疗和及时调整治疗方法，如遇到经济困难等不利因素，极易导致疾病复发，甚至死亡。因此，社区保健服务工作者应掌握本区域内近期出院人员情况，定期随访。

笔记

（四）丧偶老年人

丧偶老年人逐渐增加，其中女性丧偶的概率高于男性。丧偶对老年人的生活影响很大，带来的生活问题也非常严重，丧偶老年人的孤独感和心理问题发生率均高于有配偶者，尤其是近期丧偶者，常导致原有疾病的加重或复发。

（五）老年精神障碍者

精神障碍的老年人主要包括功能性精神障碍和器质性精神障碍的老年人。随着老年人数的增加和高龄老年人的增多，有精神功能障碍的老年人数量也在快速增加，使老年人生活失去规律，严重时生活不能自理，且常伴有营养障碍，从而加重原有的躯体疾病。因此，有精神功能障碍的老年人需要的医疗和护理服务明显高于其他人群，应引起全社会的重视，为其提供完整、持续的照护服务。

六、我国老年保健发展

我国政府对老龄事业十分关注，在加强领导、政策指引、国内外交流、机构发展、人才培养和科研等方面，相关部委及各级政府都给予了关心和支持，国家颁布和实施了一系列法律法规和政策；针对我国基本国情，建立具有中国特色的老年社会保障和社会互助制度，建立以家庭养老为基础、社区养老为依托、社会养老为补充的较为完善的以老年福利、医疗保健、体育健身、生活照料、文化教育和法律服务为主要内容的老年服务体系和保健模式。使老年人"老有所养、老有所医、老有所为、老有所学、老有所乐"，从我国的基本国情出发，建立有中国特色的老年社会保障制度和社会互助制度，建立以家庭养老为基础、社区服务为依托、社会养老为补充的比较完善的以老年福利、生活照料、医疗保健、体育健身、文化教育和法律服务为主要内容的老年保健和照护体系模式。我国目前为老年人提供健康照顾的模式有福利院和敬老院、老年康复医院和临终关怀医院、老年公寓和托老所、社区卫生服务、家庭保健等。

知识链接

"时间银行"

作为互助养老模式的一种类型，"时间银行"以"服务时间"为媒介，将互助养老与志愿服务深度融合，按照"低龄存时间，高龄换服务"的思路，将志愿者开展养老服务的时间"折合"为"时间货币"并记录下来，以便志愿者年老时用"时间货币"换取他人提供的养老服务，是对传统养老模式的一种补充，能够促使各年龄段人群参与其中，实现人力资源利用的最大化。"时间银行"变"服务"为"互助合作"，整合社会治理资源，缓解养老资源短缺问题，打造丰富灵活的服务格局，营造"人人为我，我为人人"的公益与志愿风尚。

任务二　老年照护模式

一、居家养老照护

居家养老是现在也是未来我国养老模式的主流，是老年人及其家属最愿意接受的养老方式，而居家养老模式的有效运转有赖于城市社区养老服务体系的支撑。世界上大多数国家的养老都是以家庭为主，即使发达国家机构养老的比例也只有5%～7%。调查表明，随着经济发展和工业化、城市化进程不断加快，家庭小型化趋势日益明显，人们居住方式和生活方式深刻变化，社会转型带来的生活节奏加快和工作压力增加等原因，导致家庭养老功能日益弱化，传统家庭养老模式受到了严峻挑战，需要找到一个融家庭养老与社会化养老服务共存的新模式。另一方面，发展机构养老服务不可能满足多数老年人的服务需求，必须探索一条能够满足绝大多数老年人养老服务需求的新形式，这就是居家养老服务。

（一）居家养老的概念

居家养老既不同于机构养老，也有别于传统的家庭自然养老。其基本含义包括两个方面：①从养老方式看，它区别于机构养老，老年人是在自己家里养老，而不是在老年公寓、福利院等机构养老；②从养老资源提供的主体看，它区别于传统的家庭自然养老，居家养老除了需要家庭照料外，还需要来自社会，主要是来自社区的帮助和照顾，更强调社区照顾在养老中的作用。总之，居家养老是以家庭为核心，以社区为依托，以老年人日间照料、生活护理、家政服务和精神慰藉为主要内容，以上门服务和社区日托为主要形式，并引入养老机构专业化服务方式的一种养老服务体系。

（二）居家养老服务的内容

（1）综合性评估老年人健康与功能状态，以确定老年人所需的服务项目。

（2）提供治疗及生活护理等。

（3）对老年人及其亲属开展保健及护理指导。

（4）根据老年人的活动能力调整家居环境，使之适合老年人的生活起居；提供进行日常生活自理的辅助性工具，例如，助行器、沐浴椅等，以此提高老年人的日常生活自理能力。

智慧养老的一天

（5）检查和改进家居安全，安装烟火探测装置、配备急诊呼救系统等。

（6）协调安排购物、供餐及家居清洁等服务。

（7）对长期照顾生活不能自理老年人的亲属给予心理、技术、经济上的支持，必要时安排老年人短期入住养护机构，使其主要照顾者得到一定休息。

（三）居家养老的优点

（1）居家养老满足老年人的医疗和情感需要，符合我国传统文化习俗。家庭对于老年人来说，是他们毕生经历和努力的结晶，保留了他们整个生命历程的印记，甚至是他们生命中最重要的部分。与西方文化不同，我国老年人在希望获得服务的同时，更看重家庭带给自己的安全感、亲情感和归属感，这种超越服务层次的需求，往往只有在家庭才能获得。居家养老正是满足老年人这种情感需求的最好方式。

（2）居家养老符合我国“未富先老”的社会特点。与机构养老服务相比，居家养老服务具有成本较低、覆盖面广、服务方式灵活等诸多优点，可促进家庭和谐、社区和谐和代际和谐。

（3）居家养老能在一定程度上有效预防老人丧失原有的日常生活自理能力。因为高龄或认知能力受损的老人对陌生环境的适应能力减弱，易造成意外事故发生，日常生活自理能力不可逆下降，而居家养老可避免不必要的搬迁，达到有效的预防效果。

（四）居家养老服务的现状和前景

目前居家养老还面临如下困难。

（1）政策支持力度不够，致使居家养老仍处于自发的、无序的发展状态。

（2）居家养老社会化程度不够，投资主体单一，投入资金不足。

（3）居家养老工作管理水平较低，一些社区医疗卫生、文化教育、体育健身、生活照料、家政服务等养老服务资源分属不同部门，资源缺少整合。

（4）居家养老服务体系及从业人员专业化水平不够，很难满足老年人日益增长的多元化养老需求，影响了服务质量的提高。

目前居家养老虽然面临一些困境和难题，但居家养老在缓解老龄化、高龄化压力的同时，带动了服务行业、地区经济的发展,因此具有很好的发展前景。同时,居家养老要鼓励多种模式发展,在“居家养老”的基础上,因地制宜,按照“社会事业社会办”“谁投资谁受益”的原则,大力推进投资主体、投资方式多元化。

二、社区养老照护

社区养老照护的基本内容如下。

1. 建立健康档案　评估老年人的身心功能情况及老年人的生活质量,建立健康档案,为开展有针对性的护理工作提供依据。

2. 健康教育　注重老年人自我保健,大力开展多种形式的老年人健康教育、咨询活动,增强自我保健意识及健康知识知晓率,使其改变不良的生活方式,积极预防危险因素,保持和增进健康,减少疾病,防止老化带来的自理缺陷。

3. 提供多种服务　对患慢性病的老年人,提供所需的治疗、护理和康复服务,以改善预后,预防并发症,提高生活质量。对社区不能解决、较复杂的治疗问题的老年人,提供转诊服务,将其转诊至上一级医院或专科医院,以便得到及时有效的救治。

4. 培训照顾　老年护理工作任务中,充分调动社区的各种力量为老年人健康服务,积极开发家庭内外的人力资源,对老年人的家庭成员、邻居、社区义工等进行相关培训。

三、机构养老照护

(一)概念

机构养老是指老年人离开自己熟悉的家庭居住环境,入住养老机构,接受照顾的一种养老模式。

(二)养老机构的种类

1. 养老院和敬老院　养老院属于国家举办的社会保障事业,指我国城市开办的集中供养老人的福利机构。敬老院主要是由乡政府建立,收纳的是农村孤寡老人。敬老院对老人施行保住、保吃、保穿、保医、保葬,一般不收取任何费用。

2. 老年公寓　指具有齐全的公共服务功能,为老年人提供环境符合老年人身心特征的家庭机构。老年公寓可根据老人的健康状况,提供外出的交通工具,代为购物、生活起居照顾、营养保健等服务,适合日常生活能自理、自身生活能自己安排的老人。

3. 日间护理院　在日间护理院里,各种专门为老人设计的集体活动有利于防止他们功能退化,适合日常生活能自理的老人,也为轻度认知能力减退的老人提供简单的体格检查、照料及餐饮服务,给老年人营造一个舒适、安全的环境。

4. 托老所　属于社区老年服务项目之一,有日托、全托和临时托 3 种形式,白天家中无人照料,感到生活不便的老人可以日托;子女临时出差或者照顾者需要缓解压力的老人可办临时托;无子女或子女不在身边的可办全托。托老所由于费用高,出现了设施利用率不高,入住率低的现象。

5. 临终关怀机构　以“善终”服务为宗旨,并非专为老人而设,但使用者以老年人居多,专门收留年迈久病、弥留于人世的老人。临终关怀机构以生活护理和临床护理为主,支持姑息疗法为辅,通过谈心、暗示等心理疗法疏导和缓解临终者的情绪。

四、智慧养老模式

我国人口老龄化程度不断加重,形势日益严峻。传统养老模式已经无法适应当前的养老形势,寻求一种新型多元复合的手段满足老年人的生活和健康需求成为必然趋势。随着“互联网 +”的广泛兴起,以互联网、物联网为主要特征和手段的智慧经济、智慧管理的快速发展,使老年人的养老和健康管

笔记

理也越来越依赖于信息化手段的智慧养老，智慧养老模式为缓解养老难题提供了一种崭新的视角。

1. 智慧养老模式的概念　智慧养老模式(smart elderly care model)是新一代信息技术驱动的养老新模式，是指利用信息技术等现代科学技术，如大数据、人工智能、移动计算、物联网、云计算、区块链等，围绕老年人的生活起居、安全保障、医疗卫生、保健康复、娱乐休闲、学习分享等各方面支持老年人的生活服务和管理，对老年人的健康信息自动监测、预警，甚至主动处置，实现技术与老年人的友好、自主式、个性化智能交互。智慧养老以老年人实际需求为出发点和落脚点，通过信息化手段，合理满足养老对象的健康需求、生活需求和社会需求，并通过供需匹配，可视化的分析和多方位的决策管理，达到服务的个性化、多样化和精细化。

2. 智慧养老的价值

(1)可以提供有针对性和全面快捷的养老服务：智慧养老借助便捷的终端设备和整合资源平台，使养老服务具有针对性、方便性、快捷性。大数据下的智慧居家养老模式不仅可以缓和养老需求与社会所提供的有限服务之间的矛盾，还可以提升服务质量，使照护过程更加精细化，满足了老年人多重需求。

(2)促进社会资源的有效整合：大数据背景下的智慧养老服务体系，利用物联网、云计算、大数据、智能硬件等技术，实现了社会需求与社会资源之间的有效整合。信息化、数字化的智能服务系统为社会资源与需求之间搭建起桥梁，信息数据的汇集便于企业有针对性地参与到养老行业中，减少了无谓的资源消耗，为我国养老行业的发展注入新的活力。

(3)政府公共职能得以完善：智慧居家养老模式建立在数据系统和互联网科技基础之上，通过信息化手段对整个养老服务过程予以监控，能够全方位把握老年人的生理健康状况和现实需求，为政府更好地实施养老服务提供信息参考，促进部门工作效率的提升及方法的改进。智慧养老帮助政府由被动服务转向主动服务，有效提升了政府的公信力及群众的满意度。

知识链接

科技赋能，探索“全链条”智慧养老发展模式

广西壮族自治区北海市以科技赋能养老行业，探索建立全链条智慧养老发展模式。构建智慧养老政策体系，做强“上游”链条，搭建北海市智慧养老数字平台，将老年人需求、智能养老设施设备、养老服务等连接起来，构建集居家、社区、机构数据于一体的大数据分析库，建设“数字养老院”。助推居家养老便利化，做大“中游”链条，将养老服务送上门、智能设备领到手、养老床位搬进家，打通养老服务“最后一米”，满足老年人“养老不离家”的现实需求。探索智慧养老服务模式做好“下游”链条，利用智能化设备和智慧平台拓展社区养老服务，形成了具备全托、日托和居家上门服务相结合的综合服务体系，拓展物业＋养老服务平台，为社区老年人提供更精准、更及时的健康护理、生活照料、安全预警、心理慰藉等养老服务。

(张　敏　马　琼)

目标检测

1. 世界卫生组织规定发展中国家(　　)岁以上的人为老年人。

A. 55　　B. 60　　C. 65

D. 70　　E. 75

2. 目前世界上老年人绝对数最多的国家是(　　)。

A. 印度　　B. 日本　　C. 中国

笔记

D. 美国　　E. 法国

3. 世界上第一个进入老龄化社会的国家是（　　）。

A. 日本　　B. 英国　　C. 德国

D. 法国　　E. 中国

4. 目前世界上老年人平均预期寿命最长的国家是（　　）。

A. 印度　　B. 日本　　C. 中国

D. 美国　　E. 法国

5. 发展中国家老龄化社会是指老年人口超过（　　）。

A. 4%　　B. 7%　　C. 8%

D. 9%　　E. 10%

6. 我国真正实现“老有所医”主要依靠（　　）。

A. 个人力量　　B. 家庭力量　　C. 集体力量

D. 国家力量　　E. 国家、集体、个人合理分担

7. 老年人照护的主要构成不包括（　　）。

A. 医疗服务　　B. 生活照料　　C. 心理护理

D. 对老年人生活全权负责　　E. 保健预防

8. 机构养老的缺点不包括（　　）。

A. 耗费资源多　　B. 建设周期长　　C. 服务对象范围狭窄

D. 缺乏人文关怀　　E. 不能满足养老的专业性要求

9. 老年养护机构不包括（　　）。

A. 老年公寓　　B. 老人医院　　C. 日间护理院

D. 临时托老所　　E. 临终关怀医院

10. 老年保健的目标不包括（　　）。

A. 缩短功能丧失及生活上依赖他人的时段

B. 提高老年人的生命质量

C. 延长寿命

D. 最大限度地延长老年期独自生活自理的时间

E. 实现健康老龄化，最大限度地延长老年期独自生活自理的时间

参考答案

笔记

项目三　老年健康评估

课件

学习目标

素质目标：树立尊老爱老观念；善于倾听、观察，以全面收集老年人的健康信息。

知识目标：掌握老年健康评估原则、方法及注意事项；熟悉老年身体健康评估的内容、要点；熟悉老年心理健康评估的内容、要点；了解老年社会健康评估、老年生活质量评估的内容、要点。

能力目标：运用常用量表对老年人进行相关评估。

案例导学

患者，女，67岁，高血压病史15年。3个月前，因意识不清、右侧肢体偏瘫，住院诊断为“脑血栓”。经治疗后生命体征和病情稳定，但右侧肢体无力、说话口齿不清楚。出院后在家休养，因担心摔倒，大部分时间卧床，很少下床。平时吃饭速度很慢，饮水时偶有呛咳，日常生活大部分需要丈夫协助，丈夫脾气不太好。女儿已结婚，住在50km外的小区。今日因丈夫要去看望摔伤的女儿，将其送到日间照护中心。她很沮丧，觉得自己是家里的累赘，感觉生活没有意义。（全国职业院校技能大赛健康与社会照护赛项赛题）

请思考：

1. 该患者存在哪些护理问题？
2. 请提供心理支持，帮助该患者缓解情绪？

案例解析

老年人是一个独立的个体，老化的改变使老年人对生理、心理、社会方面的需求，与成年人不同。对老年人而言，对健康影响最大的不是疾病本身，而是因功能和认知改变带来的诸多问题。因此，对老年人进行综合健康功能评估可以全面反映其健康状况，是实现老年人个体化优质护理的前提。

健康老年人标准

任务一　老年健康评估

一、老年健康评估的原则

（一）了解老年人身心变化的特点

护理人员必须了解老年人生理和病理改变的特点。生理性改变是指随着年龄的增长，机体必然发生的分子、细胞、器官和全身的各种退行性改变，这些变化是正常的；病理性改变是指由生物、物理或化学因素所导致的老年性疾病引起的变化。在多数老年人身上，这两种变化过程往往同时存在，有时难以严格区分，就需要护理人员认真实施健康评估，确定与年龄相关的正常老化，区分正常老化和现存或潜在的健康问题，采取适宜的措施予以干预。

(二)明确老年人与其他人群实验结果的差异

老年人实验室检查结果的异常有三种可能:①由疾病引起的异常改变;②正常的老年期变化;③受老年人服用的某些药物的影响。护理人员应理解老年人与其他人群实验室检查结果的差异,正确解读老年人的实验室检查数据,结合病情变化,分析实验室检查数值的异常是由生理性还是病理性改变所致,避免延误诊断和治疗。

(三)加强功能状态和社会健康状况的评估

随着老年期生理变化及疾病困扰,老年人的基本日常生活能力、功能性日常生活能力、高级日常生活能力可能受到影响。老年期老年人经历多种社会角色的变换,良好的社会健康状况有利于增强老年人的适应和应对能力。不良的功能状态和社会健康状况将使老年人的整体健康受到明显影响,因此应加强对老年人的功能状态和社会健康状况的评估。

(四)重视老年人疾病的非典型性表现

老年人感受性低,加之并发多种疾病,因而发病后往往没有典型的症状和体征,称为非典型性临床表现。例如,老年人患肺炎时常无症状,仅有轻微的躯体不适或者脱水,或者突发意识障碍,而无典型的呼吸系统症状和体征。类似这种非典型表现的特点,会给老年人疾病的诊治带来一定困难,容易误诊或者漏诊。因此,对老年人要重视客观检查,尤其是生命体征的评估极为重要。

二、老年健康评估的方法

(一)交谈

老年人听觉、视觉功能逐渐衰退,交谈时会产生不同程度的沟通障碍。可通过与老年人、亲属、照护者以及相关医护人员进行谈话,多方位了解老年人的健康状况。护理人员应尊重老年人,采用关心的语气提出问题,语速减慢,语音清晰,选用通俗易懂的语言,注意停顿和重复,适当应用非语言沟通技巧与老年人及相关人员建立良好的信任关系,有效获取老年人的相关健康资料和信息。

(二)观察

观察是指运用感官获取老年人的健康资料和信息。护士可通过视、听、嗅、触等多种感官,观察老年人的各种身体症状、体征、精神状态、心理反应及其所处的环境,以便发现潜在的健康问题。必要时可采用辅助仪器,增强观察效果。

(三)体格检查

在适宜的环境下进行体格检查,运用视诊、触诊、叩诊、听诊等体格检查方法,对老年人进行有目的的全面检查。对老年人进行躯体评估时,应根据评估要求,选择合适体位,重点检查易发生损伤的部位。

(四)阅读

阅读是指通过查阅病历、医疗与护理记录、辅助检查结果等资料,获取老年人的健康信息。

(五)测试

测试是指用标准化的量表或问卷,测量老年人的身心状况。量表或问卷的选择必须根据老年人的具体情况来确定,并且需要考虑量表或问卷的信度和效度。

三、老年健康评估的注意事项

(一)提供适宜的环境

护士应调节病室内的温、湿度,温度以 22 ~ 24℃ 为宜,湿度在 50% ~60% 。在进行体格检查时,护士应注意保护老年人隐私，环境安静、舒适，避免光线直射，减少人员走动，以免分散老年人的注意力。

（二）安排充足的评估时间

老年人的感知功能退化，反应较慢，行动迟缓，对此，护士要有耐心，并安排充足的评估时间。为了避免评估时间过长造成老年人疲劳，护士应分次对其进行评估。

（三）运用沟通技巧

老年人常常会出现反应迟钝、表达不清等情况。在进行健康评估时，护士应适当运用沟通技巧：进行语言沟通时要注意讲述清楚，认真倾听，及时鼓励、表扬、表示感谢，以及核实与重复；重视非语言沟通技巧的运用，态度和蔼；与老年人面对面并保持适当的距离，面带微笑，保持恰当的目光接触，让老年人感受到亲切；对口头表达有困难的老年人，可借助书面语言或肢体语言与其沟通。

（四）获取客观资料

对老年人进行健康评估时，护士应在细致、全面收集资料的基础上进行客观、准确地分析和判断，避免产生偏差。对无认知障碍的老年人，护士应以其本人提供的信息为主，并结合既往的病历资料进行综合分析；对有认知障碍的老年人，应从其主要照顾者或家人处获取资料信息。

（五）体检方法得当

护士在体检过程中应注意保护老年人的隐私，动作轻柔、准确到位，不增加老年人的痛苦和不便；评估时应选择合适的体位，注意刺激强度，避免伤及老年人。

爱在夕阳

“给能力打好分，让照护更精准”——老年人能力评估师周艳艳

周艳艳本科专业是护理学，毕业后成为一名持证的老年人能力评估师。做好老年人能力评估，仅扎实掌握专业知识还不够，还要具备充分的耐心、足够的爱心和百分之百的细心。一般情况下，她会通过询问日常生活、提问常识、要求展示行动能力等方式，对老年人能力进行初步评价，过程中必须仔细地观察老年人的行为反应。此外，她还不断提升评估技巧，比如想了解老人能否自主吃饭，直接问询会显得特别生硬，也容易伤害老年人的自尊心，如果让老年人试一下“把手举过肩膀，活动手指”，便可以间接判断。老年人能力评估师是一份需要情感投入的事业，给老年人能力打好分，让照护更精准，可以惠及更多的家庭！

任务二 身体健康评估

一、健康史

健康史是关于被评估者目前、过去健康状况及生活方式的资料汇总。收集健康史是健康评估的重要组成部分，评估者要应用熟练的沟通交流方法和技巧，进行有效沟通。

（一）健康资料的类型

被评估者的健康资料可以是被评估者或有关人员的主观描述，也可以是身体评估、临床检验或医学影像检查结果等。为了更好地分析和利用资料，可根据其不同特点分为主观资料和客观资料。主观资料是指被评估者对自己健康状态的主观感觉和情绪体验，通过与被评估者交谈而获得。如“我的肚子好痛”“我头很晕”等；而客观资料指通过他人观察、体检或借助各种医疗仪器检查所获得的被评

笔记

估者的健康状况资料，如黄疸、血压、心脏杂音、血常规、心电图等。

（二）健康史的内容

1. 完整的健康史　应包括被评估者的一般资料、主诉、现病史、既往史、个人史、婚育史、家族史及系统回顾。从老年人健康评估的角度，健康史的重点应集中在老年人因疾病、功能或认知改变对老年人日常活动的影响以及心理社会反应等方面。

2. 基本资料　包括姓名、性别、年龄、职业、民族、籍贯、婚姻状况、受教育程度、宗教信仰、经济状况、家庭住址、联系电话及收集资料的时间等。了解老年人的受教育程度，有助于护理人员了解老年人的文化背景，决定健康教育的方式；了解老年人的文化背景和宗教信仰，有助于评估者发现影响健康的因素并了解被评估者对健康照顾的态度及价值观；老年人的经济状况，应包括收入来源和数量、保险支付情况等。

3. 主诉　指被评估者感觉最主要、最明显的症状或体征及其性质、持续的时间。如“腹痛 1 天，腹泻、呕吐 2 小时”。

4. 现病史　指围绕主诉详细描述患者患病后疾病的发生、发展、演变、诊治和护理的全过程，是病史中的主体部分。现病史的内容如下：起病情况及患病时间，主要症状出现的部位、性质、发作频率、持续时间、严重程度、加剧或缓解的因素等，病情的发展与演变，伴随症状，诊疗和护理经过以及患者患病后的精神、体力状态、食欲及食量改变、睡眠与二便等情况。

5. 既往史　指关于被评估者过去的健康状况及患病、求医经历，特别是与现病史有密切关系的患病情况。既往史包括既往健康状况及既往病史，预防接种史，手术、外伤史，过敏史，居住地或生活地区的主要传染病或地方病史。

6. 家族史　指收集被评估者家人的一般健康状况，包括祖父母、父母、兄弟姐妹、子女的健康与疾病状况。注意询问有无与被评估者同样的疾病，有无与遗传有关的疾病，如血友病、支气管哮喘、高血压、糖尿病、精神病等。

7. 婚育史　指记录婚姻的状况、结婚的年龄、配偶健康状况等有关情况。

8. 系统回顾　指系统地收集被评估者的状况。

（1）营养状况：老年人消化系统的老化影响营养吸收。随着年龄增长，老年人摄取食物的能力下降，食欲减退，咀嚼困难，消化吸收能力下降，易造成营养不良。询问内容包括：对营养需要的知识；24 小时内所摄取的食物；饮水情况；食欲如何；有无特殊嗜好或禁忌；体重改变情况；饮酒情况。

（2）活动能力：为了进一步了解老年人可能存在的疾病危险因素，应询问老年人的日常生活能力，生活（工作）方式和兴趣爱好，生活自理程度。

（3）睡眠与休息情况：由于多种原因的影响，老年人普遍存在睡眠问题。有关睡眠的询问内容包括：入睡的时间、睡眠的总时间、失眠情况、帮助睡眠常用的方法、卧室的环境、白天精力等，同时还应了解老年人休息时常采用的方式。

（4）排泄：老年人由于老化及慢性病影响，常存在一定的排泄问题。常见询问内容包括：排便次数及粪便性状；排尿次数、尿量及性状，有无夜间尿频、尿失禁以及有无排尿困难等；排尿排便的控制情况；维持规律排便常用的方法等。

（5）吸烟与饮酒：应了解有无吸烟、酗酒的问题。询问内容包括：过去是否吸烟，现在吸烟的情况、方式及频率，与吸烟有关的生理变化；是否经常饮酒，饮酒的种类、数量等。

（6）药物使用情况：老年人常患有多种疾病，需要服用一定数量的药物，其中老年人安全用药的问题很重要。询问内容包括：以前药物的使用情况；目前药物的使用情况、种类及频率等。

（7）有无各系统或与各功能性健康形态有关的症状及其特点。

笔记

9. 收集健康史的常见问题

(1)记忆不确切:老年人随着年龄的增加,感觉器官逐渐不能正常有效地接收信息,同时随着记忆细胞的逐渐萎缩,老年人的记忆能力也逐渐减退。多数老年人对发病的时间、发病经过记忆比较模糊,有时记忆次序颠倒,重点不突出。

(2)反应迟钝,表述不清:老年人常有老年性耳聋、认知功能障碍,对所提问题反应迟钝,回答常不具体、不准确甚至答非所问。

(3)主诉与症状不相符:老年人由于患病种类多,存在一定的社会心理问题等因素,易出现主诉多、重叠、与症状不相符等现象。

(4)隐瞒症状:因为恐惧某些检查或治疗措施、担心治疗费用过高、对疾病的危险程度认识不够等原因,有些老年人会故意隐瞒病情。有些老年人因脑功能受损或认知障碍,会否认或夸大疾病。

二、体格检查

体格检查是评估者运用自己的感觉器官或借助器械了解被评估者的健康状况的一组最基本的资料收集方法。由于老年人随着年龄的增加,感觉器官逐渐不能正常有效地接收信息,健康资料收集难度增加,常出现老年人对发病的时间、发病经过比较模糊,有时次序颠倒,重点不突出,故体格检查显得尤为重要。

(一)体格检查的方法

体格检查的基本方法有视诊、触诊、叩诊、听诊、嗅诊。要使身体评估的结果准确、可靠,评估者必须在具有医学基础知识和护理专业知识的基础上反复练习和实践才能达到。

(二)体格检查的注意事项

1. 注意保暖　老年人容易受凉,体格检查时室内温度要适宜。

2. 选择体位　一般应按照体检需要,选择合适的体位。对于行动不便或躯体活动灵活性差的老年人,可以准备特殊的检查床,床的高度应低于普通病床,易于起降。

慢病智慧健康管理

3. 避免过度疲劳　体格检查时间不宜过久,以免老年人疲劳。全身检查应注意动作轻柔、利落,必要时分次完成全身评估。

4. 避免损伤　由于老年人触觉、痛觉、温度觉减退或消失,应注意刺激强度适当,不要损伤老年人。

5. 正确判断　注意区别老年人的生理性退化改变。

(三)体格检查的内容

1. 一般状态评估　包括评估性别、年龄、生命体征、发育与体型、营养状态、意识状态、面容与表情、语音与语调、体位、姿势和步态等。

(1)营养状态:指与营养(通常是指蛋白质和热量)摄取相关的健康状况,是评估个体健康和疾病程度的指标之一。通常根据皮肤、毛发、皮下脂肪、肌肉等情况,结合年龄、身高和体重进行综合判断。

(2)体重:是营养评估中最简单、直接、可靠的指标。评估成人理想体重可以用公式估计:即理想体重(kg) = 身高(cm) - 105。体重减轻低于正常(理想体重)的10% ~20%者为消瘦,极度消瘦者称为恶病质。超过体重的20%以上者为肥胖。由于肌肉和脂肪组织减少,80 ~ 90岁的老年人体重明显减轻。

(3)意识状态:主要反映老年人对周围环境的认识和对身体所处状况的识别能力,有助于判断有无颅内病变和代谢性疾病。通过评估老年人的记忆力和定向力,有助于早期认知功能障碍的诊断。

2. 皮肤　老年人皮肤干燥、皱缩及弹性差。老年人皮肤的变化包括苍白、变厚、变黄、皮沟加深,手背皮肤变薄、松弛、透明、变干、粗糙,易出现皮屑、瘙痒以及产生皮肤斑。老年斑为褐色,是长在手背及日晒部位的斑点，不会因没有日晒而消失。老年人的毛发逐渐稀少，发干、变细、失去光泽和色彩，指甲则随着年龄变化逐渐失去光泽，变硬易碎，变黄变厚。

3. 头面部

（1）眼：老年人眼睛的变化包括眼球凹陷、上睑下垂、眼球干涩、睫毛倒插、视物模糊、白内障等。老年人泪液分泌减少，容易感到眼睛干涩，但因泪管硬化及下垂，眼泪容易流下面颊，反而令人感觉到老年人泪水太多。老年人的角膜边缘常见一圈灰色环——老年环或角膜弓，是脂肪沉积的结果。老年人由于晶状体囊弹性降低，晶状体硬化及睫状肌强度降低，产生视近物模糊现象，即老花眼。老年人虹膜硬化，使得瞳孔较小，对光反射较差，因此老年人的黑暗调适及光反射均较正常年轻人迟缓。

（2）耳：老年人的耳郭增大，皮肤弹性差，耳垢干燥，鼓膜较薄，透光、坚硬，韧带钙化、骨化，视听小骨活动受限，听力受损，在嘈杂、快速及高音调的环境中听觉不佳。

（3）鼻：老年人因嗅神经减少及嗅神经萎缩，嗅觉也较年轻人差，气味较强才能嗅出来。

（4）口腔：老年人口腔的变化包括牙齿脱落、唾液分泌减少、口腔黏膜萎缩、咀嚼肌萎缩及味觉迟钝。老年人容易出现牙周病，从而引起牙齿脱落，牙周病还可引起牙龈发炎、出血、感染等现象，均可影响咀嚼；老年人会因为身体各方面功能的退化而服用各种药物，如降压药、利尿药、安神药等，药物刺激可引起唾液分泌减少，老年人的味蕾萎缩可引起味觉减退，尤其是舌边缘，使其甜、咸味觉减退出现较早。

4. 呼吸系统　老年人肋骨活动范围降低及胸廓前后径加大，肺弹性降低，残气量增加，肺泡面积减小；呼吸道清除功能降低。因此，老年人胸廓较硬，做深呼吸的动作无法像年轻人一样容易；易出现肺气肿；呼吸道清除功能降低，咳嗽反应减弱，易患呼吸道感染。

5. 心血管系统　心脏萎缩，心肌收缩力降低；心瓣膜钙化、纤维化，导致瓣膜变厚变硬，发生瓣膜关闭不全或硬化狭窄；心肌电活动较不稳定，易发生期前收缩。因此，老年人心排出量较年轻人降低，氧利用降低，外周阻力增加，活动耐受力差，容易发生心力衰竭。在进行老年人心血管系统评估时，应注意头颈部血管膨出的现象。注意颈静脉怒张、硬化、狭窄等情形。听诊老年人的心音时应特别注意心率、各瓣膜杂音。

6. 泌尿系统　老年人由于肾血流量少、肾小管功能降低、肾小球滤过率及肾小管再吸收能力降低，老年人对尿的浓缩能力较差，血中尿素氮和血清肌酐均可上升。排尿反射迟缓，易导致尿潴留。男性老人排尿初期或末期的困难，应考虑可能与前列腺增生有关。老年人发生尿失禁是较为常见的现象。

7. 运动系统　老年人肌肉骨骼的变化包括肌肉变小、骨质疏松、骨关节端增生及肌腱结节增厚等。肌肉变小，使老年人的外观看起来肌肉细小，但肌肉强度不会减弱，经常运动有助于保持肌肉的力量及关节的活动度。驼背是骨质疏松最早出现的改变，脊椎骨的骨质疏松常常出现脊椎两侧酸痛。骨性关节炎是老年人常见的病变。

8. 神经系统　随着年龄增长，神经传导速度变慢、对刺激反应的时间延长，因此老年人精神活动能力下降，如记忆力减退、易疲劳、注意力不易集中、反应变慢、动作不协调、生理睡眠时间缩短。

三、功能状态评估

功能状态评估是指评估老年人处理日常生活的能力。根据目前老年人的照护所需，将常见的功能状态评估分为日常生活能力评估、功能性日常生活能力评估和高级日常生活能力评估三个方面。评估结果可分为三类。①身体功能完好：这种状态可使老年人独立执行自我照顾，护理内容较少，以指导和辅助护理为主。②身体部分功能丧失：护理人员应该协助老年人找出失去功能的原因以及导致功能退化的危险因素，然后设法找出代偿的方式，从而改善老年人自我执行日常生活的能力，重点应放在功能的重建上。③身体功能状态严重丧失：必须依靠护理人员的全面照护。

（一）评估内容

1. 日常生活能力 指老年人最基本的自理能力，是老年人自我照顾、从事每天必需的日常生活的能力，如衣（穿脱衣、鞋、帽，修饰打扮）、食（进餐）、行（行走、变换体位、上下楼）、个人卫生（洗漱、沐浴、如厕、控制大小便）。疾病或者功能退化、日常生活能力受限，将影响老年人基本生活需要的满足。

2. 功能性日常生活能力 又称独居生活能力，是指个体单独生活的一些基本能力或要素，包括购物、家庭清洁和整理、使用电话、付账单、做饭、洗衣、旅游等。

3. 高级日常生活能力 指与生活质量相关的一些活动，如娱乐、职业工作及社会活动等，反映老年人的智能能动性和社会角色功能。老年人高级日常生活能力的缺失较早出现。若老年人出现高级日常生活能力下降，则预示着有更严重的功能下降，需要进一步进行其他功能状况的检查。

（二）常用量表

在医院、社区、康复中心等开展老年护理时，有多种标准化的评估量表可供护理人员使用，使用较为广泛的工具详见表3－1，其中使用较为广泛的量表为Katz日常生活功能指数评价量表（表3－2）、Lawton－Brody工具性日常生活活动能力评估量表（Lawton IADL）（表3－3）。

表3－1 评估日常生活能力常用的量表

量表	功能
Katz日常生活功能指数评价量表	基本自理能力
巴氏（Barthel）量表	自理能力和行走能力
Kenny自护量表	自理能力和行走能力
工具性日常生活活动能力评估量表（IADL）	烹饪、购物、家务等复杂活动
Lawton IADL	工具性日常生活活动能力

表3－2 Katz日常生活功能指数评价量表

生活能力	项目	分值（分）
进食	进食可自理，不需要帮助	2
	需帮助备餐，能自己进食	1
	进食或经静脉给营养时需要帮助	0
更衣（取衣、穿衣、扣扣、系带）	完全独立完成	2
	仅需要帮助系鞋带	1
	取衣、穿衣需要协助	0
沐浴（擦浴、盆浴或淋浴）	独立完成	2
	仅需要部分帮助（如背部）	1
	需要帮助（不能自行沐浴）	0
移动（起床、卧床、从椅子上站立或坐下）	自如（可以使用手杖等辅助器具）	2
	需要帮助	1
	不能起床	0

笔记

续表

生活能力	项目	分值(分)
如厕(如厕大小便自如,便后能自洁及整理衣裤)	不需要帮助,或能借助辅助器具进出厕所	2
	需帮助进出厕所,便后清洁或整理衣裤	1
	不能自行进出厕所完成排泄过程	0
控制大小便	能完全控制	2
	偶尔大小便失控	1
	排尿、排便需别人帮助,需用导尿管或失禁	0

表 3-3　Lawton IADL

生活能力	项目	分值(分)
你能自己做饭吗?	不需要帮助	2
	需要一些帮助	1
	完全不能自己做饭	0
你能自己做家务或勤杂工作吗?	不需要帮助	2
	需要一些帮助	1
	完全不能自己做家务	0
你能自己服药吗?	不需要帮助(能准时服药,剂量准确)	2
	需要一些帮助[别人帮助备药和(或)提醒服药]	1
	没有帮助,完全不能自己服药	0
你能去超过步行距离的地方吗?	不需要帮助	2
	需要一些帮助	1
	除非特别安排,否则完全不能旅行	0
你能去购物吗?	不需要帮助	2
	需要一些帮助	1
	完全不能自己出去购物	0
你能自己理财吗?	不需要帮助	2
	需要一些帮助	1
	完全不能自己理财	0
你能打电话吗?	不需要帮助	2
	需要一些帮助	1
	完全不能自己打电话	0

四、辅助检查

辅助检查对于老年人的护理作用非凡,因其有助于区别老年人的生理老化和病理改变。老年人的实验室检查和器械检查结果会随着年龄增长出现一些正常的改变,需要加以鉴别(表 3-4)。老年人的心电图也常有轻度非特异性改变,如 P 波轻度平坦、T 波低平、P-R 间期延长、电轴左偏倾向和低电压等。

表 3-4 辅助检查结果正常值

检测内容	成人正常值范围	老年期生理变化
空腹静脉血糖	3.9～6.1mmol/L	轻度升高
肌酐清除率	80～100mL/min	降低
血尿酸	120～240μmol/L	轻度升高
乳酸脱氢酶	50～150U/L	轻度升高
碱性磷酸酶	20～110U/L	轻度升高
总蛋白	60～80g/L	轻度升高
总胆固醇	2.8～6.0mmol/L	60～70岁达高峰,随后逐渐降低
低密度脂蛋白	<3.1mmol/L	60～70岁达高峰,随后逐渐降低
高密度脂蛋白	1.1～1.7mmol/L	60岁后稍升高,70岁后开始降低
三酰甘油(甘油三酯)	0.23～1.24mmol/L	轻度升高
甲状腺激素 T_3	1.08～3.08nmol/L	降低
甲状腺激素 T_4	63.2～157.4nmol/L	降低
促甲状腺素	(2.21±1.1)mIU/L	轻度升高或无变化

任务三 心理健康评估

进入老年期,人体的各种生理功能逐渐进入衰退阶段,同时老年人还需要面临社会角色的改变,如丧偶等生活事件,老年人必须努力面对和适应这些变化。在面对和适应过程中,老年人常出现一些特殊的心理变化,心理变化会进一步影响着其老化过程、健康状况、老年病的防治和预后。因此,掌握老年人的心理活动特点及其影响因素,正确评估老年人的心理健康状况,采取有的放矢的措施维护和促进老年人的心理健康,对促进健康老龄化和积极老龄化有重要意义。

一、认知功能评估

认知是人们认识、理解、判断、推理事物的过程,通过行为、语言表现出来,反映个体的思维能力。认知功能对老年人是否能够独立生活以及生活的质量起着重要的影响作用。老年人认知的评估包括思维能力、语言能力以及定向力三个方面。在已经确定的认知功能失常的筛选测试中,较普及的测试是简易智能状态检查(mini－mental state examination,MMSE)量表(表 3－5)和简易操作智力状态问卷(short portable mental status questionnaire,SPMSQ)、画钟试验(clock drawing task,CDT)、简易认知评估工具(mini－Cog)。

表 3－5 简易智能状态检查(MMSE)量表

项目	实操技能操作要求	分值(分)
工作准备(10分)	口头汇报:简述情境、老年人照护问题和任务等	2
	以下项目在整个操作过程中予以评估,不需要口头汇报。 1. 物品准备齐全:操作过程不缺用物(包括“简易智能精神状态量表”),能满足完成整个操作,性能完好(每遗漏一项关键物品扣0.5分,直至扣完)(2分)。 2. 操作过程中关注环境准备情况:包括温、湿度适宜(18～30℃,湿度50%～60%),光线明亮,空气清新(以检查动作指向行为或沟通交流方式进行)(2分)。 3. 操作过程中注意老年人准备:老年人状态良好,可以配合操作(以沟通交流方式进行,如需要可以在家属陪同下进行)(2分)。 4. 做好个人准备:操作过程中裁判观察着装、装饰等,符合规范(2分)	8

笔记

续表

<table>
<tr><th>项目</th><th>实操技能操作要求</th><th>分值(分)</th></tr>
<tr><td rowspan="5">沟通
解释
评估
(15 分)</td><td>采取恰当的方式问好、自我介绍,友好微笑,称呼恰当,举止得体,用礼貌用语,选择合适的话题,自然开启话题等</td><td>2</td></tr>
<tr><td>采用有效方法核对照护对象基本信息(如老年人不能配合,可采用腕带及家属协助)</td><td>2</td></tr>
<tr><td>通过交流和观察对老年人进行综合评估:
1. 全身情况(如神志、精神状态、情绪、活动能力等)(2 分)。
2. 局部情况(结合具体案例细化)(2 分)。
3. 特殊情况(针对本情境可能存在的情况)(2 分)</td><td>6</td></tr>
<tr><td>1. 为老年人或家属介绍照护任务、任务目的、操作时间、关键步骤(1 分)。
2. 介绍需要老年人注意和(或)配合的内容(1 分)。
3. 询问老年人对沟通解释过程是否存在疑问,并且愿意配合(1 分)</td><td>3</td></tr>
<tr><td>询问老年人有无其他需求,环境和体位等是否舒适,询问老年人是否可以开始操作</td><td>2</td></tr>
<tr><td>关键
操作
技能
(50 分)</td><td>关键操作技能以“动作”为主,尽可能真实为老年人服务;整体要求:步骤和方法正确,不违反基本原则,能够根据实际情况完成任务。
1. 正确完成以下所有 19 项评估,每缺一项或者错误一项,扣 2 分(共 38 分)。
2. 评估结果判断正确(5 分)。
3. 向老年人或者家属正确解释结果,根据结果建议家属带领老年人请专业医生进行进一步检查,以明确诊断等(5 分)。
4. 评估时间安排均匀合理(2 分),具体评估方法如下。
(1)评估定向力:第 1 ~ 10 项,分数最高,合计 10 分。
1)时间定向:“现在是星期几?几号?几月份呢?什么季节?哪一年?”答对一项得 1 分(结果:全部答对得 5 分)。
2)地点定向:“现在在哪个省哪个市?哪个区或县?哪个街道或乡?现在在几楼?在什么地方呢?”(结果:省、市、区县未答对,得 3 分)。
(2)评估记忆力(瞬时记忆):第 11 项,合计 3 分。
1)问三样东西的名称,请老年人重复并要求记住这三样东西,过几分钟还要再问。
2)“皮球”“国旗”“树木”,每个答案正确得 1 分(结果:全部答对得 3 分)。
(3)评估注意力和计算力:第 12 项,合计 5 分。
“奶奶请您算一下,100 减去 7 等于几呢?然后从所得的数目再减去 7 等于几?”如此一直地计算下去,连减 5 次。减对一次得 1 分,错了不得分。答案分别是 93、86、79、72、65(结果:答对 2 次得 2 分)。
(4)评估记忆力(延时记忆):第 13 项,合计 3 分。
1)奶奶好!现在您能说出刚才我让您记住的那三样东西吗?
2)答案是“皮球”“国旗”“树木”。不需要按顺序,答对一个得 1 分(结果:答对 2 个得 2 分)。
(5)评估语言能力:14 ~ 18 项,合计 8 分。
1)命名。
①出示手表:这个东西叫什么呀?答对得 1 分(结果:答对得 1 分);
②出示铅笔:这个东西叫什么呀?答对得 1 分(结果:答对得 1 分)。
2)复述:“奶奶现在我要说一句话,请您跟着我清楚地重复一遍好吗?”“四十四只石狮子。”老年人复述正确得 1 分(结果:复述正确得 1 分)。</td><td>50</td></tr>
</table>

续表

项目	实操技能操作要求	分值(分)
关键操作技能 (50 分)	3)理解指令。 ①出示卡片“请闭上您的眼睛。”老年人按照卡片指令做闭上眼睛的动作,得 1 分;否则不得分(结果:操作正确得 1 分)。 ②“奶奶我给您一张纸,请您按我说的去做好吗?”“现在开始:用右手拿起这张纸。”老年人拿起来得 1 分。“用两只手将它对折起来。”老年人能对折得 1 分。“放在您的大腿上。”老年人将对折的纸放在腿上得 1 分。注意不要重复,也不要示范,请老年人按指令完成(结果:操作正确得 3 分)。 ③“请奶奶说一个完整的句子”“句子必须有主语、动词、有意义”。正确得 1 分(结果:回答句子完整得 1 分)。 (6)评估视空间能力(结构模仿):第 19 项,计 1 分。 1)请老年人看清楚下列图形,照样画一个图。图的特点是两个五边形画在一起,中间是个四边形。 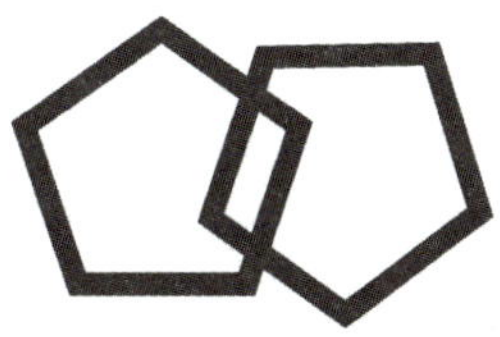 2)老年人画出两个五边形的图案,交叉处有个四边形,得 1 分。画不出不得分(结果:画图正确得 1 分)。 (7)判断结果:将得分相加,合计得到总分。根据以下标准初步判断: 正常:29 ~ 30 分; 轻度:20 ~ 28 分; 中度:14 ~ 19 分; 中重度:5 ~ 13 分; 重度:0 ~ 4 分	50
健康教育 (8 分)	针对本次具体实施的照护任务,在评估过程中做到以下注意事项: 1. 评估中沟通方式恰当,符合老年人认知水平。 2. 语言简单易懂,尽量使用生活化语言。 3. 表达准确、逻辑清晰、重点突出,不用复杂的长句子	3
	在照护过程中结合老年人的情绪状态并妥善干预: 1. 关注老年人是否劳累,并适当休息,调整舒适体位等。 2. 关注老年人是否失去兴趣,并采用有效办法吸引老年人集中注意力完成评估。 3. 在老年人情绪不佳时,采用有效的舒缓措施,如表扬、肯定等。 4. 正确处理老年人评估过程中表现出来的不配合或不理解,不可强迫进行。 5. 评估完成后对老年人表示感谢,不采用否定老年人、不礼貌不尊重的语言等	5
评价照护效果 (5 分)	询问老年人有无其他需求、是否满意(反馈),整理各项物品	1
	记录(不漏项,包括评估阳性结果、主要措施及异常情况等)	2
	遵守感染防控要求,包括废弃物处理、个人防护及手卫生等	2

续表

项目	实操技能操作要求	分值(分)
综合评判(12 分)	操作过程中的安全性:操作流畅、安全、规范,避免老年人害怕、疼痛等伤害,过程中未出现致老年人于危险环境的操作动作或行为	3
	沟通力:顺畅自然、有效沟通,表达信息方式符合老年人认知状态和社会文化背景,能正确理解老年人反馈的信息,避免盲目否定或其他语言暴力	2
	创新性:能综合应用传统技艺、先进技术等为老年人提供所需的照护措施,解决老年人问题,促进老年人的健康和幸福感	1
	职业防护:做好自身职业防护,能运用节力原则,妥善利用力的杠杆作用,调整重心,减少摩擦力,利用惯性等方法	1
	人文关怀:能及时关注到老年人各方面变化,能针对老年人的心理和情绪作出恰当的反应,给予支持,例如不可急躁等;言行举止有尊老、敬老、爱老、护老的意识	2
	鼓励:利用语言和非语言方式鼓励老年人或家属参与照护,加强自我管理,发挥残存功能,提升自理能力	2
	灵活性:对临场突发状况能快速应变,根据老年人及现场条件灵活机动实施照护,具有很强的解决问题的能力	1
合计		100

注:操作流程表来源于全国养老护理员职业技能大赛试题库。

判定标准和程度分级方法如下。

判定标准:最高得分为 30 分,分数在 27 ~ 30 分为正常,分数 < 27 为认知功能障碍。

痴呆严重程度分级方法:轻度 MMSE≥21 分,中度 MMSE10 ~ 20 分,重度 MMSE≤9 分。

二、情绪与情感评估

情绪和情感直接反映人们的需求是否得到满足,是身心健康与否的重要标志。老年人的情绪纷繁复杂,焦虑和抑郁是最常见的也是最需要护理干预的情绪状态。

(一)焦虑

焦虑是个体感受到威胁时的一种紧张、不愉快的情绪状态,是人们对环境中一些即将面临的可能会造成危险的重大事件或者预示要作出重大努力的情况进行适应时,心理上出现的一种紧张和不愉快的期待情绪。焦虑表现为紧张、不安、急躁、失眠等,但又说不出具体明确的焦虑对象。常用评估焦虑的量表有汉密尔顿焦虑量表(Hamilton anxiety scale,HAMA)、状态 - 特质焦虑问卷(state - trait anxiety inventory,STAI)、焦虑自评量表(self - rating anxiety scale,SAS)。汉密尔顿焦虑量表(HAMA)由 Hamilton 于 1959 年编制,是一个使用较广泛的、用于评定焦虑严重程度的他评量表。该量表分为精神性和躯体性两大类,各由 7 个条目组成。根据患者口述和结合观察进行评分,特别强调重视被试者的主观体验。焦虑自评量表为自我评价问卷,能直观反映被试者的主观感受,操作简便(表 3 - 6)。

笔记

表 3－6 焦虑自评量表（SAS）

题号	题目	没有或很少时间有（1 分）	有时有（2 分）	大部分时间有（3 分）	绝大部分或全部时间都有（4 分）
1	我觉得比平常容易紧张和着急（焦虑）				
2	我无缘无故地感到害怕（害怕）				
3	我容易心里烦乱或觉得惊恐（惊恐）				
4	我觉得我可能将要发疯（发疯感）				
5	我觉得一切都很好，也不会发生什么不幸（不幸预感）				
6	我手脚发抖打战（手足颤抖）				
7	我因为头痛、颈痛和背痛而苦恼（躯体疼痛）				
8	我感觉容易衰弱和疲乏（乏力）				
9	我觉得心平气和，并且容易安静坐着（静坐不能）				
10	我觉得心跳很快（心慌）				
11	我因为一阵阵头晕而苦恼（头昏）				
12	我有晕倒发作或觉得要晕倒似的（晕厥感）				
13	我呼气、吸气都感到很容易				
14	我感到手脚麻木和刺痛（手足刺痛）				
15	我因为胃痛和消化不良而苦恼（胃痛或消化不良）				
16	我常常要小便（尿意频数）				
17	我的手常常是干燥温暖的（多汗）				
18	我脸红发热（面部潮红）				
19	我容易入睡并且一夜睡得很好（睡眠障碍）				
20	我做噩梦				
总计统分					

备注：关于评分方法和结果解释具体如下。

（1）评分方法：SAS 采用 4 级评分，主要评定症状出现的频度。其标准为：1 表示没有或很少时间有；2 表示有时有；3 表示大部分时间有；4 表示绝大部分或全部时间都有。20 个条目中有 15 项是用负性词陈述的，按上述 1～4 顺序评分。其余 5 项（第 5、9、13、17、19 项）是用正性词陈述的，按 4～1 顺序反向计分。

（2）结果解释：按照中国常模结果，SAS 标准分的分界值为 50 分，其中 50～59 分为轻度焦虑，60～69 分为中度焦虑，70 分以上为重度焦虑。

（二）抑郁

个体在失去某种其重视或追求的东西时产生的情绪状态，是一种最常见的情绪反应。情绪低落是抑郁的显著特征，典型症状为兴趣减退甚至消失，感到精神疲惫，对前途感到悲观失望、缺乏动力，自我评价低，严重地感到生活或生命本身没有意义，常伴有失眠、悲哀、自责、性欲减退等，甚至可出现自杀行为。

常用的抑郁评估量表有汉密尔顿抑郁量表（Hamilton rating scale for depression，HRSD）、老年抑郁量表（the geriatric depression scale，GDS）、抑郁自评量表（self－rating depressive scale，SDS）等。汉密尔顿抑郁量表（HRSD）由 Hamilton 于 1960 年编制，是临床上评定抑郁状态时应用最普遍的量表。汉密尔顿抑郁量表经多次修订，版本有 17 项、21 项和 24 项三种。抑郁自评量表（表 3－7）是临床上应用简便并且已被广泛接受的量表。老年抑郁量表（GDS）（表 3－8）由 Brink 等人于 1982 年创制，是作为

笔记

专用于老年人的抑郁筛查表。

表 3-7　抑郁自评量表(SDS)

序号	项目	评分			
		没有或很少时间(不超过 1 天)	小部分时间(1~2 天)	相当多时间(3~4 天)	绝大部分或全部时间(5~7 天)
1	我觉得闷闷不乐,情绪低沉				
2*	我觉得一天之中早晨最好				
3	我一阵阵哭出来或觉得想哭				
4	我晚上睡眠不好				
5*	我吃得跟平常一样多				
6*	我与异性密切接触时和以往一样感到愉快				
7	我发觉我的体重在下降				
8	我有便秘的苦恼				
9	我心跳比平时快				
10	我无缘无故地感到疲乏				
11*	我的头脑跟平常一样清楚				
12*	我觉得经常做的事情并没有困难				
13	我觉得不安而平静不下来				
14*	我对将来抱有希望				
15	我比平常容易生气激动				
16*	我觉得作出决定是容易的				
17*	我觉得自己是个有用的人,有人需要我				
18*	我的生活过得很有意思				
19	我认为如果我死了,别人会生活得好些				
20*	平常感兴趣的事我仍然感兴趣				

注:评分标准和结果分析具体如下。

(1)评分标准:SDS 采用 4 级评分,主要评定症状出现频度,若为正向评分题,依次评分为 1、2、3、4。反向评分题(量表中有 * 号者),则评分为 4、3、2、1。

(2)结果分析:SDS 的主要统计指标是总分,但要经过一次转换。自评结束后把 20 个项目的得分相加,得到粗分,用粗分乘以 1.25 后取整数部分,得到标准分。评定总分结果正常为 33.46 ± 8.55,标准分为 41.88 ± 10.57。

表 3-8　老年抑郁量表(GDS)

项目	记录	评估	
1	你对生活基本满意吗	是	否
2	你是否已经放弃了许多活动与兴趣	是	否
3	你是否觉得生活空虚	是	否
4	你是否常感到厌倦	是	否

续表

项目	记录	评估	
5	你觉得未来有希望吗	是	否
6	你是否因为脑子里一些想法摆脱不掉而烦恼	是	否
7	你是否大部分时间精力充沛	是	否
8	你是否害怕会有不幸的事落到你头上	是	否
9	你是否大部分时间感到幸福	是	否
10	你是否感到孤立无援	是	否
11	你是否经常坐立不安、心烦意乱	是	否
12	你是否希望待在家里而不愿意去做些新鲜事	是	否
13	你是否常常担心将来	是	否
14	你是否觉得记忆力比以前差	是	否
15	你觉得现在活得很惬意吗	是	否
16	你是否常感到心情沉重、郁闷	是	否
17	你是否觉得像现在这样活着毫无意义	是	否
18	你是否总为过去的事忧愁	是	否
19	你觉得生活很令人兴奋吗	是	否
20	你开始一件新的工作很困难吗	是	否
21	你觉得生活充满活力吗	是	否
22	你是否觉得你的处境已毫无希望	是	否
23	你是否觉得大多数人比你强得多	是	否
24	你是否常为一些小事伤心	是	否
25	你是否常觉得想哭	是	否
26	你集中精力有困难吗	是	否
27	你早晨起来很快活吗	是	否
28	你希望避开聚会吗	是	否
29	你做决定很容易吗	是	否
30	你的头脑像往常一样清晰吗	是	否

注:有以下方面需要说明。

(1)量表的结构和内容:该量表共30个条目。

(2)评定方法:每个条目要求被试者回答“是”或“否”,其中第1、5、7、9、15、19、21、27、29、30条用反序计分(回答否表示抑郁存在)。每项表示抑郁的回答得1分。

(3)结果解释:该表可用于筛查老年期抑郁症,但其临界值仍然存在疑问。用于一般筛查目的时建议采用:0~10分,正常;11~20分,轻度抑郁;21~30分,中重度抑郁。

任务四 社会健康评估

社会功能评估应包括对老年人的社会角色功能、所属家庭、所处环境及文化等的评估。

一、角色功能评估

对老年人角色功能评估,其目的是明确被评估者对角色的认识、对承担的角色是否满意、有无角色适应不良，以便及时采取干预措施，避免角色功能障碍给老年人带来的生理和心理两方面的不良影响。老年人角色功能的评估，可以通过交谈、观察两种方法收集资料。

评估的内容包括以下方面。

（一）角色的承担

1. 一般角色　了解老年人过去的职业、离退休年份和现在有无工作，有助于防范由退休带来的不良影响，也可以确定目前的角色是否适应。评估角色的承担情况，可询问：您最近一星期内做了什么事？哪些事占去了大部分时间？对您而言什么事情是重要的，什么事情很困难？

2. 家庭角色　老年人离开工作岗位后，家庭成了主要的生活场所，并且大部分家庭有了第三代，老年人由父母的位置上升到祖父母的位置，增加了老年人的家庭角色，常常担当起照料第三代的任务；老年期又是丧偶的主要阶段，若老伴去世，则要失去一些角色。另外，通过性生活的评估，可以了解老年人的夫妻角色功能，有助于判断老年人社会角色及家庭角色形态。评估时要求护士持非评判、尊重事实的态度，询问老年人过去以及现在的情况。

3. 社会角色　社会关系形态的评估，可提供有关自我概念和社会支持资源的信息。收集老年人每日活动资料，对其社会关系形态进行评价，如果被评估者对每日活动不能明确表述，提示社会角色的缺失或不能融合到社会活动中去；不明确的反应，也可提示有认知或其他精神障碍。

（二）角色的认知

询问老年人对自己角色的感知和别人对其所承担角色的期望，老年期对其生活方式、人际关系方面的影响。同时，还应询问别人对其角色期望是否认同。

（三）角色的适应

评估人员应让老年人描述对自己承担的角色是否满意及其与自己的角色期望是否相符，观察老年人有无角色适应不良的身心行为反应，如头痛、头晕、疲乏、睡眠障碍、焦虑、抑郁和疾病等。

二、环境评估

（一）物理环境

物理环境是指一切存在于机体外环境的物理因素的总和。受传统观念的影响，老年人更倾向于居家养老。居住环境是老年人的生活场所，评估时应了解其生活环境/社区中的特殊资源及其对目前生活环境/社区的特殊要求。在物理环境评估中，老年人居家环境安全评估是最重要的，对预防老年人跌倒和其他不良事件的发生具有重要的现实意义。常用的评估量表为居家环境安全评估量表（表3－9）。

表3－9　老年人居家环境安全评估量表

部位	评估要素
一般居室	
光线	是否充足
温度	是否适宜
地面	是否平整、干燥，有无障碍物
地毯	是否平整、不滑动
家具	放置是否稳固、固定有序，有无阻碍通道
床	高度是否在老年人膝盖以下，长度与小腿长度是否基本相符
电线	安置如何，是否远离火源、热源

续表

部位	评估要素
取暖设备	设置是否妥善
电话	紧急电话号码是否放在易见、易取的地方
厨房	
地板	有无防滑措施
燃气	“开”“关”按钮标识是否醒目
浴室	
浴室门	门锁是否内、外均可打开
地板	有无防滑措施
便器	高低是否合适，有无扶手
浴盆	高度是否合适，盆底是否垫防滑垫
楼梯	
光线	光线是否充足
台阶	是否平整、无破损，高度是否合适，台阶之间色彩差异是否明显
扶手	有无扶手

（二）社会环境

社会环境包括经济、文化、教育、法律、制度、生活方式、社会关系、社会支持等诸多方面。本节着重于经济、生活方式、社会关系的评估。

1. 经济　对老年人的健康及患者角色适应影响最大的因素是经济状况。这是由于老年人因退休、固定收入减少、给予经济支持的配偶去世所带来的经济困难，可导致失去家庭、社会地位或生活的独立性。评估人员可通过以下问题评估老年人的经济状况：①经济来源有哪些？对于收入较低的老年人，要询问收入是否足够支付生活用品和医疗费用。②家庭有无经济困难？③医疗费用的支付形式是什么？值得注意的是，经济收入是一个相对隐私的问题，医护人员在进行评估时要加强沟通技巧，注意语言的组织。

2. 生活方式　评估老年人饮食、睡眠、活动、娱乐等方面的习惯，以及有无吸烟、酗酒等不良嗜好。若有不良生活方式，应进一步了解其给老年人带来的影响。

3. 社会关系　评估老年人是否有支持性社会关系网络，如家庭关系是否稳定、家庭成员是否相互尊重、亲友向老年人提供帮助的能力及对老年人的态度。

三、文化和家庭评估

（一）文化评估

文化是在某一地域内，大多数社会成员所必须遵守的社会规范。文化会对个体的健康产生积极或消极影响。通过文化评估，了解老年人在健康观念、求医方法、习惯与传统的治疗方法上是否存在文化差异，并努力探索影响老年人健康的各种文化因素，如生活方式、饮食习惯等，以便制订出符合其文化背景、切合实际的护理措施。

1. 价值观评估　目的在于了解个体的价值观，能帮助个体认识自己的健康问题，帮助个体判断健康问题的轻重缓急，同时，帮助个体在身患疾病时选择不同的措施，以及影响个体对疾病预后的看法。可通过会谈获得信息，形成初步的判断。评估问题：通常情况下，您认为什么对您最重要？遇到困难

笔记

时,您是如何看待的?有无参加什么组织?您对您所患的疾病有什么看法?您认为您的生活受到疾病影响了吗?

2. 信念评估 通过对信念与信仰的评估,引出个体对自身健康问题的看法及所处文化对健康的影响。评估问题:您认为引起您的健康问题的原因是什么?您是如何发现有此健康问题的?您的健康问题对您产生了哪些方面的影响?该健康问题的严重程度如何?发作时持续多长时间?您认为您该接受何种治疗?您希望通过该项治疗达到哪些效果?您的病给您带来了多少问题?您对这种病最恐惧什么?

(二)家庭评估

家庭是老年人主要的甚至是唯一的生活环境,家庭环境的优劣是影响老年期心理再适应的重要因素,也是影响老年人健康的主要原因。家庭评估的内容包括:家庭成员的一般资料,如性别、年龄、文化程度、职业、健康状况等;家庭的结构,如家庭的类型和家庭成员间的关系;家庭的功能,包括家庭对老年人提供经济支持、日常生活照顾和精神支持;家庭的压力,包括家庭成员关系的变化、家庭成员的角色冲突、家人患病及死亡情况等。家庭评估一般以询问和问卷评估的方式进行。问卷评估:常用的量表有普罗奇达诺(Procidano)和海勒(Heller)的家庭支持量表以及 APGAR 家庭功能评估表。

任务五 生活质量评估

老年人生活质量的研究领域属于边缘学科,与社会学和医学关系密切,既属于医学社会学,也属于社会医学的研究范畴。生活质量评估是老年人对生活及其各方面的主观评价,可以反映内、外环境因素对老年人的生理功能、精神和心理状态、社会互动及生活美满程度的影响。

一、生活质量概述

生活质量作为生理、心理、社会功能的综合指标,可用来评估老年人群的健康水平、临床疗效以及疾病的预后。

(一)生活质量的概念

生活质量(quality of life,QOL)是在生物、心理、社会医学模式下产生的一种新的健康测量技术。世界卫生组织对其的定义:生活质量是指不同文化和价值体系中的个体对他们的生存目标、期望、标准以及所关心的事情相关的生存状况的感受。中国老年医学会的定义:老年人生活质量是指 60 岁或 65 岁以上的老年人群对身体、精神、家庭和社会生活满意的程度,以及老年人对生活的全面评价。

(二)生活质量的特点

生活质量是一个包含生理、心理、社会功能的综合概念,从单一地强调个体生活的客观状态发展到同时注意其主观感受。生活质量具有文化依赖性,其评价是根植于个体所处的文化和社会环境中的,既测量个体健康的不良状态,又反映健康良好方面。老年人的生活质量公认有躯体健康、心理健康、社会功能、综合评估四个维度。本节主要介绍生活质量的综合评估。

二、生活质量综合评估

生活质量可以采用生活满意度量表、幸福度量表以及生活质量综合问卷进行评估。

(一)生活满意度的评估

生活满意度是指个人对生活总的观点以及现在实际情况与希望之间、与他人之间的差距。生活满意度指数是老年研究中的一个重要指标,用来测量老年人心情、兴趣、心理、生理主观完美状态的一

笔记

致性。纽加滕等人于1961年编制的生活满意度指数量表(life satisfaction index,LSI)从对生活的兴趣、决心和毅力、知足感、自我概念、情绪等方面进行评估,通过评估20个问题来反映生活的满意程度。量表广泛地用于临床,也是老年研究中的一个重要工具(表3-10)。

表3-10 生活满意度指数量表(LSI)

项目	问题	得分
1	当我老了以后发现事情似乎要比原先想得好	
2	与我所认识的多数人相比,我更好地把握了生活中的机遇	
3	现在是我一生中最郁闷的时期	
4	我现在和年轻时一样幸福	
5	我的生活原本应该是更好的时光	
6	现在是我一生中最美好的时光	
7	我所做的事多半是令人厌烦和乏味的	
8	我估计最近能遇到一些有趣的令人愉快的事	
9	我现在做的事和以前做的事一样有趣	
10	我感到老了,有些累了	
11	我感到自己确实上了年纪,但我并不为此而烦恼	
12	回首往事,我相当满足	
13	即使能改变自己的过去,我也不愿有所改变	
14	与其他同龄人相比,我曾经做过较多的愚蠢的决定	
15	与其他同龄人相比,我的外表较年轻	
16	我已经为一个月甚至一年后该做的事制订了计划	
17	回首往事,我有许多想得到的东西均未得到	
18	与其他人相比,我惨遭失败的次数太多了	
19	我在生活中得到了相当多我所期望的东西	
20	不管人们怎样说,许多普通人是越过越糟,而不是越过越好了	

注:整个测试建议实测时间为10分钟。评分方法:同意,得2分;知道,得1分;不同意,得0分。第3、5、7、10、14、17、18、20题为负向题。最高分为40分,得分越高,生活满意度越高。

(二)主观幸福感的评估

主观幸福感是反映某一社会中个体生活质量的重要心理学参数,包括认知和情感两个组成部分,Kozma于1980年编制的纽芬兰纪念大学幸福度量表(Memorial University of New Foundland scale of happiness,MUNSH),是老年人精神卫生状况测定和研究的有效工具之一。

(三)生活质量的综合评估

生活质量是一个带有个性和易变的概念。老年人的生活质量不能单纯从躯体、心理、社会等方面获得,评估时最好以老年人的生活体验为基础进行评价,即不仅要评估被试者对生活的客观态度,同时还要注意其主观评价。常用的适合老年人群生活质量评估的量表有老年人生活质量评定表(表3-11)和生活质量综合评定问卷(generic quality of life inventory)(表3-12)。

笔记

表 3-11 老年人生活质量评定表

评定内容	评分
身体状况	
1 疾病症状	
无明显病痛	3 分
间或有病痛	2 分
经常有病痛	1 分
2 慢性疾病	
无重要慢性病	3 分
有,但不影响生活	2 分
有,影响生活功能	1 分
3 畸形残疾	
无	3 分
有(轻、中度驼背),不影响生活	2 分
畸形或因病致残,部分丧失生活能力	1 分
4 日常生活能力	
能适当劳动、爬山、参加体育活动,生活完全自理	3 分
做饭、管理钱财、料理家务、上楼、外出租车等需人帮助	2 分
丧失独立生活能力	1 分
心理状况	
5 情绪、性格	
情绪稳定,性格开朗,生活满足	3 分
有时易激动、紧张、忧郁	2 分
经常忧郁、焦虑、压抑、情绪消沉	1 分
6 智力	
思维能力、注意力、记忆力都较好	3 分
智力有些下降,注意力不集中,遇事易怒,但不影响生活	2 分
智力明显下降,说话无重点,思路不清晰,健忘、呆板	1 分
社会适应	
7 生活满意度	
对夫妻、子女、生活条件、医疗保健、人际关系等都基本满意	3 分
对某些方面不够满意	2 分
生活满意度差,到处看不惯,自感孤独苦闷	1 分
8 人际关系	
夫妻、子女、亲戚朋友之间关系融洽	3 分
某些方面虽有矛盾,仍互相往来,相处尚可	2 分
家庭矛盾多,亲朋往来少,孤独	1 分

续表

评定内容	评分
9 社会活动	
积极参加社会活动,在社团中任职,关心国家集体大事	3 分
经常参加社会活动,有社会交往	2 分
不参加社会活动,生活孤独	1 分
环境状况	
10 生活方式	
生活方式合理,无烟、酒嗜好	3 分
生活方式基本合理,已戒烟,饮酒不过量	2 分
生活无规律,嗜烟,酗酒	1 分
11 环境条件	
居住环境、经济收入、医疗保障较好,社会服务日臻完善	3 分
居住环境不尽如人意,有基本生活保障	2 分
住房、经济收入、医疗费用等造成生活困难	1 分

注:有以下方面需要说明。

(1)量表内容和结构:老年人生活质量评定表由 11 个项目组成,涵盖躯体状况、心理状况、社会适应、环境适应等 4 个方面的内容。

(2)评分标准:每一项中有 3 个选项,分别评 1 分、2 分、3 分,评分结束后将各项分相加求和为总分,评分越高,提示老年人的生活质量越好。

表 3-12 生活质量综合评定问卷

1. 您家人均住房面积为(　　)m^2
2. 您的住房有附加设施吗?(请打√,下同) 厨房(　　),厕所(　　),煤气(　　),供水好(　　)
3. 您对目前的住房条件(选一项) 非常满意(　　),比较满意(　　),过得去(　　),不大满意(　　),很满意(　　)
4. 生活便利性(逐条选择打√) 4.1 上班:很方便(　　),方便(　　),不方便(　　) 4.2 子女上学或上班:很方便(　　),方便(　　),不方便(　　) 4.3 购买日常生活用品:很方便(　　),方便(　　),不方便(　　) 4.4 上娱乐场所:很方便(　　),方便(　　),不方便(　　) 4.5 求医:很方便(　　),方便(　　),不方便(　　)
5. 您对目前的社区服务条件(如生活是否方便,医学服务条件等) 非常满意(　　),比较满意(　　),过得去(　　),不大满意(　　),很不满意(　　)
6. 住房周围环境(逐条选择打√) 6.1 安全性:不安全(　　),安全(　　),很安全 6.2 绿化:几乎无树木(　　),有些树木(　　),树木成荫(　　) 6.3 卫生:很脏(　　),尚可(　　),清洁(　　) 6.4 噪声:噪声很大,难耐受(　　);有噪声,能耐受(　　);环境安静(　　)

笔记

续表

7. 您对目前的居住环境(选一项) 非常满意(　　),比较满意(　　),过得去(　　),不大满意(　　),很不满意(　　)
8. 食物消费占收入比例约为(　%)
9. 医药费用自费承担的部分占的比例约为(　%)
10. 您对目前的经济收入与社会福利(包括劳保等)(选一项) 非常满意(　　),比较满意(　　),过得去(　　),不大满意(　　),很不满意(　　)
11. 近一周来您的睡眠状态如何?(选一项) 从无失眠(　　),偶有失眠(　　),有时失眠(　　),经常失眠(　　),每晚失眠(　　)
12. 近一周清晨醒来,您感到头脑清晰,心情轻松,睡得很好吗?(选一项) 天天如此(　　),多数时候如此(　　),有时如此(　　),很少如此(　　),从来没有(　　)
13. 近一周来您的精力如何?(选一项) 总是精力充沛(　　),多数时候精力充沛(　　),精力一般(　　),常有疲劳感(　　),总是非常疲劳(　　)
14. 您对近一周来的睡眠状况(选一项) 非常满意(　　),比较满意(　　),过得去(　　),不大满意(　　),很不满意(　　)
15. 您近一周来的精力状况(选一项) 很不满意(　　),不大满意(　　),过得去(　　),比较满意(　　),非常满意(　　)
16. 近一周来您有下述躯体症状吗?(如头痛、头昏、躯体某部位疼痛、胃肠不适,消化不良,呼吸困难,心慌,发冷发热,发麻,手脚沉重等)(选一项) 无(　　),偶有(　　),有时有(　　),经常有(　　),总是有(　　)
17. 上述症状严重程度如何?(选一项) 无(　　),很轻(　　),较轻(　　),较重(　　),极重(　　)
18. 近一周来您是否因为躯体疾病或躯体不适而服用某种药物(如去痛片、安定及其他各种药物)?(选一项) 依赖于药物(　　),经常服药(　　),有时服药(　　),极少服药(　　),从未服药(　　)
19. 您对目前的躯体健康状况(选一项) 非常满意(　　),比较满意(　　),过得去(　　),不大满意(　　),很不满意(　　)
20. 与常人比较,近一周来您的进食状况是(选一项) 安全正常(　　),基本正常(　　),食量减少或有些食物因病不能吃(　　),食量减少较多或多数食物不能吃(　　),极少进食(　　)
21. 近一周来您的食欲如何?(选一项) 完全无食欲(　　),较差(　　),尚可(　　),较好(　　),很好(　　)
22. 您对近一周来的进食情况(选一项) 很不满意(　　),不大满意(　　),过得去(　　),比较满意(　　),非常满意(　　)
23. 近一周来您的性生活次数(选一项) 几乎无(　　),很少或过多(　　),偏少或偏多(　　),基本正常(　　),完全正常(　　)
24. 据统计许多人在一生中不同时期均出现过各种性功能障碍(如性欲下降、无性快感、阳痿、早泄等)。您近一周来的情况是(选一项) 从无(　　),偶有(　　),有时出现(　　),比较严重(　　),很严重(　　)
25. 您对最近一周来的性生活状况(选一项) 很不满意(　　),不大满意(　　),过得去(　　),比较满意(　　),非常满意(　　)

续表

26. 近一周来您的听力和视力如何？（选一项）
耳聪目明（　　），与一般人差不多（　　），有些减退（　　），严重减退（　　），听力或视力丧失（　　）

27. 近一周来您的生活自理能力如何（包括上厕所、进食、洗澡、梳洗、行走）？（选一项）
完全不能自理（　　），部分自理，需人帮助（　　），基本自理，偶有困难（　　），均可自理（　　），行动敏捷、自如（　　）

28. 近一周来您处理日常事务能力（包括家务、服务、乘车、骑车、与人交往、管理钱财、购物等）如何？（选一项）
应对自如（　　），自理，无任何问题（　　），偶有困难，如不能自如用交通工具，如不能骑车或晕车等（　　），部分自理，需人帮助（　　），几乎完全不能做（　　）

29. 您对目前自己的听觉视觉等器官的功能满意程度如何？（选一项）
非常满意（　　），比较满意（　　），过得去（　　），不大满意（　　），很不满意（　　）

30. 您对自己的躯体活动能力感觉如何？（选一项）
很不满意（　　），不大满意（　　），过得去（　　），比较满意（　　），非常满意（　　）

31. 近一周来您的生活中遇到过下述事情吗（如工作不顺心，夫妻不和，自己或家人生病或亲人亡故，出现子女问题，人际关系紧张，收入突然减少或开支过大，失窃，发生交通事故，出现人际纠纷等）？（选一项）
没有（　　），很少（　　），较少（　　），较多（　　），很多（　　）

32. 近一周来，您觉得精神负担重，总有一种紧张感或沉重的压力感吗？（选一项）
无（　　），很轻（　　），较轻（　　），较重（　　），极重（　　）

33. 您对近一周来的精神紧张程度（选一项）
很不满意（　　），不大满意（　　），过得去（　　），比较满意（　　），非常满意（　　）

34. 近一周来，您经常觉得忧郁吗？（如表现为：高兴不起来，无愉快感，精力下降，易疲劳，对工作、娱乐、夫妻生活等兴趣下降或丧失，觉得生活没有意思，有孤独感，易哭，觉得自己无用、经常自责等）程度如何？（选一项）
没有（　　），很轻（　　），较轻（　　），较重（　　），极重（　　）

35. 近一周来，您经常觉得焦虑吗？（如表现为：无故或为一些小事担心，紧张不安，心里不踏实，坐立不安，害怕，或心慌气促、出汗，出现肌肉跳动等）程度如何？（选一项）
极重（　　），较重（　　），较轻（　　），很轻（　　），没有（　　）

36. 近一周来，您是否觉得情绪易波动、急躁、易发脾气、易伤感等？（选一项）
没有（　　），很轻（　　），较轻（　　），较重（　　），极重（　　）

37. 近一周来，您是否觉得心情很平淡，对喜、怒、哀、乐的事情没有什么情绪反应，觉得无所谓？（选一项）
总是这样（　　），多数时候如此（　　），有时如此（　　），很少如此（　　），从不这样（　　）

38. 最近一周，您对生活是否充满希望与信心，觉得活着很有意义、有价值吗？（选一项）
总是这样（　　），多数时候如此（　　），有时如此（　　），很少如此（　　），从不这样（　　）

39. 最近一周，您觉得生活轻松愉快吗？（选一项）
总是这样（　　），多数时候如此（　　），有时如此（　　），很少如此（　　），从不这样（　　）

40. 您对自己近一周来的情绪状态（选一项）
很不满意（　　），不大满意（　　），过得去（　　），比较满意（　　），非常满意（　　）

41. 近一周来您思考问题或用脑时，思维的清晰度、反应的敏捷性如何？（选一项）
很好（　　），较好（　　），一般（　　），较差（　　），很差（　　）

42. 近一周来您集中注意力的能力如何？（选一项）
很差（　　），较差（　　），一般（　　），较好（　　），很好（　　）

笔记

续表

43. 近一周对当天发生的事情，如果有意去记忆，您能(选一项) 完全记得住(　　)，大多记得住(　　)，有些记不住(　　)，大多记不住(　　)，完全记不住(　　)			
44. 近一周来，遇事需要您做决定时(选一项) 完全做不出决定(　　)，难于做决定(　　)，做重大决定有困难(　　)，做决定无困难(　　)，可迅速、正确做决定(　　)			
45. 您对自己近一周来的思维、注意力、记忆力、做决定的能力的满意程度如何？(选一项) 很不满意(　　)，不大满意(　　)，过得去(　　)，比较满意(　　)，非常满意(　　)			
46. 近一周来您觉得周围的人(包括社会、家庭)对您如何？(选一项) 非常尊重(　　)，大多比较尊重(　　)，一般(　　)，不大尊重(　　)，歧视您(　　)			
47. 近一周来您对自己的才华、能力、外貌、身体状况等综合评价是(选一项) 很自豪(　　)，比较自豪(　　)，与一般人差不多(　　)，有些方面不如他人(　　)，事事不如人(　　)			
48. 您对自己在社会、家庭中的地位与人们对您的看法(选一项) 很不满意(　　)，不大满意(　　)，过得去(　　)，比较满意(　　)，非常满意(　　)			
49. 您对自己目前的才能与比较外貌等(选一项) 非常满意(　　)，比较满意(　　)，过得去(　　)，不大满意(　　)，很不满意(　　)			
50. 近一周来您是否为了调整您的心理状态(如烦恼、紧张、抑郁等)而使用某些物质(如吸烟、饮酒、服药等)？(选一项) 绝无(　　)，偶有(　　)，有时有(　　)，常有(　　)，天天如此(　　)			
51. 近一周来，当您在精神或物质上需要别人帮助时，您从下列人员中得到的支持是(请逐项回答，打√)			
	总是能得到(2)	能得到(1)	极少或没有(0)
51.1 配偶(1)			
51.2 子女或父母(0.8)			
51.3 亲戚(0.4)			
51.4 朋友(0.4)			
51.5 同事或邻居等(0.4)			
52. 近一周来，当下列人员需要您的帮助时，您给予他的支持是(请逐项回答，打√)			
	全力帮助(2)	能给予很少或部分帮助(1)	不能提供帮助(0)
52.1 对配偶(1)			
52.2 对子女或父母(0.8)			
52.3 对亲戚(0.4)			
52.4 对朋友(0.4)			
52.5 对同事或邻居(0.4)			
53. 您对近一周来从社会家庭获得的帮助与支持(选一项) 非常满意(　　)，比较满意(　　)，过得去(　　)，不大满意(　　)，很不满意(　　)			
54. 您对近一周来自己帮助别人的状况(选一项) 很不满意(　　)，不大满意(　　)，过得去(　　)，比较满意(　　)，非常满意(　　)			
55. 近一周来您与下列人员的关系如何？(请逐项回答，打√)			
	很好，无矛盾(2)	有些矛盾(1)	关系紧张(0)

续表

55.1 对配偶(1)
55.2 对子女或父母(0.8)
55.3 对亲戚(0.4)
55.4 对朋友(0.4)
55.5 对同事或邻居(0.4)
56. 近一周来,您与下列人员的交往频率(包括相处、通信、电话等联系)(请逐项回答,打√)
经常来往(2)　　无事不来往(1)　　极少或从不来往(0)
56.1 对配偶(1)
56.2 对子女或父母(0.8)
56.3 对亲戚(0.4)
56.4 对朋友(0.4)
56.5 对同事或邻居(0.4)
57. 您对自己近一周来的人际关系处理(选一项) 非常满意(　　),比较满意(　　),过得去(　　),不大满意(　　),很不满意(　　)
58. 近一周来您对单位、当地和全国的重要消息、新闻等(选一项) 非常关心(　　),比较关心(　　),不大关心(　　),很少关心(　　),完全不关心(　　)
59. 近一周来,您对自己的生活、工作等有关的知识(请选一项) 经常学习(　　),有时学习(　　),督促下学习(　　),很少学习(　　),完全不学习(　　)
60. 近一周来,您的业余娱乐活动时间为(请选择并填写具体时间) 欣赏性:如看电视、报纸、小说、球赛等每周(　　)小时 智力型:如打麻将、扑克、下棋、玩电子游戏等每周 (　　)小时 保健型:跑步、太极拳、打球等每周(　　)小时 社交性:跳舞、会友、参加社团活动等每周(　　)小时 休闲性:散步、养花、钓鱼、书画、集邮等每周(　　)小时 创造性:如业余小说创作、摄影等每周(　　)小时
61. 近一周来,您的业余活动与一周前比较(选一项) 增加很多(　　),稍有增加(　　),差不多(　　),有些减少(　　),几乎无(　　)
62. 您对近一周来的业余娱乐活动(选一项) 非常满意(　　),比较满意(　　),过得去(　　),不大满意(　　),很不满意(　　)
63. 近一周来您的工作或劳动的能力(选一项) 高于一般人(　　),与一般人差不多( ),稍差于正常人(　　),很差(　　),丧失工作或劳动能力(　　)
64. 近一周来,您的工作或劳动效率(选一项) 总是超额(　　),有时超额(　　),按额(　　),改做轻工作或完成部分工作或退休在家(　　),在家病休或需人照顾(　　)
65. 您对自己目前的工作能力工作效率学习等能力(选一项) 很不满意(　　),不大满意(　　),过得去(　　),比较满意(　　),非常满意(　　)
66. 近一周来您与配偶之间的感情(如无配偶,请评价与共同生活的亲人的关系,如父母、子女等)(选一项) 亲密无间(　　),比较亲密(　　),一般(　　),较冷淡(　　),趋于破裂(　　)

笔记

续表

67. 近一周来，夫妻一方或双方心中有苦恼时，相互间常常（如无配偶，请评价与共同生活的亲人的关系，如父母、子女等）（选一项）
从不交流（　　），偶尔交流（　　），较少交流（　　），有些保留（　　），相互交流（　　）

68. 您对目前的婚姻状态（如无配偶，请评价与家人的关系）（选一项）
很不满意（　　），不大满意（　　），过得去（　　），比较满意（　　），非常满意（　　）

69. 您目前自己承担的家务量（包括家务劳动、教育抚养子女、照顾父母等）大约为（　　%）

70. 您对自己目前承担的家庭责任（选一项）
非常满意（　　），比较满意（　　），过得去（　　），不大满意（　　），很不满意（　　）

71. 您对自己的健康总的满意程度是（选一项）
非常满意（　　），比较满意（　　），过得去（　　），不大满意（　　），很不满意（　　）

72. 您对自己的生活总的满意程度是（选一项）
很不满意（　　），不大满意（　　），过得去（　　），比较满意（　　），非常满意（　　）

73. 您怎样评价近一周来您的健康状况（选一项）
极差（　　），比较差（　　），一般（　　），比较好（　　），很好（　　）

74. 您对你的生活质量的总体评价是（选一项）
质量很高（　　），质量较高（　　），中等（　　），质量较低（　　），质量很低（　　）

注：生活质量综合评定问卷（GQOL I－74）由李凌江、杨德森于 1998 年完成编制，是生活质量的综合性问卷。其应用原则与目的：①主要作为社区普通人群生活质量的评估工具，也可作为特定人群（如老年人、慢性病患者等）生活质量的综合评定问卷；②为多维评定，包括躯体功能、心理功能、社会功能、物质生活状态四个维度。

（何玉华）

目标检测

1. 下列不属于老年人健康史评估内容的是（　　）。
A. 现病史　B. 家族史　C. 有无过敏史
D. 既往史　E. 外伤史

2. 老年人躯体健康的评估不包括（　　）。
A. 健康史的采集　B. 身体评估　C. 功能状态的评估
D. 社会功能评估　E. 辅助检查

3. 社会环境中对老人的健康以及患者角色适应影响最大的因素是（　　）。
A. 经济　B. 生活方式　C. 文化
D. 教育　E. 社会关系

4. 老年人社会健康评估不包括（　　）。
A. 角色评估　B. 家庭评估　C. 职业评估
D. 环境评估　E. 文化评估

5. 观察老年人的皮肤弹性情况和干燥情况主要是为了解（　　）。
A. 皮肤感染　B. 失水状态　C. 老人体重
D. 浅静脉充盈度　E. 循环血量

6. 角色评估的内容主要包括（　　）。
A. 个体和文化背景

笔记

B. 个体有无角色适应不良
C. 个体所承担的角色恰当与否
D. 角色改变对人际关系的影响
E. 以上均是

7. 家庭评估不包括(　　)。
A. 家庭成员基本资料　　B. 家庭类型　　C. 家庭关系
D. 家庭背景　　E. 家庭压力

8. 老年人退休后如果不能尽快适应可能出现所谓的(　　)。
A. 经济问题　　B. 健康问题　　C. 家庭问题
D. 退休综合征　　E. 机体老化

9. 老年人头发变白的顺序一般是(　　)。
A. 头发、鼻毛、睫毛　　B. 头发、睫毛、鼻毛　　C. 鼻毛、头发、睫毛
D. 鼻毛、睫毛、头发　　E. 睫毛、头发、鼻毛

10. 王某,70 岁,进行健康评估时,按照身体评估的原则下列不正确的是(　　)。
A. 应注意调节室内温度,一般要求室温在 22 ~ 24℃
B. 不能一次进行较长时间,以避免老人疲乏
C. 体检必须准备特殊检查床进行检查
D. 体检时注意刺激应该适当,不要伤害老人
E. 应让老人有充足的时间回忆过去发生的事件

11. 李某,65 岁,进行功能状态评估包括(　　)
A. 穿脱衣服,进食能力　　B. 做饭、洗衣能力　　C. 职业能力
D. 娱乐能力及社交能力　　E. 以上均包括

参考答案

项目四　老年常见心理问题与精神障碍护理

课件

学习目标

素质目标： 具备以护老为责、爱岗敬业的职业精神，具有严谨细致的工作作风。

知识目标： 掌握老年期焦虑症、抑郁症、疑病症的概念、护理问题、护理措施；熟悉常见老年人心理问题；了解老年期心理特点、老年心理健康维护要点。

能力目标： 能够结合老年人心理特点及时发现老年人的心理问题，维护和促进老年人心理健康；能为老年期焦虑症、抑郁症、疑病症患者实施护理，并进行正确的健康指导。

案例导学

张老，71岁，退休工程师，近3个月来常表现为大便不规律、经常便秘，还发现常带有脓黏液的血便，故多处就诊检查，医生为他做了直肠镜检，并做了病理切片检查，结果是一般的肠息肉，并成功地进行了手术。但他怀疑自己患的是直肠癌，虽然家人和医生多方对其解释，但是仍然消除不了他的疑虑，他偶尔出现一次便秘，便联想到直肠癌，为此寝食不安，失眠、情绪低落，不说话，拒绝他人帮助。

请思考：

1. 张老出现了何种心理问题？
2. 应该采取哪些护理措施？

案例解析

进入老年期，各种生理功能的衰退及慢性疾病的影响，家庭结构、社会角色的改变等不良生活事件都会影响到老年人的心理健康，老年人必须努力面对并适应这些事件。如果适应不良，可导致一些心理问题，甚至出现严重的精神障碍，损害老年人的身心健康，降低生命质量。随着老龄化和高龄化的快速发展，应高度关注老年人的心理精神卫生，以促进健康老龄化。

任务一　老年期心理特点及常见问题

一、老年人常见心理特点

老年人的心理变化主要体现在认知、情绪和意志三个心理发展过程的改变，具体特点如下。

（一）认知功能下降

老年人身体功能衰退，大脑功能发生改变，中枢神经系统递质的合成和代谢减弱，导致认知功能下降，主要表现在以下方面。

1. 感知觉的变化　老年人的感觉器官逐渐衰退，会导致视空间能力减退，视、听、嗅觉能力下降，这些感觉能力降低都会给老年人的生活和社交活动带来诸多不便。例如:由于听力下降,容易误听、误解他人的意思,出现敏感、猜疑。老年人知觉一般尚能保持,只是易发生定向力障碍,影响其对时间、地点、人物的辨别。

2. 记忆力的变化　大部分记忆如工作记忆、短期记忆、情境记忆、长期记忆等都从25岁左右开始出现连续而有规律地衰退。神经递质乙酰胆碱影响人的学习记忆,老年人可能是由于中枢胆碱能递质系统的功能减退,导致记忆能力减退。老年人记忆变化特点:有意记忆为主,无意记忆为辅;对于近事容易遗忘,而远事记忆尚好;再认能力可,回忆能力相对较差,有命名性遗忘;机械记忆不如年轻人,在规定时间内速度记忆衰退,但理解性记忆、逻辑性记忆常不逊色。因此,老年人更喜欢怀旧,或是炫耀以往的辉煌,引起他人的注意,以获得心理上的慰藉;或是对以往的痛苦事件记忆犹新,从而影响老年人的心理健康。

3. 智力的变化　智力分为流体智力和晶体智力两大类。流体智力是指获得新观念、洞察复杂关系的能力,如知觉速度、机械记忆、识别图形关系等,主要与人的神经系统的生理结构和功能有关。晶体智力是指对词汇、常识等的理解能力,与后天的知识、文化和经验的积累有关。随着年龄增长,老年人的流体智力呈逐渐下降的趋势,高龄后下降明显;而晶体智力则保持相对稳定,随着后天学习和经验积累,有的甚至还有所提高,到高龄后才缓慢下降。

4. 思维的变化　思维是人类认知过程的最高形式,是更为复杂的心理过程,但由于老年人记忆力的减退、视力和听力的减退、疲劳及认知过程的延缓,无论在概念形成、解决问题的思维过程,还是创造性思维和逻辑推理方面都受到影响,而且个体差异较大,尤其是思维的敏捷性、流畅性、灵活性、创造性方面比中年时期差,表现为说话不利落、话到嘴边说不出、翻来覆去讲同样的话。

5. 人格的变化　尽管大量研究显示人格从成年期开始相对比较稳定,但人到了老年期,人格(即人的特性或个性,包括性格、兴趣、爱好、倾向性、价值观、才能和特长等)也会逐渐发生相应改变,如由于记忆力减退,说话重复唠叨,再三叮嘱,总怕别人和自己一样忘事;学习新事物的能力降低、机会减少,多根据经验办事,保守、固执、刻板,因把握不住现状而易产生怀旧和发牢骚等;对健康和经济的过分关注与担心易产生不安与焦虑,甚至猜疑。

(二)情绪与情感的变化

1. 消极情绪与情感逐渐增多　由于生理上的老化、社会交往、角色地位的改变及心理功能的退行性变化,老年人容易产生冷落感、孤独感、空虚感、疑虑感、忧郁感、不满感、自卑感等消极情绪情感。

2. 情感体验比较强烈　老年期中枢神经系统有过度活动的倾向和较高的唤起水平,老年人的情绪体验一般比较强烈,其强度不随年龄的增长而减弱。若老年人适应环境的水平提高,对事物的看法呈趋中倾向,对周围现实的期望值降低,老年人的消极情绪体验(如烦恼、发怒等)强度便会减弱。反之,老年人就会表现为易激怒、易暴躁等。

3. 情绪体验比较深刻持久　生理变化及内稳态的调整能力降低,老年人的情绪一旦被激发,需要花费较长时间才能恢复平静。因此,老化过程中情绪体验是相对稳定的,即使有变化也是生活条件、社会地位变化所造成的,并非年龄本身所决定。

4. 各种"丧失"是老年人情绪情感体验最重要的激发事件　老年期是人生旅途的最后阶段,也是人生的"丧失期",如丧失工作、权力和地位、金钱、亲人、健康、容貌等,容易使老年人的情感趋于低沉,这与他们的历史经历和现实境遇是分不开的。但相同的事件在不同的时间对同一个人可引起不同的情绪反应。

(三)意志的变化

意志是指人体自觉地确定目的,并根据确定的目的来支配和调节自己的行为,克服困难,进而达到预定目的的心理过程。老年人意志因社会地位、生活环境、文化素质的不同而存在较大差异。与中

笔记

年人相比，老年人的意志较薄弱。这是因为步入老年后，许多老年人由于体力和精力不足，以及社会关系、人际关系等问题的困扰，常缺乏足够的自信心，这种思想的存在必定会造成意志的消沉和精神的空虚，使老年人在现实生活中不能保持积极向上的生活态度。部分老年人会产生"情绪回归"的现象，具体表现为思想情绪变得固执、易怒、冲动，缺乏宽容和克制。情绪激动时，语言和行为有明显攻击性。

二、老年期常见心理问题

介于老年人特有的心理特点以及不良生活事件的刺激，老年人如果不能及时调整心理状态，采取积极的应对措施，就会导致一系列心理问题。老年期常见心理问题如下。

（一）孤独与空虚

1. 孤独　指老年人不能自觉适应周围环境，缺少或不能进行有意义的思想和感情交流，是老年人的社交交往需求未得到满足而产生的一种内心体验，它往往给人带来寂寞、冷落甚至被遗弃的体验，严重的会导致老年人人格变态，有碍健康。另外，孤独心理最易产生忧郁感，长期忧郁就会焦虑不安，心神不宁。

2. 空虚　指老年人在空闲状态对时间高估计，不知如何打发而产生的一种内心体验。如老年人退休后，可以自由分配的时间比较多，如果没有新的内容来充实，缺乏感兴趣的活动，就会觉得很无聊，容易引起老年人失眠、不宁，甚至对人生悲观失望。严重时易产生依赖心理，如做事信心不足、被动顺从、感情脆弱、犹豫不决、畏缩不前、感觉退化等，事事依赖别人去做，行动依靠别人决定。

（二）易怒和恐惧

1. 易怒　老年人情感不稳定，易伤感，易激怒，不仅对当前事情易怒，而且容易引发对以往情绪压抑的怒火爆发。发火以后又常常感觉到如果按自己以前的性格，是不会对这点小事发火的，从而产生懊悔心理。易怒常见于各种躯体疾病的老年人。

2. 恐惧　当老年人真正认识到自己已进入风烛残年时，就会感到死亡的威胁，少数老年人还会万念俱灰，精神空虚，恐惧死亡的心理十分强烈。当恐惧感严重时，还会出现血压升高、心悸、呼吸加快、尿频、厌食等症状。

（三）焦虑与抑郁

1. 焦虑　指个体在面临现实存在的或预计会出现的对自身会产生某种威胁的客观事物所引起的一种心理体验。有些老年人会因为不适应新角色或者没有及时退出旧角色而引起角色冲突，手足无措，产生焦虑感。长期存在焦虑心理会使中老年人变得心胸狭窄、吝啬、固执、急躁，久则会引起神经内分泌失调，促使疾病发生。

2. 抑郁　指个体因目标追求受挫而悲观失望时所产生的一种心理体验。老年人抑郁心理与老年人脑内生物胺代谢改变有关，主要表现为压抑、沮丧、悲观、厌世等。有些老年人会因为自己的身体某些不适应迟迟不能排除而担忧疑惑，为得不到子女和周围人的理解和体谅而郁闷伤感，这种情绪很容易使得老年人对周围一切不关注，缺乏兴趣，或者常有一些莫名其妙的烦恼和不快，长期发展下去就会导致抑郁症。

（四）敏感与猜疑

1. 敏感　指人对外界的事物、信息、情感等有着特别敏锐的感知和反应能力。老年人比较敏感主要与老年人的身心变化有关。当老年人感觉身体状况出现衰退时，会出现恐慌心理，担心身体出现各种疾病、害怕生活在孤独中等，这些担心主要表现为非常渴望能够得到家人的照顾和关注，对于家人的态度很敏感。尤其是当自己看不清、听不见又记不住时，就爱反复地发问，对于答复比较敏感。如果得不到比较满意的答复，就会产生猜疑心理。

2. 猜疑　指无理由、无根据地怀疑（猜疑、疑心）他人，觉得别人做了对不起自己的事情，或者认为这件事情是别人的问题等等。当老年人出现敏感、猜疑时，总是显得疑神疑鬼，对自己的人际关系造成严重破坏，也会让自己处于紧张和焦虑状态。某些老年人有时会因看不清、听不见就主观臆断别人在背后议论自己，甚至在有意讽刺、挖苦、欺侮、排斥、冷落和陷害自己。少数老年人会向怀疑心理发展，认为别人要骗他的钱，或偷他的东西，甚至要谋害他，轻者可变成老年怪癖，重者可患上以猜疑为主要特征的“老年期妄想症”。

（五）自卑

自卑是指个体过低地评价自己或自尊感得不到满足而产生的一种情感。老年人产生自卑心理的原因有：①老化引起的生活能力下降；②疾病引起的部分或全部生活自理能力和适应环境能力的丧失；③离/退休后，角色转换障碍；④家庭矛盾。自卑的老年人常表现为情绪低沉，郁郁寡欢，常因害怕别人看不起自己而不愿与人来往，只想与人疏远，缺少朋友，顾影自怜，甚至自疚、自责；缺乏自信，优柔寡断，体会不到成功的欢愉；常感疲劳，心灰意懒，注意力不集中，缺乏生活乐趣。另外，老年人的自卑心理会使大脑皮质长期处于抑制状态，缺少欢乐和愉快的良性刺激转换，中枢系统处于麻木状态，体内各个器官的生理功能得不到充分调动，发挥它们应有的作用；同时内分泌系统的功能也因此而失去常态，有害的激素随之分泌增多；免疫系统功能下降，抗病能力也随之下降，出现各种病症，如头痛、乏力、焦虑、反应迟钝、记忆力减退、食欲不振、面容憔悴、皮肤多皱、牙齿松动、性功能低下等，进一步加重衰老。

知识链接

空巢综合征和离退休综合征

空巢综合征是指空巢老人由于人际疏远而产生被分离、舍弃的感觉，出现孤独、空虚、寂寞、伤感、精神萎靡、情绪低落等一系列心理问题。这种情况常见于“空巢家庭”（指家中无子女或子女成年后相继分离出去，只剩下老年人独自生活的家庭）。

离退休综合征是指老年人由于离退休后不能适应新的社会角色及生活环境和生活方式的变化而出现焦虑、抑郁、悲哀、恐惧等一系列心理问题综合征。离退休综合征患者经过心理疏导或自我心理调适大部分在一年内可以恢复常态，个别需较长时间才能适应，少数老年人可能转化为严重的抑郁症，部分老年人并发其他身心疾病而危害老年人健康。

任务二　老年人常见精神障碍护理

当老年人长期被一些心理问题困扰，不能进行有效的心理调适或得不到有效的心理支持和护理，就会引起老年性精神病，又称老年性精神障碍。老年性精神障碍常发生在老年期，即 60 岁以后，是由脑萎缩、脑血管疾病、脑变性等大脑衰老性病变所诱发的一类精神障碍，目前尚无有效的治疗措施，且随年龄的增加病程进展快、预后差，给家庭社会带来沉重的负担。因此，护理人员应充分了解患者性格特点，采取相应护理策略，正确认识患者行为，以和蔼平和的语气和患者交流，通过营造舒适温馨的环境、谈心等方法拉近与患者间的距离，帮助患者尽早摆脱病症困扰。

一、老年期焦虑症

焦虑症(anxiety disorder)又称焦虑性神经症(anxiety neurosis),以焦虑、紧张、恐惧的情绪障碍,伴有自主神经系统症状和运动不安等为特征,并非由实际的威胁所致,且其紧张惊恐与现实情况很不相称。老年期焦虑症是指发生在60岁以上老年人以持续的紧张、担忧、恐惧或者发作性惊恐为主要表现的情绪障碍疾病,临床上分为广泛性焦虑(generalized anxiety disorder)和惊恐发作(panic attack)。

【病因/危险因素】

1. 生理因素　步入老年期后,生理性老化导致的耳聋、眼花、手脚不灵活、躯体不适、沟通能力下降、社交障碍、大脑萎缩等以及各种慢性疾病的困扰均可使老年人对应激性生活事件的敏感性增高,心理应激的阈值下降。

2. 心理社会因素　年老后,社会地位、社会关系、社会活动空间均发生了变化,让老年人感到自己的渺小和无能为力。各种应激事件如离退休、丧偶、丧子、经济窘迫、家庭关系不和、搬迁、社会治安以及日常生活常规的打乱等,常使其对未来充满担忧。

3. 疾病与药物　某些疾病如抑郁症、老年失智症、甲状腺功能亢进、低血糖、直立性低血压等,以及某些药物副作用,如抗胆碱能药物、咖啡因、β受体阻滞药、皮质类固醇、麻黄碱等均可引起焦虑反应。

4. 其他　某些特殊类型的人格因素是该病发病的性格基础。如精神衰弱型人格表现为容易焦虑紧张、多疑敏感、遇事反复思索、犹豫不决等。

【护理评估】

(一)健康史

1. 既往史　了解有无器质性疾病,辨别身体不适是器质性还是心因性,询问治疗药物的种类、剂量及不良反应。

2. 一般情况　了解老年人的睡眠、营养与水电解质平衡、进食情况、躯体各器官功能。

3. 心理状态　了解老年人的个性特点、对事件的心理应激方式。如个性有无刻板、认知方式消极、对人对事过于敏感、行为有无患得患失、犹豫不决。

4. 生活背景　如老年人的家庭、婚姻、子女、生活环境及社会支持系统等资源,尤其是对老年人有重要影响的人。

5. 评估焦虑程度　观察记录焦虑的行为与语言表现,全面细致地评估躯体情况及可能引起焦虑的原因、临床表现、持续时间、严重程度及对社会功能的影响。目前正在使用的控制焦虑的应对技巧。

6. 其他　了解家庭、社会支持情况及照护者的能力与需求。

(二)临床表现

老年期焦虑症起初只表现为突出的焦虑情绪,如心烦意乱、注意力不集中、焦虑紧张、脾气暴躁等,长期累积便会引发焦虑症。焦虑症可分为急性焦虑和慢性焦虑两大类。

1. 急性焦虑　主要表现为急性惊恐发作,老年人发作时突然感到不明原因的惊慌、紧张不安、心烦意乱、坐立不安、失眠,或激动、哭泣,常伴有潮热、大汗、口渴、心悸、气促、脉搏加快、血压升高、尿频尿急等躯体症状。严重时,患者可以出现阵发性气喘、胸闷,甚至有濒死感,并出现妄想和幻觉。急性焦虑发作可引起脑出血、心肌梗死、青光眼眼压骤升或发生跌伤等意外。急性焦虑发作一般持续几分钟到几小时,之后症状缓解或消失。

2. 慢性焦虑　又称广泛性焦虑,主要表现为持续性精神紧张,表现为经常或持续的、无明确对象或固定内容的紧张不安,或对现实生活中的某些问题过分担心或烦恼。这种紧张不安、担心或烦恼与现实很不相称，使患者感到难以忍受，但又无法摆脱；常伴有自主神经功能亢进，运动紧张和过分警惕。

持久过度的焦虑可严重损害老年人的身心健康，加速衰老，增加失控感，损害自信心，并可诱发高血压、冠心病。急性焦虑发作可导致脑卒中、心肌梗死、青光眼高压性头痛失明，以及跌伤等意外发生。

（三）辅助检查

采用 HAMA 焦虑量表和焦虑自评量表（SAS）测量焦虑的程度。心电图、胸部 X 线摄片等帮助诊断可能引起焦虑的基础疾病。

（四）心理－社会状况

老年人往往在已有躯体疾病的基础上，面临某些心理社会事件，从而引起心理不适应，导致焦虑症的发生。轻度慢性焦虑症的老人很少到医院门诊部诊治，常至基层保健机构诊治。而急性惊恐发作者由于担心发病时得不到救治，主动回避一些活动。

【常见护理诊断/问题】

1. 焦虑　与对老年期衰老性改变不适应、健康状况改变、负性生活事件有关。
2. 部分自理缺陷　与紧张恐惧、不能料理日常生活、诸多躯体不适有关。
3. 有受伤的危险　与惊恐发作、老年人反应迟钝有关。

【护理措施】

老年期焦虑症以心理疏导为主，心理治疗对焦虑症的缓解及预防复发起重要作用，严重者需采用药物治疗。阿普唑仑、奥沙西泮、氯硝西泮的抗焦虑作用最强，尤其是阿普唑仑抗惊恐发作效果最好，对广泛性焦虑伴有抑郁情绪也有良好的效果，但抗焦虑治疗一般不宜超过 6 周。

1. 帮助老人降低现存的焦虑水平

（1）认同老年人的感受：鼓励老年患者用语言表达内心体验及感受。应用陪伴、倾听、触摸及安抚等方法传递关怀。充分理解老年人的焦虑状态，用支持性语言帮助其度过危机，并有效地适应和面对困难。根据心理接受程度，提供疾病诊断、治疗及预后的实际信息。协助老年人认识存在的焦虑，让老年人对疾病具有一定的自知力，以便主动采取调整行为。

（2）减轻紧张情绪：运用心理疏导、放松、倾听及转移注意力的方法，降低紧张程度。如缓慢深呼吸，放松全身肌肉，音乐、静坐等，必要时护理人员可与老年人一起体验。

（3）急性焦虑发作时，协助老年患者离开诱发环境，专人陪护，必要时限制活动范围。

2. 生活护理

（1）做好饮食和排泄护理：患者可能出现食欲减退、胃肠不适、腹胀或便秘等躯体不适，其原因可能是焦虑等负性情绪的影响。护士应鼓励患者进食，选择易消化、富含营养、色香味俱全的食物。

（2）协助照顾个人卫生：严重焦虑、恐惧可导致患者生活自理能力下降，护士应耐心引导、改善和协助患者做好沐浴、更衣、头发、皮肤等护理。

（3）活动与休息：鼓励老年患者积极参加力所能及的体育锻炼与社会活动。患者常感睡眠浅、入睡困难或醒后不解疲乏等，因而常白天卧床，但无法真正休息，反而更疲倦。护理人员应鼓励患者起床活动，安排以娱乐为主的文体活动。对于睡眠障碍者，除晚上保证环境安静、指导患者放松、减少对睡眠障碍的担心外，还应遵医嘱适当给予帮助入睡的药物。

3. 病情观察　评估焦虑程度，观察记录焦虑的行为与语言表现，全面细致地评估躯体情况及可能引起焦虑的原因。

4. 中医情志疗法　老年期焦虑症在中医学中属于情志病护理范畴。中医学认为“人体五志唯心

笔记

所使”，人的各种情感表达均以“心”为中心，一切均是人心中所想，是人的情感表达。情志由五脏精气所生，情志失常就会导致人体脏腑的精、气、血、神发生异常。所谓“心病还需心药医”，由情志失常所产生的疾病自然也需从情志出发进行治疗，我国古代便有“移情”“疏导”“暗示”等情志护理方法，也可通过穴位电刺激，缓解紧张、焦虑状态，如刺激内关穴。

5. 用药护理　焦虑过于严重时，遵医嘱服抗焦虑药物，如氯氮卓等，抗焦虑药物最大的缺点是易产生耐受性和依赖性，突然停药可产生戒断症状。应严密观察用药后的效果及不良反应。长期服药者，应防止耐药性和药物依赖。告知照护者遵医嘱服药及妥善保管药物的重要性。

6. 社会支持　帮助老年人尽快适应新生活、新角色，开展心理疏导，协助家属解决具体问题。护理人员要协助分析老年人可能存在的家庭困扰，确认正向的人际关系，并寻求解决方法，如家庭治疗或夫妻治疗等。还可鼓励老年人发展新的支持系统，如加入群众互助团体，或根据其生活习惯、受教育程度及文化背景，指导老年人采取有效的应对方式以减轻焦虑，如松弛疗法。

7. 健康指导

(1)早期识别焦虑，及时干预积极治疗老年人原发疾病，指导和帮助老年人及其家属认识分析焦虑的原因和表现，正确对待丧偶、离/退休、空巢等问题，积极治疗原发疾病，尽量避免使用或慎用可引起焦虑症状的药物。

(2)建立良好的生活方式，帮助老年人养成良好的生活习惯，衣食起居符合健康老年人特点，并培养多样化的兴趣，如听音乐、练书法、养花、养鱼等，运用转移注意力的方法，及时消除焦虑。

(3)保持乐观心态，学会自我调节。指导老年人学会自我放松、自我疏导，运用自我意识放松的方法进行调节，如缓慢地深呼吸、听音乐等。

(4)寻求家庭、社会帮助。指导老年人子女理解尊重老年人，理解老年人的焦虑心理，鼓励和倾听老年人的内心宣泄；鼓励老年人积极参加社区群体活动，必要时主动寻求社区人员的帮助。

二、老年期抑郁症

抑郁症是一种以持久(至少2周)的情绪低落或抑郁心境为主要临床表现的精神障碍，又称情感障碍。老年期抑郁症又称老年期抑郁障碍，是指首发于老年期，以持久的抑郁心境或情绪低落为特征的一种情感性的心理障碍。其临床特征以情绪低落、焦虑、迟滞和繁多的躯体不适症状为主。

【病因/危险因素】

本病病因错综复杂，迄今尚不能确定。老年期抑郁症的病因与发病机制还不明确，概括地说是生物、心理、社会(文化)因素相互作用的结果。

1. 生理、病理因素　研究发现抑郁患者皮质下脑组织结构改变的发生率增加，这些损害可能与老年期抑郁的发生和预后有关。年龄增长引起中枢神经递质改变如5-羟色胺(5-HT)和去甲肾上腺素(NE)功能不足以及单胺氧化酶(MAO)活性升高，影响情绪调节。

2. 心理-社会因素　老年阶段中，各种心理社会应激事件明显增加，如因社交减少而孤独寂寞，社会支持缺乏，亡偶丧子，世态炎凉之深切体验感、孤独感等，均可成为本病的诱发因素。

3. 其他　遗传因素、病前性格和社会环境因素，以往痛苦遭遇和原有的健康状况等潜在因素，也会促使其发生心理方面的改变，从而导致老年期抑郁症的发生。

【护理评估】

评估患抑郁症的老年人，应系统地分析认识患者的整体健康状况，从躯体、心理、社会功能等多方面进行评估分析，同时包括对患者的家庭、生活环境、可利用的社会支持系统等情况的评估。其中对患者精神障碍可能导致的危险行为(如自杀、伤人等)需要重点评估。

(一)健康史

1. 生活状况　了解患病情况、家族史、用药史及活动能力、生活方式、特殊嗜好;了解睡眠及体重增减情况等。

2. 既往史及用药史　了解老年人有无脑血管疾病、心肺疾病、内分泌疾病、贫血、维生素缺乏等可引起抑郁症状的疾病,是否服用利血平、胍乙啶、α－甲基多巴、普萘洛尔、类固醇和抗肿瘤药物等可诱发抑郁症状的药物。

3. 现病史　评估抑郁的临床表现、持续时间、严重程度及对社会功能的影响;评估自杀意念、频次、自伤自残及焦虑共病的情况。

4. 心理社会功能　了解家庭、社会支持情况及照护者的能力与需求,包括病前个性特征、病前有无遭受某种心理社会应激事件、老年人应对挫折与压力的心理行为方式及效果、社会支持系统等。

(二)临床表现

抑郁症包括“三低”症状:即情感低落、思维迟缓和意志消沉;“三自”表现:自责、自罪和自杀。约有50%患者的抑郁症状有“晨重暮轻”的特点。老年人抑郁症的表现与青壮年患者有所不同,其主要症状如下。

1. 疑病性　睡眠障碍、便秘、胃肠不适、各种不固定也不明确的疼痛是抑郁症较早出现且最常见的症状,表现为较多的躯体不适主诉和自主神经系统症状。老年人因身体不适而怀疑患了各种躯体病症,易产生疑病观念和妄想。大约1/3的老年患者以疑病为抑郁症的首发症状。

2. 隐匿性　患者表现为躯体化症状而掩盖了抑郁情绪,称为“隐匿性抑郁症”。许多否认抑郁的老年患者表现为各种躯体症状,如失眠、噩梦、疼痛、心慌、食欲减退、恶心、呕吐等。而情绪障碍容易被家人忽视,直到发现老年人有自杀企图或行为时,方送至医院就诊。

3. 激越性　患者表现为焦虑、恐惧,终日担心自己和家庭将遭遇不幸,坐立不安,失眠;或反复追念以往不愉快的事,责备自己做错了事而导致家人和其他人的不幸,对不起亲人;或因小事而引发大怒,言行激越者,称为激越性抑郁症。

4. 迟滞性　即抑郁症的行为阻滞,通常是以随意运动缺乏和缓慢为特点。患者表现为面部表情减少、思维迟缓、大部分时间处于缄默状态、行为迟缓;严重者双目凝视,情感淡漠,对外界事物无动于衷。

5. 妄想性　即妄想和幻觉,妄想内容以迫害、疑病、贫穷等精神病性症状为主,幻觉多为幻听,以指责、猥亵言语为主。常见的妄想形式有疑病妄想、罪恶妄想,也可出现关系妄想和被害妄想。这些妄想往往与患者的抑郁严重程度联系在一起。

6. 自杀行为　自杀行为是最危险的症状。患者思维逻辑基本正常,经过长期精心计划,易使亲人疏于防范,自杀成功率较其他年龄人群更高,应予以特别注意和防范。

7. 假性痴呆　表现为记忆力下降,注意力集中困难,多为轻度障碍且多次复发的慢性病患者。假性痴呆是一类特殊的痴呆表现,不是大脑器质病变所致,而是一种心理状态,为可逆性认知功能障碍,经过抗抑郁治疗后可以改善。

(三)辅助检查

首先考虑排除明显的躯体疾病,采用HAMD抑郁量表和抑郁自评量表(SDS)测量抑郁程度,采用CT、MRI等协助诊断。

(四)心理－社会状况

老年期遭遇的负性生活事件如丧偶、退休、独居、经济窘迫、躯体疾病等,对老年人构成心理刺激,影响其情绪。当达到一定程度时,常引起心因性抑郁。但随着心因消除,抑郁趋向好转,且少有复发。

笔记

【常见护理诊断/问题】

1. 抑郁　与老年人病前性格、负性事件、社会环境变化等有关。

2. 有自伤的危险　与严重抑郁悲观情绪、自责自罪观念、消极观念和自杀企图和行为等有关。

3. 睡眠形态紊乱　与悲观情绪，不满和激动，消极等有关。

4. 个人应对无效　与情绪抑郁、无助感、精力不足、疑病有关。

5. 营养失调：低于机体需要量　与抑郁导致食欲下降、自罪妄想有关。

【护理措施】

（一）心理护理

1. 减轻心理压力　正确评估导致老年人抑郁的负性生活事件，帮助其正确认识和应对，并积极寻找解决问题的方法，改善消极的生活方式，鼓励老年患者用语言表达内心感受，注重倾听，表达理解，做好共情。

2. 阻断负性思考　护理人员应鼓励和支持患者重新树立生活的信心，帮助患者提高心理素质，增强应对心理压力的能力。帮助患者回顾自己的长处、成就，增加正向思维，认识自身生存的价值。

3. 学习应对压力　学习减压和积极处世的方法，创造与他人接触的机会，学习他人乐观向上和正确应对生活事件发生的心态。

4. 建立有效支持　适当陪伴，并调动社会支持系统，表达关心和支持，鼓励亲友给予患者更多的关心和爱护，并主动与他们交谈，使其以积极乐观的态度面对自己的疾病与未来。

（二）安全护理

抑郁症的老年人易出现自杀观念与行为。尤其是病情较重，情绪消极，悲观失望，有厌世观念者，往往会事先计划，行动隐蔽，甚至伪装病情好转来逃避医护人员及家属的注意，并采取各种方法，达到自杀目的，因此护理人员要加强责任心，严防老年人自杀。

1. 严格执行护理巡视制度　对于有强烈自杀企图者，要全天专人看护，不离视线，必要时给予约束，尤其在深夜、开饭、交接班时要防止出意外。凌晨是抑郁症患者发生自杀的最危险时期，故对于早醒者要劝其继续入睡，否则须严加看护，并避免其单独活动，每 10～15 分钟巡视一次。

2. 密切观察患者有无自杀先兆症状　护理人员要密切观察识别自杀先兆症状，如近期内曾经有过自我伤害或自杀未遂的行为，口头或文字遗嘱、赠予他人物品财产，收藏药物或自杀工具，焦虑不安、失眠、沉默少语或抑郁的情绪突然“好转”，在危险处徘徊等。给予心理支持，使他们振作起来，避免意外发生。

3. 提供安全的环境　有自杀倾向者，应专人看护，做好药物及环境设施安全管理，一切危险物品如刀剪、玻璃、铁器等锐器、药物和各种绳索、有毒物品等均不能带入病房，杜绝不安全因素。避免触及危险物品，发药时应仔细检查口腔，严防患者藏药或囤积后一次吞服。病房光线明亮、陈设安全，墙壁以明快色彩为主。

4. 成立自杀者监护小组　鼓励企图自杀者多参加利他活动，使其从受助者的感激反应中体会乐趣。成立包括配偶、子女、邻居、亲朋好友和职业咨询者等在内的自杀者监护小组，以便给予企图自杀者重新生活下去的动力。

（三）生活护理

帮助老年人维持适当的营养、排泄、睡眠、休息活动，并给予个人生活上的照顾。饮食上应选择患者平常较喜欢的食物且富含纤维，可陪伴患者用餐或少量多餐。主动陪伴和鼓励患者白天参加多次短暂的文娱活动，如打球、下棋、唱歌、跳舞等，夜晚入睡前喝热饮、泡脚或洗热水澡、避免看过于兴奋的电视节目或会客、谈病情；为患者创造舒适安静的入睡环境，提升患者睡眠质量。抑郁患者由于情绪低落、悲观厌世、毫无精力和情绪顾及自己的卫生及仪表，护理人员应给予协助和鼓励，使患者仍能维持一个正向的身心状态。

（四）中医情志护理

老年期抑郁症属中医“郁病”范畴，多因情志所伤或素体偏弱，致气机失和，脏腑气血阴阳失调所致。护理人员可运用情志相胜法、移精变气法、五行音乐疗法等调畅患者的情绪，避免各种不良情志的刺激。也可采用针对性语言给予疏导，使患者理解疾病的发生、发展，病情的轻重与情志的关系，帮助患者消除顾虑，心情舒畅地配合治疗。

（五）治疗护理

抑郁症的治疗以药物为主，临床常用的抗抑郁药有三环类抗抑郁药、四环类抗抑郁药、单胺氧化酶抑制剂及其他类抗抑郁药。老年患者的用量以1/3～1/2普通剂量为宜，从最低有效剂量开始。中度抑郁症者采用睡眠剥夺治疗，即起床后约40小时不睡眠，监督至次日晚上平时上床睡觉时才睡眠。辅以心理支持治疗，有强烈自杀企图或药物治疗无效者可考虑电抽搐治疗。遵医嘱给药，观察药物作用及不良反应。若服药后出现头晕、乏力、恶心、视物模糊、双手颤动等，甚至出现呕吐、心悸、腹痛、双手粗大震颤、嗜睡或昏迷等，应警惕药物中毒，及时通知医生。清晨给药可避免因药物兴奋导致的失眠。抗抑郁药可增加酒精的作用，故用药期间应忌酒，避免驾驶、高空作业等危险性的活动。

（六）健康指导

1. 早期识别抑郁，及时干预 积极治疗老年人原发疾病，指导和帮助老年人及其家属识别引起抑郁的原因和诱因，帮助其正确对待丧偶、离/退休、空巢等问题，积极治疗原发疾病，尽量避免使用或慎用可引起抑郁的药物。

2. 建立良好的生活方式 帮助老年人养成良好的生活习惯，如合理饮食、充足睡眠、适当运动、维持一定的社会交往、戒烟、戒酒等。

3. 保持乐观的心态，学会表达 教会患者转移注意力、合理宣泄及控制情绪的方法。严重抑郁患者思维过程缓慢，次数减少。应以耐心、缓慢以及非语言的方式表达对患者的关心与支持，通过系列活动引导患者注意外界，同时利用治疗性沟通技巧，帮助患者回顾自己的优点、成就来增加正向看法。

4. 寻求家庭、社会帮助 为老年人创造各种个人或团体人际接触的机会，以协助患者改善处理问题、人际互动的方式、增强社交技巧。

知识链接

园艺疗法

园艺疗法指对于有必要在其身体以及精神方面进行改善的人们，用植物栽培与园艺操作活动，从社会、教育、心理以及身体诸多方面进行调整更新的一种有效方法。园艺疗法旨在建立人和植物之间的关系，生理上可以锻炼肢体功能与体力，心理上可以获得愉悦、自信，提高耐心和注意力。通常一个完整的园艺疗法需要8～12周，目的是让种植者参与一个植物的生命周期，带着期待和使命观察植物每日的生长变化，感悟生命，享受生活。

三、老年期疑病症

疑病症又称疑病性神经症，是以患者一心想着自己的身体健康，担心某些器官患有其想象的难以治愈的疾病为特征的神经症。老年期疑病症属于常见的心理疾患，如果不能得到及时缓解和治疗，在心理上就有可能从怀疑自己有病发展为对疾病的恐惧，甚至对死亡的恐惧，即所谓的“老年恐惧症”，

笔记

严重影响老年人的身心健康。

【病因/危险因素】

1. 生理、病理因素　患疑病症的老年人对生理性衰老即健康状况的"自然滑坡"认识不足，对于身体所产生的一些老化现象，如记忆力减退、听力下降、关节活动不利等，怀疑是由病理性疾病所致。患者因为感知觉下降，对别人的语言或行为变得比较敏感，容易猜疑。另外，疑病症与老年人自身的性格特征也有一定的关系，内向孤僻、敏感多疑、固执死板、谨小慎微的老年人容易产生疑病症，常过分关注自身健康，对自己躯体的偶尔不适感觉极为敏感，过多的自我关注、自我检查、自我暗示，甚至将正常的生理变化误认为是病理现象，四处求医，希望从中找出致病原因和良方秘药，导致不必要的紧张、疑病和焦虑。

2. 心理－社会因素　心理因素如子女的离别、朋友交往减少、婚变、安定生活受到影响等，使老年人缺乏安全感，稍有不适就精神紧张、忧虑重重，怀疑自己患有严重躯体疾病或精神疾病。此外，有一部分老年人去医院就诊时因医生的言语、态度和行为产生疑虑，尤其是诊断不确切时，易产生怀疑患有某种疾病的想法。

3. 其他　遗传、个人早期经历、不良生存环境等因素也与猜疑的产生有关。

【护理评估】

（一）健康史

了解老年患者患病情况、自理能力、视力、听力及语言表达能力，生活环境及既往不良经历，人格特征及兴趣爱好，家庭、社会支持情况，以及照护者的能力与需求。

（二）临床表现

1. 疑病性心理障碍　表现为反复担心或相信自己患有某种疾病，或对自己的躯体不适症状过于敏感或过分担心，其严重程度与实际情况明显不相符。主要特点包括：①自己害怕患有某种疾病；②反复就诊但检查结果都是阴性或医生的合理解释也不能打消顾虑；③自己内心非常苦恼，不能正常生活；④上述症状连续出现3个月以上。

2. 疼痛　是本病常见症状，约有2/3的老年人有疼痛症状。常见部位为头部、下腰部或右髂窝。对这种疼痛常描述不清，老人有时甚至诉全身疼痛，查无实据仍四处求医，毫无结果。

3. 躯体症状　表现多样而广泛，涉及身体许多不同区域，如口腔有异味、吞咽困难、反酸、腹痛、心悸、呼吸困难等；有些患者疑有五官不正，尤其是鼻子、耳朵，以及乳房形状异样等。经过检查没有发现可以解释其症状的躯体疾病，精神因素在其发病或者病情进展中占着重要的位置。

（三）辅助检查

通过脑电图检查或者头颅CT及MRI、遗传学相关检查，排除器质性疾病。

（四）心理－社会状况

老年期遭遇的负性生活事件（如丧偶、丧子、退休、独居、空巢等）使老年人的孤独感增加，加上老年人活动不便，外出活动减少，人际交往减少，容易产生孤独无助的心理。

【常见护理诊断/问题】

1. 猜疑　与老年患者的机体功能衰退、性格、经历、心境、周围环境等有关。

2. 疼痛　与精神心理障碍等有关。

3. 社会交往障碍　与老年患者不能与他人建立正常的人际交往关系有关。

【护理措施】

(一)自我心理调适

1. 正确评价自我健康状况　老年人普遍自我健康评价欠佳。由于老年人对健康状况的消极评价,对疾病过分忧虑,更感衰老而无用,对老年人心理健康十分不利。因此,在老年人身心健康的实践指导和健康教育中,应实事求是、正确评价自身健康状况,对健康保持积极乐观的态度。

2. 正确认识离、退休问题　老年人随着年龄增加,由原来的职业岗位退休,是一个自然的、正常的、不可避免的过程。

3. 丰富精神生活　充分认识老有所学的必要性,勤用脑可以防止脑力衰退。老年人应结合自己的身体条件和兴趣,选择一些益智益脑的文体活动,如阅读、写作、绘画、书法、音乐、舞蹈、园艺、棋类等,通过移情作用,将老年人对身体健康的过分关注转移到对兴趣爱好的关注中。建议参加集体活动,增加人际交往,开阔视野、陶冶情操,丰富精神生活,从而改善空虚、孤僻的精神状态。

(二)心理护理

1. 理解和尊重老人　应充分理解和尊重老年人,与其建立相互信赖的关系,运用亲切关怀、同情而又通俗易懂的言语来说明精神与疾病的关系,实事求是地向老年人解释病情,逐渐弱化恐惧心理,从而解开郁结,减轻患者的精神负担。在护理时,要注意运用策略,耐心、细致地做好解释工作,解释时态度诚恳、语气坚决,不可模棱两可,避免再次引起老年人的猜疑,但也不能做作或过分关心、体贴,这样也易引起老年人的疑虑,还要避免“阻抗现象”发生。

2. 寻找疾病根源,消除疑虑　从老年人的生理特征和内心深处入手,寻找疾病根源。疑病症的痛苦往往发生在老年人对往事的追忆,涉及幼年的经历,这些早期经历往往构成了疑病症的根源。因此,老年人应多回忆愉快的往事,回味当时的幸福体验,多设想今后的美好生活,不要让过去的痛苦和不幸笼罩和掩盖自己。保持乐观、开朗、自信的心态有利于老年人克服疑病症。

3. 指导树立乐观情绪　要培养老年人树立乐观情绪,以积极态度对待生活。只有稳定的情绪,才能增进健康。倘若消极悲观,精神萎靡不振,成天无病呻吟,结果弄假成真,反而闹出大病。同时应引导老年人正确理解医学知识,不要盲目地照搬照套;必要时前往医院就诊,排除顾虑,有助于患者消除疑病情绪。

4. 暗示效应　采用中医情志护理里的劝说开导法、暗示法,诱导老年人进行积极的自我暗示。如选择老年人信任的知名专家来诊治,让老年人接受权威者的暗示性指导,会起到较好的暗示效果。多应用鼓励性的语言,如“今天精神不错”“气色比昨天好多了”等诱导老年人以自我欣赏的方式,体验自身健康的愉悦。

(三)支持性护理

1. 家庭关系和谐,注重精神赡养　家庭是老年人晚年生活的主要场所。老年人需要家庭和睦与家庭成员的理解、支持和照料。在中国传统文化的作用下,老年人在家庭中一般起着主导作用,维系亲子、婆媳、翁婿等家庭生活气氛。但老年人与子女之间在思想感情和生活习惯等方面有时因看法和处理方法不同,而有所谓的“代沟”。作为子女,应尽孝道,赡养与尊重老年人;作为老年人,不可固执己见,独断专行或大摆长辈尊严,应理解子女,以理服人。老年人遇事应多和老伴、子女协商,切不可自寻烦恼和伤感。鼓励家属尽量多陪伴、关心、体贴老年人,注重精神赡养。

2. 多与社会接触,多参加活动　采取多种方式帮助老年人走向社会,保持与人交往,帮助他们做好退休心理调整,鼓励老年人参加力所能及的工作,从社会生活中寻找生活动力,摆脱孤独。鼓励老年人参加适当的活动,如下棋、听音乐、唱歌等娱乐活动,以及打太极拳、自我按摩等,充实生活,要让他们认识到积极参加活动能保持机体代谢平衡,促进身心健康,延缓衰老。老年人可与同年龄、同爱

笔记

好的人一起组成活动小组，一起谈话、娱乐和活动；也可尝试“老幼结对”，老年人可以向孩子讲授生活常识和传统故事，并同孩子一起下棋、一起做手工等，使自己感受到生活乐趣，精神心理得到满足，从而摆脱孤独的阴影。

（四）用药护理

必要时应辅以药物治疗。常用的药物有抗焦虑药、抗抑郁药，但用量不宜过大、时间不宜过长，注意观察用药不良反应。

（五）健康指导

1. 正确理解医学知识　引导患者正确理解医学知识，不要对号入座、照搬照套。

2. 保持乐观情绪　要对生活充满信心，尽量做到心胸开阔，情绪乐观，发挥自己在知识、经验、技能、智力及特长上的优势，寻找新的生活乐趣。老年人要学会摆脱烦恼，要知道生活既丰富多彩，同时也充满坎坷和烦恼。

3. 建立健康的生活方式　帮助老年人养成良好的生活习惯，建立健康的生活方式，如生活规律、锻炼身体、合理饮食、充足睡眠、保持标准体重、不吸烟、不酗酒等。

4. 构建和谐的家庭气氛　家庭成员应尽其所能为老年人构建一个温馨和谐的家庭气氛，尊老重老，让老年人感到老有所养，老有所用，老年人也应该与年轻人多一些沟通，多了解现在年轻人都在想什么，建立相互理解、支持的家庭氛围。

5. 寻求社会支持　老年人参加力所能及、有益于社会和家人的活动，在活动中扩大社会交往，做到老有所为，以此消除孤独与寂寞，获得生活价值感的满足，增添生活乐趣。

任务三　老年心理健康维护

一、老年心理健康

（一）心理健康的概念

1948 年，第三届国际心理卫生大会将心理健康（mental health）定义为：“所谓心理健康，是指身体、智力以及情感上与他人的心理健康不相矛盾的范围内，将个人心境发展成最佳状态。”基于以上定义，心理健康包括两层含义：一是与绝大多数人相比，其心理功能正常，无心理疾病；二是能积极调节自己的心理状态，顺应环境，建设性地发展完善自己，充分发挥自己的能力，过有效率的生活。2022 年，国家卫生健康委员会发布《中国健康老年人标准》：健康老年人是指 60 周岁及以上生活自理或基本自理的老年人，躯体、心理、社会三方面都趋于相互协调与和谐；心理健康包括认知功能基本正常，乐观积极，自我满意，具有一定的健康素养，保持良好生活方式；其将积极参与家庭和社会活动、社会适应能力良好等归属于社会健康的内容。

（二）老年人心理健康标准

综合国内外心理学专家对老年人心理健康标准的研究，结合我国老年人的实际情况，老年人心理健康的标准可从认知正常、情绪健康、关系融洽、环境适应、行为正常、人格健全六个方面进行界定。

1. 认知正常　认知功能正常是个体正常生活最基本的心理条件，是心理健康的首要标准。老年人认知正常主要是指各项认知功能保持同年龄群体的一般水准，具体体现在：①感觉、知觉正常，判断事物基本准确，不发生错觉；②记忆清晰，不发生大的遗忘；③思路清楚，不出现逻辑混乱；④在平时生活中，有比较丰富的想象力，并善于用想象力为自己设计一个愉快的奋斗目标；⑤具有日常独立生活能力。

2. 情绪健康　情绪是人对客观事物的态度体验，是个体的需要得到满足与否的反映。愉快而稳定的情绪是情绪健康的重要标志。能否对自己的能力作出客观正确的判断，能否正确评价客观事物，对自身的情绪有很大的影响。心理健康的老年人能经常保持愉快、乐观、开朗而又稳定的情绪，并能适度宣泄不愉快的情绪，通过正确评价自身及客观事物而较快稳定情绪。

3. 关系融洽　人际关系的融洽与否，对人的心理健康影响较大。融洽和谐的人际关系表现为乐于与人交往，能与家人保持情感上的融洽并得到家人发自内心的理解和尊重，有知己的朋友；在交往中保持独立而完整的人格，有自知之明，不卑不亢；能客观评价他人，取人之长，补己之短，宽以待人、友好相处；既乐于帮助他人，也乐于接受他人的帮助。

4. 环境适应　老年人能与外界环境保持接触，虽退休在家，却能不脱离社会，通过与他人的接触交流、电视广播网络等媒体了解社会变革信息，并能坚持学习，从而锻炼记忆和思维能力，丰富精神生活，正确认识社会现状，及时调整自己的行为，使心理行为能顺应社会改革的进步趋势，适应新的生活方式。

5. 行为正常　老年人能坚持正常的生活、工作、学习、娱乐等活动，且一切行为符合自己年龄特征及在各种场合的身份和角色。

6. 人格健全

（1）积极进取的人生观为人格的核心，积极的情绪多于消极的情绪。

（2）能够正确评价自己和外界事物，能够听取别人意见，不固执己见，能够控制自己的行为，办事盲目性和冲动性较少。

（3）意志坚强，能经得起外界事物的强烈刺激。在悲痛时能找到发泄的方法，而不至于被悲痛压倒；在欢乐时能有节制地欢欣鼓舞，而不是得意忘形和过分激动；遇到困难时，能沉着地运用自己的意志和经验加以克服，而不是一味地唉声叹气或怨天尤人。

（4）能力、兴趣、性格与气质等各个心理特征和谐而统一。

二、老年心理健康维护与促进

（一）基本原则

1. 适应原则　心理健康强调人与环境协调适应。环境包括自然环境和社会环境，环境中随时都有打破人与环境协调平衡的各种刺激，尤其是社会环境中的人际关系能否协调对心理健康有重要意义。人对环境的适应、协调，不仅仅是简单顺应、妥协，更主要的是积极、能动地对环境进行改造以适应个体的需要或改造自身以适应环境的需要。

2. 整体原则　每个个体都是身心统一的整体，身心相互影响。因此，通过积极的体育锻炼、卫生保健和培养良好的生活方式以增强体质和生理功能，将有助于促进心理健康。

3. 系统原则　人是一个开放系统，时刻与自然、社会文化、他人等相互影响、相互作用。个体心理健康的维护需要个体发挥积极主观能动性做出努力，也依赖家庭或群体的心理健康水平，要促进个体的心理健康，必先创建良好的家庭或群体心理卫生氛围。所以，只有从自然、社会文化、人际关系等多方面、多角度、多层次考虑和解决问题，才能达到系统内外环境的协调与平衡。

4. 发展原则　人和环境都在不断变化和发展，人在不同年龄阶段、不同时期、不同身心状况下和变化的环境中，其心理健康状况不是静止不变的，而是动态发展的。所以，要以发展的观点，与时俱进地把握和促进老年人心理健康。

（二）老年人的心理调适

1. 保持乐观情绪　保持乐观情绪的前提是有美好的愿望，充足的自信心，积极的信念及顽强的意志。因此，老年人在日常生活中，应树立一个切合实际的生活目标，善于发现事物美好的一面，理智地

笔记

对待生活和工作中的挫折;培养广泛的兴趣爱好,多参加社会活动,养成良好的生活习惯。

2. 培养稳定的心理　对外界事物反应适度,是心理健康的重要标志。为此,老年人应提高自身修养,培养健全的性格,切忌感情用事。无论遇到什么困难与挫折,均能泰然处之,避免过激反应。

3. 保持心理平衡　与朋友能坦率交谈;对人要宽容谦让;遇到挫折与困难,学会暂时逃避;避免超乎寻常的行为等。

4. 提高自信心,加强人际交往　老年人应注重自己的仪表修饰,避免过分注意自身的缺陷;克服自卑心理,但应避免过分谦虚;与人交往要诚恳,不要过多地责难别人,使自己身陷不利的情景中。

5. 学会并主动关心其他人　老年人要学会"换位思考",在别人遇到挫折或困难时,真心实意地选择适当的方式给予帮助。

6. 学会幽默,培养幽默　幽默是减轻压力的有效方法之一,常常能在困境或危难之际化险为夷。老年人应培养自身的幽默感,需要丰富自己的知识面,陶冶情操;具有审时度势、细致深刻的环境洞察力,才能以恰当的比喻、诙谐的语言让人们产生轻松愉快的感觉。

知识链接

老年人心理健康"12345"原则

一个中心:健康。

两个要点:糊涂一点、潇洒一点。

三个忘记:忘记年龄、忘记疾病、忘记恩怨。

四有:有老窝、有老伴、有老底、有老友。

五要:要跳(多运动)、要聊(多沟通)、要俏(美化形象)、要笑(保持微笑)、要有一颗平常心。

(三)老年人心理健康的维护与促进措施

1. 正确认识衰老和死亡,树立积极的生活态度　生、老、病、死是人生的自然规律,健康长寿才是人类的追求目标,帮助老年人要正确理解这一规律,面对现实;引导老年人要善于发现日常生活的意义和乐趣,保持积极乐观的生活态度,抵制各种不健康的生活观念,提高生活质量和生活满意度。

2. 建立健康生活方式,注重心理卫生保健　古人云,"饮食有节,起居有常,不妄作劳"。老年人要提高健康素养,就要采取健康生活方式,做到按时就寝、合理饮食、生活规律、适度运动、戒烟限酒、保持标准体重、注意形象与个人卫生、培养适当的兴趣爱好、定期体检等。同时,适当地修饰外貌,改善形象;搞好居室卫生,赏玩花草、工艺品或字画等。另外,经常保持乐观的情绪,善于控制自己的情绪,坦然处理各种不愉快甚至悲哀痛苦的事件,努力使不良情绪得到及时排遣和调节。

3. 科学健脑、用脑,延缓认知下降　老年人应"活到老学到老"。用进废退原则同样适用于大脑,只有坚持适量的脑力劳动,使脑细胞不断接受信息刺激,才能延缓脑的衰老和脑功能的退化。科学有效的健脑活动有跳舞、阅读、游泳、益智游戏、弹奏乐器、手指操、健脑操等。

4. 中医情志养生　中医老年情志养生即在中医思想与理论的指导下,运用中医手段与方法调节老年人的情志,进而达到情志平和、保养心神、身体健康的目的。中医情志养生思想可归纳为五个方面:精神内守,养德为先;子女尽孝,顺情悦性;藏神之主,养心为妙;天人合一,顺时而调;整体观念,形神同调。从"主观"上讲,要发挥老年人的主观能动性,保持良好心态,积极自我调整,树立正确的疾病观与生死观;从"客观"角度讲,则强调在发挥主观能动性的同时创造适宜的客观条件,突出老年情志养生的"特殊性",重视老年心神调养与道德修养,强调孝道与整体观念、形神同调;中医老年情志养生方法则富有中医与中国文化特色,立足于老年群体的生理与心理特点,注重将情志调养融入日常生活中。

笔记

5. 建立和谐的家庭关系 家庭关系和睦,家庭成员互敬互爱则有利于老年人的健康长寿,在处理家庭关系方面要做到:面对“代沟”,求同存异,相互包容;老年人要做好与家庭成员的情感沟通,主动调整自己与其家庭成员的关系,在老有所为、老有所乐的同时多关心下一代,家庭成员要为老年人的衣、食、住、行、学、乐等创造条件,为老年人提供便利和必要的情感、经济和物质上的帮助。

6. 营造良好的社会支持系统

(1)进一步树立和发扬尊老、敬老的社会风气。尊老、敬老是中华民族的传统美德,也是我国老年人保持心理健康的良好社会心理环境。但随着社会的变革、人口老龄化的到来、家庭结构和年轻一代赡养压力的改变,敬老养老的社会风气正面临新的挑战。应加强宣传教育,大力倡导养老敬老,促进健康老龄化,促进社会和谐稳定发展。

(2)良好的社会支持是老年人心理健康的保护性因素。社会支持对焦虑、抑郁等负性情绪的发生具有抑制作用,同时良好的心理和情绪状态也有助于老年人获得社会支持。社会互动性合作性支持主要体现为陪伴老年人分享愉快的事情和度过欢乐时光,加强老年人的社会互动,及时疏导不良情绪,营造良好氛围。实际性支持主要是在老年人需要帮助时给予切实的帮助,实际性支持有利于提高心理卫生保健利用率。老年人由于精神脆弱等身心特点,更加需要来自外界的实际性支持。而我国目前照护方式以家庭照护为主,老年人的照护需求得不到完全满足,亟须加强社区和社工机构对老年人心理援助,促进老年人心理健康。

爱在夕阳

我国老年心理学研究开拓者——吴振云

吴振云是我国老年心理学研究开拓者之一,为我国老年心理学学科发展作出了杰出贡献。20 世纪 80 年代,她和许淑莲研究员在国内率先开展老年心理学研究,主要对成人晚期记忆、智力和心理健康等随增龄变化规律及其机制开展了系列深入研究。1987—1988 年,吴振云出访德国马克斯-普朗克人类发展研究所(The Max Planck Institute for Human Development),与 Paul B. Baltes 教授合作开展了不同年龄阶段认知训练研究和中德跨文化研究,开辟了我国老年认知功能储备和可塑性研究领域。吴振云曾主持和参与十余项国家级科研项目。其主持编制的《中国心理健康量表(老年版)》为评估我国老年人群的心理健康提供了科学而简便有效的测量工具。其代表性著作有《中国老年学》《老年心理学》和《医学心理学研究方法》等。吴振云教书育人,鼓励年轻人投身于老年心理学研究,努力为他们创造发展条件,为我国老年心理学领域发展培养了一大批中坚力量。

作为新时代的我们,应以吴振云为榜样,努力学习,积极探索,积极投身于老年人心理健康的维护和促进工作中去,为健康老龄化贡献自己的一份力量。

(孙水英)

目标检测

1. 下列不是老年人记忆力下降的表现的是(　　)。
   A. 记忆速度减慢　　B. 远期记忆下降　　C. 再认能力减退不明显
   D. 回忆能力减退　　E. 机械记忆下降
2. 关于老年人的情感变化特点不正确的是(　　)。
   A. 老年人积极情绪较少,消极成分较多
   B. 老年人的情绪可以控制
   C. 老年人易产生抑郁
   D. 老年女性常有疑病症倾向

笔记

E. 老年人过多计较个人得失易产生愤怒情绪

3. 关于老年人心理健康标准描述不当的是(　　)。

A. 感知觉良好　B. 情感反应适度　C. 记忆力下降

D. 人际关系良好　E. 意志坚强

4. 下列关于加强老年人自身心理健康维护的措施,不正确的是(　　)。

A. 树立正确的生死观　B. 正确面对离/退休　C. 坚持学习

D. 少参加外出活动　E. 定期体检

5. 患者,男,67 岁,被诊断为老年期抑郁症。该患者最突出的临床表现是(　　)。

A. 情感障碍　B. 思维障碍　C. 意志行为障碍

D. 自我评价障碍　E. 情感低落

6. 患者,男,61 岁,曾为某单位局长,退休回家后总觉得不适应,家里没什么大事让自己拍板,老伴也不听自己的,半年都过去了,他高兴的时候一直很少,总觉得特别没意思,不想说话不想动,吃不下饭,睡不好觉,对原来感兴趣的事物也不再有兴趣,生活中几乎发现不了什么有意义的事,有一种孤独无助的感觉,老认为自己已经是个无用的人,甚至是个耻辱的、有罪的人,并有“不如死了好”的念头;并且常伴有疲倦乏力、胃肠不适、排尿困难、口干、便秘、睡眠障碍等不适。该老年人出现了(　　)。

A. 老年期焦虑症　B. 老年期抑郁症　C. 老年期猜疑症

D. 离/退休综合征　E. 老年期空巢症

参考答案

项目五　老年常见疾病护理

课件

学习目标

素质目标：具备以人为本、关爱老人，理解老年人老化表现，耐心沟通、积极满足老年人需求的素养。

知识目标：掌握阿尔茨海默病、反流性食管炎、骨质疏松症、骨关节病、老年性白内障、老年性耳聋的护理措施；熟悉老年常见疾病特点、老年人常见健康问题与护理要点；了解各系统老化状况。

能力目标：能正确判断老年人存在的健康问题并制订护理措施，进行个性化健康指导。

案例导学

张爷爷，70岁。患高血压15年。因四肢无力伴头晕2个月，视力下降30余天，加重10余天，住院治疗。入院查体：神志清，问答切题，听力、视力粗测结果均显示下降，复视，无眼震，左下肢肌肉感觉减退，左下肢肌力3级。右侧肢体及左上肢肌力4级，肌张力降低，腱反射亢进，病理征为阳性。颈软，脑膜刺激征为阴性。诊断为：肌无力，高血压3级（极高危），入院后完善头颅核磁共振检查明确颅内情况，给予口服甲泼尼龙、护胃、补钾、降压及营养神经治疗。（全国职业院校技能大赛健康养老照护赛项赛题）

请思考：

1. 请分析张爷爷存在哪些老化状况。
2. 请为张爷爷进行健康指导。

案例解析

任务一　老年人常见健康问题护理

一、各系统老化状况

随着年龄的增长，老年人身体的各系统都存在不同程度的退行性改变，了解老化改变，能更好地理解老年人易发生的健康问题、疾病，从而有效维护和促进老年人的健康。

（一）呼吸系统老化改变

1. 鼻、咽、喉　老年人由于鼻黏膜变薄、腺体萎缩、鼻道变宽，鼻黏膜的加温、加湿和防御功能下降，咽黏膜和淋巴组织萎缩，因此容易患鼻窦炎及呼吸道感染；老年人血管脆性增加，易导致血管破裂而发生鼻出血。由于咽喉黏膜、肌肉发生退行性改变或神经通路障碍，防御反应迟钝，易发生呛咳、误吸甚至窒息。由于喉部肌肉和弹性组织萎缩，老年人发音的洪亮度减弱。

2. 肺　老年人气管软骨钙化，弹性降低，肺组织萎缩，小气道杯状细胞数量增多，分泌亢进，黏液纤毛转运功能减退。有效咳嗽反射功能减退，容易导致黏液潴留，小气道管腔变窄，气流阻力增加，容

笔记

易发生呼吸道感染及呼气性呼吸困难。老年人肺泡萎缩、弹性回缩能力下降，易导致肺不能有效扩张，肺通气不足；肺动脉壁随年龄增加出现肥厚、纤维化等，使肺动脉压力增高；肺毛细血管表面积减少，肺灌注流量减少，影响气体交换。

3. 胸廓及呼吸肌　老年人普遍发生骨质疏松，易造成脊柱后凸、胸骨前突，引起胸腔前后径增大，易出现桶状胸。肋软骨钙化、肋间肌和膈肌弹性降低，影响胸廓运动，从而使肺通气和肺容积下降。同时，呼吸道黏膜分泌性免疫球蛋白等合成分泌减少，纤毛受损，故老年人容易发生肺部感染。

（二）循环系统老化改变

1. 心脏

（1）心腔与瓣膜：心脏随着年龄增长而逐渐增大。心外膜与心肌间质纤维、结缔组织增多，束缚心脏的收缩与舒张；心脏瓣膜由于纤维化而增厚，易产生狭窄及关闭不全，影响血流动力学变化，导致心功能不全。

（2）心肌细胞与心肌纤维：衰老导致心肌细胞肥大，数量减少、细胞外基质增多。成纤维细胞增殖和胶原蛋白的沉积，累及窦房结、房室结、希氏束和左束支，可诱发心房颤动；而左室心肌细胞纤维化导致心脏舒张功能减退，引发心力衰竭。

（3）心脏传导系统：心脏传导系统发生退行性变，起搏细胞的数量在60岁之后减少较为显著，同时传导速度和电位的幅度也下降，老年人休息时心率减慢，60岁时平均心率为66次/分，70岁时平均心率为62次/分，80岁时平均心率可减至60次/分以下。

2. 血管　老年人血管弹性下降，加上钙沉积于血管内膜导致管腔狭窄，造成收缩压增加。冠状动脉血管以及脑血管的老化使心脑血管疾病发生率增高。末梢血管阻力增加，易导致组织灌流量减少；静脉血管床扩大、血液淤积、活动减少易发生深静脉血栓；静脉回流不佳，增加了静脉曲张发生概率。

3. 心功能　老年人心肌收缩力减弱，心脏泵血功能降低。因静脉壁弹性纤维和平滑肌成分改变，静脉腔变大，血流缓慢，使静脉回心血量减少。老年人心脏的神经调节能力进行性下降，心脏节律细胞数目减少，增加了心肌的不稳定性，降低了对交感神经冲动的反应力，易出现心律失常。

（三）消化系统老化改变

1. 唾液腺　老年人唾液腺分泌减少，影响口腔的自净和保护功能，易发生感染与损伤，常导致口干、说话不畅及吞咽困难等。唾液中的淀粉酶减少，影响对淀粉食物的消化。

2. 牙齿　老年人牙齿咬合面的釉质和牙本质逐渐磨损，牙龈萎缩，使牙根暴露，牙本质神经末梢外露，对冷、热、酸、甜、咸、苦、辣等刺激过敏而产生疼痛、感染。牙槽骨萎缩，使牙列变松，食物残渣易残留；牙齿松动、脱落，咀嚼能力下降，影响营养物质的消化与吸收。味觉功能减退，食欲下降，影响机体对营养素的摄取。

3. 食管　老年人食管黏膜逐渐萎缩而易发生不同程度的吞咽功能低下。食管扩张，蠕动减少，致食管排空延迟；食管下段括约肌收缩力下降，易致胃反流。由于食管平滑肌的萎缩，食管裂孔增宽，易导致食管裂孔疝的发生。

4. 胃　老年人胃黏膜变薄、平滑肌萎缩、胃腔扩大，易出现胃下垂。胃壁细胞数目减少，胃酸分泌减少，对细菌杀灭作用减弱；胃蛋白酶、脂肪酶及盐酸等分泌减少，影响蛋白质、维生素、铁等营养物质的吸收，易发生营养不良、缺铁性贫血等。胃蠕动减慢，胃排空时间延长，代谢产物、毒素不能及时排出，易发生消化不良、便秘、慢性胃炎、胃溃疡、胃癌等。

5. 肝、胆　肝脏实质细胞减少、变性，可出现白蛋白降低，球蛋白增高；肝内结缔组织增生，容易造成肝纤维化。由于肝功能减退，肝脏对药物的代谢能力与速度下降，易引起药物性不良反应的发生，甚至产生毒性作用。胆囊不易排空，胆汁黏稠，使胆固醇增高，易发生胆结石。

6. 胰腺　胰腺分泌消化酶减少，影响脂肪吸收，易发生脂肪性腹泻。胰腺分泌胰岛素的生物活性下降，导致葡萄糖耐量下降，使老年人易患老年性糖尿病。

7. 肠 小肠黏膜和肌层萎缩、肠上皮细胞数目减少，小肠吸收功能减退，易造成老年人营养吸收不良。随年龄的增长，小肠腺逐渐萎缩、小肠液分泌减少、消化酶分泌和调节功能下降，导致小肠消化功能减退，老年人易出现吸收不良综合征。结肠黏膜萎缩，结肠壁的肌肉或结缔组织变薄而易形成结肠憩室；加之老年人活动减少，使肠内容物通过时间延长，水分重吸收增加，易发生便秘。骨盆底部肌肉萎缩、肛提肌肌力降低，易发生直肠脱垂。

（四）泌尿系统老化改变

1. 肾脏 老年人因肾皮质减少，肾小球数量不断减少，且肾小球硬化的比率增高，故肾脏功能在老年期迅速下降，容易导致水钠潴留、代谢产物蓄积、药物蓄积中毒，甚至急性肾衰竭。

2. 输尿管 老年人输尿管平滑肌层变薄，支配肌肉活动的神经细胞减少，输尿管收缩力降低，尿液进入膀胱的速度减慢，易发生反流，导致肾盂肾炎。

3. 膀胱 膀胱肌肉萎缩、肌层变薄、纤维组织增生，使膀胱括约肌收缩无力，膀胱容量减少，故老年人容易出现尿外溢、残余尿增多、尿频、夜尿增多等。女性膀胱下垂、男性前列腺增生，水分摄入不足、尿液酸性降低等，易造成尿道感染、结石等。老年女性因盆底肌松弛，易引起压力性尿失禁。

4. 尿道 尿道肌肉萎缩、纤维化变硬、括约肌松弛、尿道黏膜出现皱褶或致尿道狭窄等，易发生排尿无力或排尿困难。

5. 前列腺 前列腺于 40 ~ 60 岁开始出现退行性变化，主要在腺外区。60 岁后这种变化将累及整个前列腺，腺体腔内可出现逐年增多的前列腺结石，易产生尿路梗阻。前列腺的黏膜腺和黏膜下腺因结节状增生压迫尿道，排尿时逼尿肌压力增加，致使膀胱壁代偿性肥大，进而使膀胱壁产生许多小房，最终发展为憩室，使膀胱括约肌敏感性降低而致尿潴留。

（五）内分泌系统老化改变

1. 下丘脑 下丘脑的重量减轻，血液供给减少，细胞形态发生改变。随着年龄增长，单胺类神经递质含量减少和代谢的紊乱，引起中枢调控失常，使老年人各方面功能衰退，故下丘脑又称“老化钟”。

2. 垂体 50 岁以后垂体体积逐渐缩小，重量减轻，结缔组织增多，易发生垂体腺瘤。垂体功能改变对老年人的代谢、应激和衰老等影响重大。垂体分泌的生长激素减少，使老年人易发生肌肉萎缩、脂肪增多、蛋白质合成减少和骨质疏松等；垂体分泌的抗利尿激素减少，使老年人易出现多尿，特别是夜间尿量增多等现象。

3. 性腺 男性从 50 ~ 59 岁开始出现血清总睾酮和游离睾酮水平下降，到 85 岁时比成年人下降约 35%，使老年男性易出现性功能减退；游离睾酮等雄激素的缺乏，对老年男性的骨密度、肌肉组织、造血功能等也造成不利影响。老年女性卵巢发生纤维化，雌激素和孕激素分泌减少，易出现性功能和生殖功能减退、更年期综合征、骨质疏松等；子宫和阴道萎缩、分泌减少、乳酸菌减少等易导致老年性阴道炎等疾病发生。

4. 甲状腺与甲状旁腺 老年人甲状腺腺体萎缩，滤泡减少、滤泡间纤维增生，伴有炎症细胞浸润和结节形成。三碘甲状腺原氨酸（T_3）随年龄增高而降低，导致老年人基础代谢率下降，耗氧量降低，营养吸收和代谢障碍等。故老年人易出现整体性动作迟缓、怕冷、毛发脱落、思维反应慢、抑郁等现象。此外，肾脏对甲状旁腺激素敏感性降低，使 1,25 - 二羟维生素 D_3 生成减少，从而使老年人易发生骨质疏松症。

5. 肾上腺 老年人肾上腺皮质的退行性改变主要为纤维化，皮质与髓质细胞数目减少，皮质细胞内脂褐质沉积，肾上腺皮质储备功能减退。皮质束状带对促肾上腺皮质激素（ACTH）的反应下降引起机体应激不良；皮质球状带萎缩、肾素活性降低、血管紧张素Ⅱ生成减少，导致老年人醛固酮随增龄而降低，老年人对水和电解质平衡的调节能力减弱。肾上腺素功能减退，导致老年人对外界环境的适应能力和对应激的反应能力均明显下降。

6. 胰岛　老年人胰岛萎缩，β 细胞减少，释放胰岛素延迟，使糖代谢能力降低；而细胞膜上胰岛素受体减少，机体对胰岛素的敏感性下降，导致老年人葡萄糖耐量降低，故老年人易患糖尿病。另外，胰高血糖素分泌异常增加，使老年人 2 型糖尿病的发病率升高。由于胰岛素敏感性下降及 β 细胞储备能力降低，危重病症或应激状态下，老年人更易发生应激性血糖升高、糖尿病或糖尿病的急性并发症。

（六）运动系统老化改变

1. 骨骼　老年人骨骼中的有机物质（如骨胶原、骨黏蛋白）含量减少，使骨质萎缩、骨量减少，容易导致骨质疏松，骨骼发生变形，如脊柱弯曲、变短，身高降低，甚至骨折等。因骨细胞与其他组织细胞的老化，骨的修复与再生能力减退，易导致骨折后愈合时间延长。

2. 关节　老年人的关节软骨、关节囊、椎间盘及韧带等会因老化而发生退行性变，使关节活动范围缩小，尤其是肩关节的后伸与外旋、肘关节的伸展、前臂的后旋、脊柱的整体运动、髋关节的旋转及膝关节伸展等活动明显受限。退化的滑膜萎缩变薄，表面的皱褶和绒毛增多，滑膜细胞的细胞质减少，纤维增多，基质减少，代谢功能减弱。椎间隙变窄，椎间盘变扁平，脊柱的高度变短。

3. 肌肉　老年人的肌纤维萎缩、弹性下降，肌肉总量减少，肌肉力量减弱，容易患有肌肉减少症，易出现疲劳、腰酸腿痛等症状。由于肌肉力量、敏捷度下降，加上老年人脑功能的衰退，活动进一步减少，从而导致老年人动作迟缓、步态不稳等。

（七）神经系统老化改变

1. 脑与神经元　老年人脑的体积逐渐缩小、重量逐渐减轻。50 岁以后，脑细胞每年约减少 1%，脑部某些功能减退，如体温调节能力下降。神经元变性或减少，使运动和感觉神经纤维传导速度减慢，老年人容易出现步态不稳或“拖足”现象；手的摆动幅度也减小，转身时不稳，易跌倒。脑动脉粥样硬化和血－脑屏障退化易导致脑血管疾病。

2. 脊髓　至 70 岁时脊髓的大部分神经细胞出现退行性变性，导致深反射减弱或消失，可引起病理反射。

3. 周围神经系统　神经内膜增生、变性，神经束内结缔组织增生，可致神经传导速度减慢，感觉迟钝，信息处理功能和记忆功能减退，出现注意力不集中，性格改变、应激能力下降和运动障碍。

4. 脑血管　随着年龄增长，脑血管发生动脉粥样硬化，导致脑血液循环阻力增大，血流量减少，脑供血不足，进而影响脑代谢，老年人常出现记忆力减退，思维判断能力降低，反应迟钝等。此外，血－脑屏障功能减弱，易导致神经系统感染性疾病发生。

（八）感觉器官老化改变

1. 皮肤　皮肤的老化是最早且最容易观察到的征象。皮肤脂肪减少、弹力纤维变性，使皮肤松弛、弹性差而出现皱纹。皮脂腺萎缩，皮脂分泌减少或成分改变，使皮肤表面干燥、粗糙、无光泽并伴有脱屑，皮肤的排泄功能和体温调节功能也降低。皮肤变薄，抵抗力下降，易受机械、物理、化学等刺激而损伤。皮肤色素沉着出现老年斑。皮肤对冷、热、痛、触觉等反应迟钝。皮肤的毛细血管较稀疏，面部皮肤变得苍白；血管脆性增加，容易发生出血。

2. 眼和视觉　①结膜：老年人血管硬化、变脆，易发生结膜出血。②角膜：60 岁以后会在角膜边缘基质层因脂质沉积而形成一圈灰白色环，称为“老年环”。③虹膜：虹膜弹性减退、变硬，导致瞳孔变小，对光反应欠灵敏。④晶状体：晶状体调节功能和聚焦功能减退，视近物能力下降；晶状体混浊，透光度减弱，易出现老年性白内障；晶状体悬韧带张力降低，易诱发青光眼。⑤玻璃体：玻璃体液化和后脱离可引起视网膜脱离，同时易失水、色泽改变、包涵体增多，可引起飞蚊症。⑥视网膜：出现老年性黄斑变性、视野明显缩小、视力显著下降，对低色调颜色难以辨认，对光的反应和调适能力降低。⑦泪器：老年人的泪腺萎缩，出现眼泪减少、眼干。老年人泪管周围的肌肉、皮肤弹性减弱，不能将泪液很好地收入泪管，常有流泪现象。

3. 耳及听觉　老年人听力下降，50～59岁被视为听力老化的转折期，表现为高频听力下降、言语识别率降低等特点。内耳与耳蜗功能老化较为严重，最先失去对高频率声音的辨认，随着听力敏感度的普遍下降而发生沟通困难，出现老年性聋。耳郭表皮皱襞松弛、凹窝变浅，收集声波和辨别声音方向的能力降低。老年人耳垢干硬，易形成中耳耳垢嵌塞，造成传导性听力障碍。

4. 味觉　舌表面变得光滑，味蕾数目明显减少，味觉功能减退，其中，对甜、咸味影响最大。口腔黏膜细胞和唾液腺发生萎缩，唾液分泌减少，口腔干燥，会造成老年人食欲缺乏，影响机体对营养物质的摄取。

5. 嗅觉　老年人嗅神经数量减少、萎缩、变性，嗅觉敏感性降低，食欲减退，影响机体对营养物质的摄取。此外，嗅觉丧失会导致对有毒气体、烟味等的分辨能力下降，继而威胁老年人的安全。

6. 触觉　触觉敏感性降低，阈值升高，老年人对温度、压力、疼痛等感受减弱，需要手眼协调的精细动作不能很好地执行，导致系鞋带、剪指甲等日常活动出现障碍；对一些危险环境如过热的水、电热器具的感知度下降，易出现安全隐患。

二、老年人常见健康问题的护理

（一）吞咽障碍

吞咽障碍是指食物或液体在从口腔到胃的运送过程中发生障碍，常伴有咽部、胸骨后或食管部位的梗阻停滞感，是临床常见的老年综合征之一。吞咽障碍可引起厌食、营养不良、脱水、吸入性肺炎、窒息，甚至死亡，严重影响老年人健康及生活质量。

1. 护理评估　评估患者一般状况、口腔状况、吞咽障碍相关因素、吞咽功能评估、摄食评估、进餐习惯评估、营养风险评估等。

2. 吞咽障碍表现

（1）早期表现：进食时突然不能说话、欲说无声，大量食物积存于口腔、咽喉前部，患者面部涨红，并有呛咳反射；如果食物吸入气管，患者感到极度不适，大部分患者常不由自主地将手呈“V”形紧贴于颈前喉部，并用手指口腔，呼吸困难，甚至出现窒息的痛苦表情。

（2）中期表现：食物堵塞咽喉部或呛入气管，患者出现胸闷、窒息感，食物吐不出，两手乱抓，两眼发直。

（3）晚期表现：患者出现满头大汗、面色苍白、口唇发绀、突然猝倒、意识模糊、烦躁不安，提示食物已误入气管。若不及时解除梗阻，可出现大小便失禁、鼻出血、抽搐、昏迷，甚至呼吸、心跳停止。

3. 护理要点

（1）进食环境准备：鼓励老年人在餐厅进食以增加进食量，进餐时尽量停止不必要的治疗或其他活动。使用适当餐具，必要时用围兜。老年人应坐在稳定的扶手椅上，坐在轮椅上或在床上进餐的患者餐桌高度应适当调整。保持环境安静，同时鼓励老年人和照顾者之间进行适当交流。光线柔和，设备齐全、清洁。

（2）食物选择：避免食用有刺、干硬、容易引起噎呛的食物；避免食用黏性较强的食物，如汤圆之类的食物；避免食物过冷或过热；少食辛辣、刺激的食物；不可过量饮酒；对偶有呛咳的患者，合理调整饮食搭配，食物尽量做到细、碎、软。

（3）体位管理：尽量保持直立体位或前倾15°，患者应坐在椅子上进食，可以使用枕头、坐垫等协助其保持坐姿。如果患者限制在床上，在整个进食期间至少应将床头抬高60°，而且进食后至少20分钟才能放低床头。如果患者无法保持上身抬高60°及以上的体位，护理人员应协助患者经口进食。

（4）注意进餐观察：进餐时观察患者的食量、摄食速度及体位，适当控制食量和速度。进餐时不要

笔记

催促进食，患者发生呛咳时应暂停进食，进食过程中发现患者突然不能说话、欲说无声、剧烈呛咳、面色青紫、呼吸困难等现象，应及时清理呼吸道，就地抢救。

(5)进食注意事项：①老年人进餐时应精力集中，情绪不稳定时不宜进餐。②进食量及速度适宜，避免一次进食过多，应少食多餐、细嚼慢咽；对于进食慢的患者，不强调在规定的时间内收回餐盘。③鼓励老年人自我进食。

(6)协助喂食的方法：对于自己进食困难且医嘱能够经口进食的患者，需要协助喂食。

恰当使用辅助用具，方便老年人进食。照顾者给老年人喂食时，应该和老年人座椅保持在相同的水平面，保持视线与老年人接触。喂食速度适当，避免过快或强迫进食，交替喂流质和固体食物。根据患者情况，调整喂食到口腔的不同部位（如患者存在左侧面瘫，则从右边进食）；对于频繁发生呛咳的患者，照顾者可用汤匙将少量食物送至舌根处，让患者吞咽，待完全咽下，张口确认无误后再送入食物。患者发生呛咳时宜暂停进餐，待呼吸完全平稳后，再喂食物；若患者频繁呛咳且严重者，应停止进食。

（二）便秘

便秘指排便频率减少，1 周内排便次数少于 3 次，排便困难，大便干结数量少，便后仍有便意，可伴有肛门疼痛、肛裂、痔疮，常可在左下腹乙状结肠部位触及条索状物。部分正常人习惯于隔几天排便 1 次，但无排便困难和大便干结，故不能以每天排便 1 次作为正常排便的标准。便秘持续超过 12 周，为慢性便秘。便秘是老年人常见病症。

1. 便秘的影响因素 ①结肠肛门疾病，如先天性巨结肠、手术、肿瘤等引起肠腔狭窄，盆底失弛缓综合征、直肠内折叠等引起的出口梗阻、肛裂痔疮等；②神经精神疾病，如脑梗死、截瘫、抑郁、内分泌与代谢疾病、腹部疾病；③长期服用刺激性泻药或其他可引起肠道应激下降的药物；④不良生活习惯，进食量过少或食物缺乏纤维素、水分，久坐、卧床，不良排便习惯；⑤社会 - 心理因素，如人际关系紧张、生活规律改变、突发事件影响等。

2. 护理要点

(1)饮食护理：①增加食物纤维摄取量（≥25g/d），多吃富含粗纤维的食物，粗粮占所摄入主食的 1/3，可选粗粮有玉米、糙米、黑米、黑豆、燕麦、红薯、紫薯、土豆、山药等，增加膳食纤维的摄入。②每日摄入蔬菜 500g，如绿叶蔬菜、豌豆、西红柿等；每日摄入水果 200 ~ 400g，如西梅、猕猴桃、火龙果、香蕉、苹果等。③多饮水，若没有限制饮水的疾病，每天饮水量以 2 000 ~ 2 500mL 为宜，可清晨空腹饮用蜂蜜水，刺激肠道蠕动。④禁食生冷、辛辣及煎炸刺激性食物，减少浓茶、咖啡等饮品摄入。

(2)排便护理：具体包括以下几点。①建立良好的排便习惯：结肠在晨起时和早餐后最为活跃，因此建议晨起或早餐后尝试排便，每次时间不超过 10 分钟，排便时集中注意力，减少外界干扰。排便环境隐蔽，排便时间充裕。排便时不要催促老年人，避免老年人精神紧张或不愿麻烦照顾者而抑制便意。排便时身体前倾，深呼吸放松心情，闭住声门，向肛门部位用力等。排便时勿用力过猛，便后站立时动作缓慢，防止摔伤。②腹部环形按摩法：以肚脐为中心，手心以顺时针方向转圈按摩，促使结肠中的内容物向下移动，增加腹内压，促进排便。③人工取便：对于发生粪便嵌塞无法自行排出者，需要人工取便。老年患者取左侧卧位，操作者戴手套，用涂上肥皂液或润滑剂的示指伸入肛门，慢慢将粪便掏出，取便后清洁肛门。人工取便容易刺激迷走神经，因此对于心脏病、脊椎受损者需要谨慎使用，若操作过程中患者出现头昏、心悸，须立刻停止操作。

便秘护理

(3)用药护理：勿长期使用口服泻药，预防发生药物依赖性。外用简易通便剂，如开塞露等，经肛门插入，可以软化粪便、润滑肠壁，达到通便的效果。若以上方法应对无效，必要时可遵医嘱给予灌肠。

(4)适当活动：根据老年人的喜好和运动的可坚持性，选择适宜的活动，如散步、太极拳等；每日进行腹部按摩；对长期卧床的老年人应勤翻身；此外还可进行增强腹肌和盆底肌的运动。

(三)疼痛

疼痛为与实际或潜在组织损伤或描述的类似损伤相关的一种不愉快的感觉和情感体验，由伤害性刺激所引起机体的痛感觉和机体对伤害性刺激产生的痛反应两部分组成，可伴随呼吸、循环、代谢、内分泌以及心理和情绪的改变。疼痛是机体受到伤害的一种保护性反应，有助于人体及时躲避伤害，引起机体一系列防御性保护反应。疼痛也是老年患者最常见且严重影响日常活动能力的主诉之一。

1. 引起疼痛的常见因素　导致组织损伤的伤害刺激，包括内源性和外源性。内源性刺激主要由于组织细胞发生炎症反应或损伤时释放生物活性物质而引起疼痛，外源性刺激包括温度刺激、化学刺激、物理损伤等。

2. 疼痛的状况

(1)特征：与所患慢性疾病相关性高，持续、反复疼痛，疼痛多、主诉少，焦虑、抑郁与疼痛共病现象普遍。

(2)分类：具体如下。

1)根据疼痛时间划分：包括以下两类。①急性疼痛：持续时间相对较短，通常指疼痛时间短于3个月，与程度无关。老年人常见的急性疼痛包括手术后疼痛、创伤后疼痛、各种内、外科急症。②慢性疼痛：指超过3个月的持续疼痛。老年人常见的慢性疼痛有软组织、关节和骨疼痛，深部组织和内脏痛，神经和神经根损伤性疼痛，中枢性疼痛，癌性疼痛等。

2)根据疼痛性质划分：包括以下三类。①伤害感受性疼痛：由于伤害感受器受到机械、热、化学刺激或损伤而导致的疼痛，它与实际的损伤或潜在组织损伤直接相关。②神经病理性疼痛：通常并无组织损伤，常是在中枢和外周神经系统损伤后所发生的神经系统功能紊乱所引起的疼痛。③混合性疼痛：兼有伤害性疼痛和神经病理性疼痛，包括顽固性腰腿痛、慢性下肢痛和癌痛。

3)根据发病部位划分：包括以下三类。①躯体痛：由浅表皮肤，黏膜或深部的肌肉、肌腱、关节、骨骼等的疼痛感受器受到各种伤害性刺激引起，前者称为浅表躯体痛，后者称为深部躯体痛。②内脏痛：老年人慢性疾病增多，组织的慢性炎症多发，内脏器官受到牵拉、压迫引起痉挛、缺血和疼痛。内脏痛不易准确定位。③非特异性疼痛：除躯体痛和内脏痛外，所有原因不明的疼痛可划归此类，这种疼痛的产生与心理－社会关系密切，患者主诉多，但无阳性体征，常有抑郁症或焦虑症。

3. 疼痛评估　这里主要介绍临床常用的 Wong－Banker 面部表情量表(face rating scale，FRS)(图5－1)：采用从微笑至悲伤至哭泣的6种面部表情表达疼痛程度。0表示非常愉快，无疼痛；2表示微痛；4表示有些疼痛；6表示疼痛明显；8表示疼痛剧烈；10表示疼痛难忍。此法适合任何年龄段且没有特定的文化背景或性别要求，易于掌握。

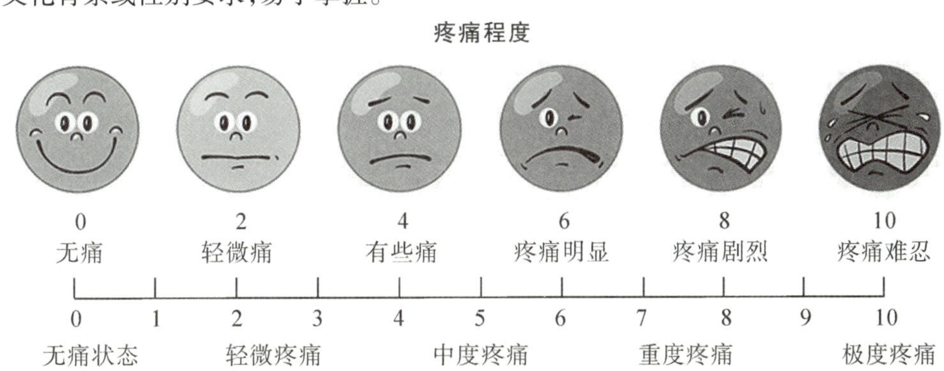

图5－1　Wong－Banker 面部表情量表

4. 护理要点

(1)药物镇痛的护理：世界卫生组织的三阶梯镇痛疗法将镇痛药物分为以下三类。①非阿片类镇

笔记

痛药:适用于轻至中度疼痛,也可以是阿片类镇痛药的辅助用药,包括对水杨酸类药物、苯胺类药物、非甾体抗炎药等。对乙酰氨基酚属于非甾体抗炎药,是缓解老年人轻至中度肌肉骨骼疼痛的首选药物。②弱阿片类药物:使用较多的是曲马多,主要是针对中度疼痛的各种急性疼痛和手术后疼痛;其对呼吸抑制作用弱,存在胃肠道和肾脏问题的老年人更适合使用。③阿片类药物:适用于急性疼痛和恶性肿瘤引起的疼痛。阿片类药物的副作用有恶心、呕吐、便秘、镇静和呼吸抑制,用药过程中需加强观察与及时处理。

(2)非药物镇痛的护理:包括以下两类。①物理治疗:可采用光疗、电疗、磁疗、超声波疗、按摩等方法,增加局部血液循环、镇痛、增强肌力、改善老年人的关节活动范围。②微创介入治疗:对于药物治疗和物理治疗效果不佳的慢性顽固性疼痛,可考虑微创介入治疗。

(3)运动锻炼:运动锻炼对于缓解慢性疼痛非常有效,可以增强骨承受负荷及肌肉牵张的能力,减缓骨质疏松的进程,帮助恢复身体的协调和平衡。

(4)心理调适:护理人员可对患者的心理和行为产生有效的暗示作用,调整患者的情绪反应。通过护理人员的诱导,让患者想象一些以往经历过的、令人愉悦的事情,缓解疼痛。护理人员关心老年人的疼痛表现,给予及时的情感、信息、评估支持,同时鼓励患者家属多陪伴老年人,减少患者独处引起的心理焦虑,缓解疼痛。

(四)营养不良

营养不良是指机体从食物中获得的蛋白质、能量或其他营养素等不足或过量而导致的营养不足或营养过剩两种状态,从而引起机体成分改变、生理和精神功能下降。老年人由于生理代谢的变化、疾病的发生、心理适应能力下降以及社会、经济因素影响,容易发生各类营养缺乏性疾病,易导致或加重慢性疾病和健康问题,如压力性损伤、跌倒、衰弱和认知障碍等。此外,也易使其心理处于焦虑或抑郁状态,进而加剧食欲不振和营养不良。

1. 护理评估

(1)一般情况评估:了解患者的年龄、性别、受教育程度、饮酒情况、经济水平、生活环境、居住情况、宗教信仰、体重变化、生活自理能力及营养支持等状况。

(2)营养不良程度评估:包括以下两个方面。①体格检查:评价营养状态最简便而迅速的方法是观察皮下脂肪厚度,以前臂屈侧或上臂背侧下1/3处为佳。按照中国营养学会的标准,体重指数(BMI)在17~18.4kg/m^{2}为轻度消瘦,BMI在16~16.9kg/m^{2}为中度消瘦,BMI<16kg/m^{2}为重度消瘦。②实验室检查:血清白蛋白可反映机体内脏蛋白质的储存情况,血清白蛋白2.9~3.5g/L为轻度营养不良,2.1~2.8g/L为中度营养不良,<2.1g/L为重度营养不良。

(3)饮食情况评估:评估老年人近3天摄入食物的种类、数量及比例、食欲、用餐时间、频次、进食方式及饮食嗜好。

(4)营养不良的原因评估:包括以下几个方面。

1)生理性因素:老年人味觉功能下降、嗅觉功能低下,影响食欲。老年人的视力、听力下降,影响食物摄取。老年人常存在口腔疾病、咀嚼肌群的肌力低下等问题,可影响咀嚼、吞咽功能,导致进食量不足。消化系统功能减退,影响食物的消化、吸收。老年人自理能力下降及活动耐力下降,也可导致营养缺乏。

2)精神心理因素:老年人由于多种慢性疾病的困扰以及各种功能的退行性改变,人际交往明显减少,易产生消极、焦虑、抑郁等负性情绪,而致食欲减退、进食量减少,造成营养缺乏。老年人因认知功能下降,无法清楚表达自己的意见,导致进食量不能满足机体需求。

3)疾病情况:老年人由于各脏器功能衰退,各种慢性病影响进食、营养吸收。如患糖尿病可影响维生素和矿物质的吸收,患关节炎或帕金森病等可影响进食行为,患脑卒中会引起吞咽困难和营养吸收障碍，放疗、化疗会造成老年肿瘤患者厌食和营养耗竭。医源性禁食、营养支持不足或不及时等均可导致营养不良。药物的相互作用及副作用可直接影响食欲、食物的吸收和利用。

(5)营养筛查工具：具体如下。①微型营养评估量表(MNA)：是目前最常用的老年人营养状况评估工具，该量表包含4个维度、18个条目，包括人体测量、饮食摄入量、整体评估和自我评估等，评估约需耗时10～15分钟。②简易营养评价法(MNA－SF)：在MNA基础上筛选出灵敏度和总体准确度最高的6个条目作为评估内容，即体重指数(BMI)、近期体重下降情况、急性疾病或应激、卧床与否、痴呆或抑郁、食欲下降或进食困难等。可采用MNA－SF进行广泛筛查营养不良高风险的人群。

知识链接

体重指数

体重指数(BMI)简便、实用，是临床用来衡量人体胖瘦程度的常用指标。BMI＝体重(kg)/身高的平方(m^2)，其正常值为18.5～23.9kg/m^2。体重低于标准体重的10%以上或成人BMI小于18.5kg/m^2、学龄前儿童BMI小于13kg/m^2称为消瘦，极度消瘦者称为恶病质。中国人的BMI标准，BMI值＝24kg/m^2为中国成人超重的界限，BMI值为28kg/m^2为肥胖的界限；男性腰围≥85cm，女性腰围≥80cm为腹部脂肪蓄积的界限。

2. 营养不良表现　皮肤、黏膜干燥，弹性减低，皮下脂肪菲薄，肌肉松弛无力，指甲粗糙，毛发稀疏、无光泽，肋间隙、锁骨上窝凹陷，肩、肋骨及髂骨嶙峋突出。

3. 护理要点

(1)促进食欲：空气应新鲜，必要时先通风换气；清洁双手，提醒老年人准备就餐，使其精神上做好准备，提高食欲。鼓励共同进餐，营造一个温馨的用餐环境。结合老年人年龄、性别、嗜好、生活饮食习惯和个体营养状况，采用多种烹调方式或变换食谱，采取烩、蒸、煮、炖、煨等方式，少煎炸、熏烤等方法制作食物，改善食物的色、香、味、美，提高老年患者食欲。对食物质地、口味、营养密度等进行改良，如提供碎状或泥状食物，添加高热量补充剂或额外的营养素、调味剂，刺激老年人的食欲，改善营养状况。

(2)均衡膳食：老年人每天应摄入12种及以上的食物，总能量的20%～30%来自脂肪(同时限制饱和脂肪酸和反式脂肪酸的摄入量)，45%～60%来自碳水化合物，15%～20%来自蛋白质。按照《中国老年人膳食指南(2022)》建议选择质地细软，能量和营养素密度高的食物。食物品种丰富，合理搭配，做到餐餐有蔬菜，多选深色叶菜(如油菜、青菜、菠菜、紫甘蓝等)。尽可能选择不同种类的水果，每种水果摄入量少些，但种类多一些；不应用蔬菜替代水果。动物性食物换着吃，尽可能换着吃畜肉(如猪肉、羊肉、牛肉等)、禽肉(如鸡、鸭等)、鱼虾类以及蛋类食物，动物性食物摄入总量应争取达到平均每日120～150g，其中鱼40～50g，畜禽肉40～50g，蛋类40～50g。推荐每日饮用300～400mL牛奶或蛋白质含量相当的奶制品。保证摄入充足的大豆类制品，达到每天吃相当于15g大豆的推荐水平。根据具体情况，采取多种措施鼓励进食，减少不必要的食物限制。

(3)少食多餐：建议牙齿不好的老年人，安装合适的义齿。有自理能力的老年人，应鼓励其自己进餐；对进餐困难的老年人，可用一些自制餐具，协助其进餐，尽量维持老年人自己进食的能力；对进餐完全不能自理者，应喂饭，掌握喂饭速度。进餐次数可采用三餐两点制或三点制。每次正餐占全天总能量的20%～25%，每次加餐的能量占5%～10%。保持口腔清洁，促进唾液分泌。

(4)足量饮水：鼓励老年人少量多次、主动饮水，首选温热的白开水。

(5)营养支持：当患者进食量不足目标需要量的80%时，推荐使用口服营养补充(ONS)，应在两餐间使用，摄入量至少400kcal/d(1kcal＝4.186kJ)，蛋白质至少30g/d。昏迷、吞咽障碍经口摄入不能或不足、经口摄入低于目标量50%～60%的患者需要考虑管饲。当患者肠道不耐受或因各种原因不

笔记

能进行肠内营养,可考虑选用肠外营养。

(6)日常护理:老年人应积极主动参与家庭和社会活动;鼓励共同进餐,保持良好食欲。积极参加户外活动,延缓肌肉衰减,保持适宜体重;坚持健身与益智活动,促进身心健康。关注体重丢失,定期营养筛查评估,预防营养不良。

爱在夕阳

父母食堂——养老助餐服务

当前,全社会的助老、爱老氛围愈加浓厚,从2021年开始,北京西城区推出"父母食堂"养老助餐品牌,已有200余家养老助餐点加入"父母食堂"。目前,新街口街道拥有33家"父母食堂"养老助餐点,实现辖区21个社区养老助餐服务全覆盖,10分钟养老助餐服务圈搭建完成。此外,西城区还启动了养老助餐数字化试点,建设"网络平台+驿站+第三方膳食营养评估+数据跟踪反馈"老年餐服务模式,老年人或家属可以在线通过小程序下单,也可以通过"一键呼"设备、驿站线下预订、拨打订餐电话等渠道享受老年餐专属订购、送餐服务,享受科技带来的便捷。

(五)谵妄

谵妄是由多种原因引起的一种暂时性的急性精神紊乱,以出现意识障碍和认知功能改变为特点,表现为定向障碍、幻觉、焦虑、语言不连贯、不安及妄想等。这些表现在极短时间内发生,病情波动,呈现日轻夜重,一般持续数天,也可以延续数周或数个月,多数可以恢复。

1. 临床表现

(1)意识模糊:表现为昏睡、对环境及昼夜变换的辨别力下降,部分患者出现警觉性增高、易激惹、不能适应环境等表现。

(2)注意力障碍:注意力不能集中及维持,转换过快,无法服从指令。

(3)认知功能损害:出现时间、地点定向力障碍,常出现错觉或幻觉,有时出现视物变形或妄想性认错等表现,即刻、短时记忆受损明显。语言功能异常表现为找词困难等,书写异常较常见。

(4)思维混乱:思维内容和结构出现异常,语言缺乏连贯性、逻辑性和主题,语无伦次;不能对事情进行计划和排序,判断力和洞察力受损。

2. 评估 美国精神病学会《诊断与统计手册:精神障碍》(第5版)是诊断谵妄的"金标准",意识障碍评估法(confusion assessment method,CAM)是目前评估内外科老年患者谵妄的最广泛、最有效的量表。2019年国内学者对该量表进行汉化,具有良好的信度和效度,适合于国内老年患者的应用(表5-1)。

表5-1 中文版意识模糊评估简短量表

特征	表现	阳性标准
急性发病或病情波动性变化	(1)与患者基础水平相比,是否有证据表明存在精神状态的急性变化; (2)在1天中,患者的(异常)行为是否存在波动性(症状时有时无或时轻时重)	(1)或(2)任务问题答案为是
注意力不集中	患者的注意力是否难以集中?如注意力容易被分散或不能跟上正在谈话的话题	是

续表

特征	表现	阳性标准
思维混乱	患者的思维是否混乱或者不连贯？如谈话主题散漫或与谈话内容无关，思维不清晰或不合逻辑，或毫无征兆地从一个话题突然转到另一个话题	是
意识水平的改变	患者当前的意识水平是否存在异常？如过度警觉（对环境刺激过度敏感，易惊吓）嗜睡（瞌睡，易被叫醒）或昏睡（不易被叫醒）	存在任一异常

3. 护理要点

（1）降阶梯技术：患者表现为易激惹、焦虑、定向障碍或出现妄想等表现时，医护人员首先采取语言性和非语言性的降阶梯沟通技术，护理人员给予语言及行为安抚，注意采取适当的语音、语调、语速、肢体动作、面容表情，取得患者和家属的信任和配合，尽可能满足患者的情感需求。

（2）药物护理：当降阶梯方法处理无效，患者出现激越行为，威胁到自身或他人安全时考虑使用药物，最常使用的药物是氟哌啶醇。老年患者开始时宜用小量，然后缓慢加药并根据耐受情况再调整用量，不可随意自行用药；治疗期间应注意随访检查白细胞计数，大量或长期服用，需定期检查肝功能，同时密切注意迟发性运动障碍的早期症状。

（3）安全护理：老年谵妄患者易出现自伤、坠床、拔除管路或伤及他人等现象，为保证其能顺利进行治疗与护理，可考虑采用保护性约束。当谵妄老年患者出现嗜睡、淡漠等表现，医护人员要注意唤醒干预，促进其意识水平恢复。监测生命体征、辅助检查指标，做好急救配合准备。

（六）衰弱

2004 年美国老年学学会将衰弱定义为老年人因生理储备下降而出现抗应激能力减退的非特异性状态，涉及多系统的生理学变化，包括神经肌肉系统、代谢及免疫系统改变，增加死亡、失能、谵妄、跌倒等发生风险。部分老年人虽然无特异性疾病，但出现疲劳、无力和消瘦，也归于衰弱综合征范畴。老年衰弱往往是一系列慢性疾病、一次急性事件或严重疾病的后果。高龄、跌倒、疼痛、营养不良、肌少症、多病共存、多重用药、活动功能下降、睡眠障碍及焦虑、抑郁等均与衰弱相关。

老年衰弱的影响因素主要包括遗传因素、生长发育情况（个体机体发育过程中的营养积累程度、运动锻炼水平）、多病共存状态（冠心病、糖尿病、慢性阻塞性肺疾病、恶性肿瘤等）、营养不良（营养评分较差或摄入营养素少于 3 种等）、不良生活习惯（饮酒、吸烟）、多种药物治疗等。不同社会人口学特征（性别、年龄、婚姻质量、经济状况、受教育程度、社会地位）对老年衰弱的发生、发展过程也有一定的作用。

1. 衰弱的状况

（1）非特异性表现：疲劳、无法解释的体重下降、反复感染。

（2）跌倒：平衡和步态受损是衰弱的主要特征，衰弱的老年人即使轻度疾病也会导致肢体平衡受损，不能维持完整的步态，易出现跌倒。

（3）谵妄：衰弱老人多伴有脑功能下降，应激时可出现谵妄。

（4）波动性失能患者可出现机体功能状态的急剧变化，常常表现为功能独立和需要他人照顾交替出现。

（5）虚弱：以前能做的事、活动，现在完成度差或不能完成。

2. 衰弱筛查　目标人群：所有年龄≥70 岁或过去 1 年内非刻意节食情况下体重下降≥5% 的人群应进行衰弱筛查和评估。国际衰弱与肌肉减少症研究会议国际临床实践指南建议 65 岁及以上老年人应使用适合特定情景的、简单的、经过验证的快速衰弱筛查工具进行衰弱筛查，对所有筛查为衰弱

笔记

和衰弱前期的老年人进行衰弱评估。

(1)衰弱量表(FRAIL量表):包括疲乏、阻力感增加、活动下降、疾病和体重减轻5项内容,符合3项及以上可诊断为衰弱,符合1项或2项为衰弱前期,不符合任意一项为健壮,该量表为社区老年人初步衰弱筛查的有效工具。

(2)Fried衰弱综合征标准:又称Fried衰弱表型,满足以下5条中3条或以上:①不明原因体重下降;②疲乏;③握力下降;④行走速度下降;⑤躯体活动降低(体力活动下降)。具有1条或2条的状态为衰弱前期,而无以上5条的人群为无衰弱的健壮老人。该标准适用于医院和养老机构中能够配合测试握力及抑郁自评的患者。

3. 护理要点

(1)饮食护理:戒烟限酒,摄入充足的营养物质,对体重降低的衰弱患者建议补充能量、蛋白质、维生素。老年人每日蛋白质摄入量如下:健康者0.89g/kg,衰弱合并肌少症患者1.2g/kg,应激状态者1.3g/kg,营养不良者1.2~1.5g/kg。对于饮食情况差、缺乏阳光照射的衰弱老人,建议每日补充800~1 000U的维生素D。此外,积极推广地中海饮食模式,结合营养师和物理治疗师等专业人员指导,制订个性化的家庭营养干预措施,给予持续随访。宣传使用营养健康量表,早日识别营养不良的老年群体,通过健康教育、健康促进的方式,营造均衡营养搭配的饮食氛围和社会环境。

(2)鼓励适量运动:适量合理的体育运动锻炼能够改善身体功能,从而预防老年衰弱的发生、发展。鼓励老年个体在日常生活中重视体育锻炼,要坚持适度的运动强度、频率和持续时间,避免过量运动。积极发挥家庭成员在老年人功能运动训练中的作用,减少老年人对运动跌倒、摔跤的恐惧;鼓励并支持老年人积极参与各类社会团体活动,减少其内心焦虑与孤独,提高其生活质量。

(3)支持性干预:预防肌少症、体力活动少和营养不良,规范高分解代谢药物(如茶碱、左甲状腺素钠)的使用。

(4)用药治疗:由于目前老年衰弱尚无有效的临床治疗方案,因此积极采取相应的预防措施及策略来减少衰弱的发生、发展是主要的对策。多病共存是衰弱的潜在因素,衰弱的预防和治疗应积极、妥善管理老年人现患共病,积极处理可逆转疾病,同时也要注意避免过度医疗行为。评估老年人用药的合理性,提高老年人用药的依从性,及时纠正不恰当用药。

(七)尿失禁

尿失禁为患者主诉有尿液不自主地流出的状态。老年人最常见的尿失禁类型包括急迫性尿失禁、压力性尿失禁、混合性尿失禁。压力性尿失禁是女性尿失禁中最常见的类型。尿失禁是老年人常见的健康问题,尿失禁发生率随着年龄的增加而增高,其中老年女性的患病率高于男性。尿失禁造成的身体异味、反复尿路感染及皮肤糜烂等,会给患者及其家庭、护理人员以及社会带来经济负担和精神负担,影响老年患者生活质量、幸福感。

1. 护理评估

(1)评估尿失禁相关症状:①排尿时是否伴有尿急、尿频、夜尿增多、尿速变慢、排尿等待、排尿中断、排尿费力、尿后滴沥等;②是否有诱发尿失禁的相关因素,如咳嗽、打喷嚏、大笑、酒精、咖啡因等;③尿失禁发生的时间、频率、失禁时流出的尿量及失禁时有无尿意等。

(2)评估患者的身体活动状况:评估患者是否存在可能引起尿失禁的相关病史,评估患者有无服用可能引起或加重尿失禁的药物。

2. 护理要点

(1)调整生活方式:合理膳食,增加膳食纤维摄入,多吃蔬菜水果,多饮水,保证每日尿量在2 000mL左右,不可因为控制漏尿量而缩减饮水量。避免咖啡因、酒精和碳酸类饮料的摄入;控制体重,保持正常体重是预防尿失禁发生的重要因素;戒烟、避免腹压增加的动作(大笑、咳嗽、剧烈运动等)。

(2)盆底肌锻炼:盆底肌锻炼是压力性尿失禁患者和以压力性尿失禁患者为主的混合性尿失禁患者的常用治疗方法。具体方法:嘱患者快速有力地收缩盆底肌,维持至少 3 秒,然后快速放松肌肉,维持放松状态 2 ~6 秒;依次重复收缩与放松动作;连续做 15 ~30 分钟,每天重复 3 遍,可通过站立位、坐位、仰卧位完成,建议长期锻炼。

(3)膀胱训练:适用于急迫性和混合性尿失禁患者,通过控制尿急和减少排尿次数,对排尿行为进行干预,改善膀胱过度活动,提高控尿能力。具体方法:鼓励患者有意识地逐渐延长排尿间隔时间;在出现尿意时可通过更换体位、压迫会阴、收缩盆底肌、转移注意力、消除外界刺激等方式延长储尿时间。在第一周出现尿意后可延长 5 分钟再排尿,第二周延长 10 分钟,第三周延长 20 分钟,依次逐渐延长至两次排尿间隔 3 ~4 小时。

(4)定时排尿:对于压力性尿失禁患者,定时排尿有助于减少膀胱储尿量。当膀胱内尿量减少时,即使腹压增加,漏尿量也较少。

(5)皮肤护理:每日用温水擦洗,保持会阴部皮肤清洁干燥,积极预防失禁相关性皮炎、压疮等皮肤问题。根据患者病情、性别、活动性、经济状况等情况,选择合适的护理用具,指导患者及其照护者正确使用护理用具。

(6)心理护理:对患者进行教育和指导沟通,进行尿失禁护理操作时注意保护患者隐私,向患者及家属讲解尿失禁的处理方法,帮助患者舒缓压力,减轻焦虑情绪,增强患者应对尿失禁的信心。

任务二 老年常见慢性病患者的护理

一、慢性阻塞性肺疾病患者的护理

1. 概述 慢性阻塞性肺疾病(COPD)是指由于慢性气道阻塞引起通气功能障碍的一组疾病,主要包括慢性支气管炎和阻塞性肺气肿。慢性支气管炎是感染或非感染因素引起气管、支气管黏膜及其周围组织的慢性炎症。慢性阻塞性肺气肿是慢性支气管炎最常见的并发症,是因为炎症造成不同程度的气道阻塞,导致终末细支气管远端的气腔持久性扩大,过度充气,并伴有气道壁的破坏。由于大部分患有肺气肿的老年人同时伴有慢性咳嗽、咳痰病史,因此很难将慢性支气管炎和阻塞性肺气肿的界限截然分开。两者合并存在约占患者的 85%。国内外资料表明,老年人 COPD 发病率和死亡率较高。

智慧就医

2. 临床表现

(1)症状:COPD 特征性症状是慢性进行性加重的呼吸困难、咳嗽、咳痰。气短或呼吸困难是 COPD 的标志性症状,也是使患者焦虑不安的主要原因。早期仅于劳力活动时出现,后逐渐加重,以致日常活动甚至休息时也感气短。较重患者可引起全身性表现,如体重下降、食欲减退、外周肌肉萎缩和功能障碍、精神抑郁和(或)焦虑等。

(2)体征:早期可无异常体征,部分患者可闻及散在的湿啰音和(或)干啰音。伴有阻塞性肺气肿时,有肺气肿的体征。

3. 日常护理

(1)疾病相关知识指导:宣传 COPD 的诱发因素、病理生理、临床表现、防治措施等基础知识。教育和督促患者戒烟,避免粉尘和刺激性气体的吸入,少去人群密集的公共场所,及时根据气候变化增减衣物,预防感冒,及时治疗慢性支气管炎等疾病。

(2)饮食指导:给予高热量、高蛋白、丰富维生素的清淡、易消化食物,可少量多餐,保证营养摄入。鼓励适当多饮水,每天饮水 2000mL 左右。

(3)家庭氧疗:长期家庭氧疗(LTOT)对于 COPD 伴慢性呼吸衰竭者,可提高其生活质量和生存

笔记

率，一般采用鼻导管吸氧，氧流量为 1～2L/min，吸氧时间 >15h/d，使患者在静息状态下，达到 $PaO_2 \geq$ 60 mmHg 和（或）使 SaO_2 上升至 90% 以上。指导患者和家属了解氧疗的目的、必要性及注意事项；注意安全，供氧装置周围严禁烟火，防止氧气燃烧爆炸；氧疗装置定期更换、清洁、消毒。

（4）康复训练：与老年患者及其照顾者共同制订个性化的康复锻炼计划，通过适当体育锻炼提高体力、耐力和抵抗力。

1）全身性运动：指导有氧运动，如步行、爬斜坡、上下楼梯及慢跑等。运动量由慢至快，由小至大逐渐增加，以身体耐受情况为度。一般 1～2 周后可使心肺功能显著改善。

2）有效咳嗽的方法：患者尽可能采取坐位，先进行深而慢的呼吸 5 次或 6 次，然后深吸气至膈肌完全下降，屏气 3～5 秒，继而缩唇，缓慢通过口腔将肺内气体呼出，再深吸一口气后屏气 3～5 秒，身体前倾，从胸腔进行 2 次或 3 次短促有力的咳嗽，咳嗽同时收缩腹肌，或用手按压上腹部，帮助其将痰液咳出。

3）腹式呼吸的方法：患者可取立位、半卧位或平卧位，两手分别放于胸前和上腹部。用鼻缓慢吸气时，膈肌最大程度下降，腹肌松弛，腹部突出，手感到腹部向上抬起。呼气时用口呼出，腹肌收缩，膈肌松弛，膈肌随腹腔内压增加而上抬，推动肺部气体排出，手感到腹部下降。

4）缩唇呼吸：患者闭嘴经鼻吸气，然后通过缩唇缓慢呼出，同时收缩腹部，吸气与呼气的时间比为 1:2或 1:3。缩唇大小程度与呼气流量，以能使距口唇 15～20cm 处，与口唇等高点水平的蜡烛火焰随气流倾斜又不至于熄灭为宜。

二、老年高血压病患者的护理

1. 概述　高血压是以体循环动脉压升高为主要表现的心血管综合征，分为原发性高血压和继发性高血压。原发性高血压是心、脑血管疾病最重要的危险因素，常与其他心血管危险因素并存，可损伤重要脏器，如心、脑、肾的结构和功能，最终导致这些脏器的功能衰竭。我国 71% 的脑卒中和 54% 的心肌梗死患者的死亡与高血压有关。

高血压的那些事

高血压是我国最常见的慢性病之一。调查数据显示，2012—2015 年我国 18 岁以上成人高血压患病率为 27.9%（标化率 23.2%）；2012 年我国≥60 岁的老年人高血压患病率城市为 60.6%，农村为 57%；在≥80 岁的高龄老年人群中，高血压的患病率接近 90%。

2. 表现

（1）症状：随着年龄增长，大动脉弹性下降，动脉僵硬度增加；压力感受器反射敏感性和 β 肾上腺素能系统反应性降低；肾脏维持离子平衡能力下降，表现为容量负荷增多和血管外周阻力增加。因此，老年高血压具有以下特点：收缩压升高为主、血压波动大、多重用药、假性高血压。

高血压通常起病缓慢，早期常无症状或不明显，仅在体格检查时发现血压升高。高血压患者可有头痛、眩晕、后颈部疼痛、疲劳、心悸、耳鸣等症状。

（2）体征：一般较少，应重点检查周围血管搏动、血管杂音、心脏杂音等项目。心脏听诊可闻及主动脉瓣区第二心音亢进、收缩期杂音或收缩早期喀喇音。

3. 日常护理

（1）健康膳食：注意避免感染、过度劳累、情绪激动、饮食不当、排便用力等诱发因素。减少钠盐摄入，增加富钾食物摄入有助于降低血压。WHO 建议盐摄入量应少于 5g/d，老年高血压患者应适度限盐，减少烹调用盐及酱油等钠含量高的调味品，推荐肾功能良好者选择低钠富钾替代盐。鼓励老年人摄入多种新鲜蔬菜、水果、鱼类、豆制品、粗粮、脱脂奶及其他富含钾、钙、膳食纤维、多不饱和脂肪酸的食物。

高血压的饮食密码

（2）戒烟限酒：戒烟可降低心血管疾病、肺部疾患和死亡风险。建议老年吸烟者戒烟，必要时应用戒烟药物减少戒断症状，增加戒烟成功率，避免使用电子烟替代。饮酒增加高血压风险，中重度饮酒者限制饮酒可显著降低血压。建议老年人限制酒精摄入，饮用酒精量男性每天少于 25g、女性每天少于 15g。白酒、葡萄酒（或米酒）或啤酒摄入量每天应分别少于 50mL、100mL 和 300mL。

（3）保持理想体重：超重或肥胖的老年高血压患者可适当控制能量摄入和增加体力活动，通过减轻体重降低血压。维持理想体重指数、纠正腹型肥胖（男性腹围≥90cm、女性腹围≥85cm）有利于控制血压，减少心血管疾病发病风险，但老年人应注意避免过快、过度减重。

（4）合理运动：老年高血压及高血压前期患者进行合理的有氧运动可有效降低血压。抗阻运动还可以增加肌肉力量，预防和改善老年衰弱。建议老年人进行适当的规律运动，每周不少于 5 天，每天不少于≥30 分钟，如步行、慢跑、游泳等。以中等强度有氧运动为主，结合抗阻运动、平衡训练、呼吸训练与柔韧性和拉伸训练等。不推荐老年人剧烈运动。

（5）改善睡眠：睡眠时长、质量与血压升高及心血管疾病发生风险有关。保证 6～8 小时夜间睡眠并提高睡眠质量对提高生活质量、控制血压和减少心脑血管疾病并发症意义重大。老年人白天睡眠时间不宜过长，利尿剂尽量避免睡前服用，以免夜尿过多而影响睡眠。

（6）注意保暖：血压随着季节的变化而变化，通常冬季的诊室收缩压/舒张压平均比夏季高约 5/3mmHg。老年人对寒冷的适应能力和对血压的调控能力差，常出现明显季节性血压波动。应保持室内温暖，经常通风换气；骤冷和大风低温时减少外出；适量增添衣物，注意保暖，避免血压大幅波动。

（7）心理平衡，保持健康心理状态：保持处事不惊，遇事不慌的心态，避免情绪大起大落的环境和事件。

知识链接

A 型性格易患高血压

所谓某种类型性格，是心理学家对不同性格人群的划分方式，主要分 A、B、C、D 型。研究表明，A 型性格是高血压发病的重要因素之一，其主要特征为个性强、急躁、易紧张、冲动、好胜心强，有时间紧迫感和匆忙感，常过分自负等。情绪激动，不论是愤怒、焦虑、恐惧，还是大喜大悲，都可能导致血压一过性升高。A 型性格的人遇到刺激，其生理反应比 B 型者强烈得多，更迅速、持久和明显。因此，不良情绪是高血压发病的基础之一，而性格特征则是这个基础的重要因素。

三、老年冠心病患者的护理

1. 概述　冠状动脉粥样硬化性心脏病（coronary atherosclerotic heart disease）指冠状动脉粥样硬化使血管腔狭窄或阻塞，导致心肌缺血缺氧或坏死而引起的心脏病，简称冠心病。冠心病是由冠状动脉发生器质性狭窄或阻塞引起的心肌缺血缺氧或坏死，亦称缺血性心脏病，分为无症状性心肌缺血型（隐性冠心病）、心绞痛型、心肌梗死型、心力衰竭和心律失常型、猝死型五种类型，是老年人的常见病和多发病之一，主要以心绞痛和心肌梗死为多见。

2. 临床表现

（1）稳定型心绞痛（stable angina）：亦称劳力性心绞痛，是在冠状动脉狭窄的基础上，由于心肌负荷的增加而引起心肌急剧的、暂时的缺血与缺氧的临床综合征。临床重要特征是在数月内，疼痛发作的程度、频率、持续时间、性质和诱因无明显变化。

胸痛危机——心绞痛的应急应对

1）部位：主要在胸骨体之后，可波及心前区，手掌大小范围，界限不很清楚，常放射至左肩、左臂内侧达环指和小指，或至颈、咽或下颌部。

笔记

2)性质:胸痛常为压迫、发闷或紧缩性,也可有烧灼感,但不像针刺或刀割样锐性痛,偶伴濒死感。有些患者仅觉胸闷而非胸痛。发作时,患者往往不自觉地停止正在进行的活动,直至症状缓解。

3)诱因:体力劳动、情绪激动、饱餐、寒冷、吸烟、心动过速、休克等均可诱发。疼痛多发生于劳力或情绪激动的当时,而不是在其之后发生。

4)持续时间:疼痛一般持续数分钟至十余分钟,多为3~5分钟。

5)缓解方式:一般在停止原来诱发症状的活动后即可缓解;舌下含服硝酸甘油等硝酸酯类药物也能在几分钟内缓解。

(2)不稳定型心绞痛(unstable angina,UA)和非ST段抬高型心肌梗死(non-ST segment elevated myocardial infarction,NSTEMI):病情不稳定,可迅速进展为ST段抬高心肌梗死或猝死,也可好转为稳定型心绞痛。其表现以疼痛为主,疼痛常偏重,部位可不典型,也可表现为气短、胸闷伴乏力、出汗。持续时间常较长,但一般不超过30分钟。用硝酸酯制剂、救心丸等药物治疗常有效。本病具有发病频繁、发作持续时间逐渐延长、症状逐渐加重、药物效果逐渐减弱的特点。

(3)ST段抬高型心肌梗死(ST segment elevated myocardial infarction,STEMI):属冠心病的严重类型,发病急、变化快、风险高。老年人的预后更差、死亡率更高。典型表现为持久的胸骨后剧烈疼痛,一般超过30分钟,用药不缓解。老年人首发症状常为非疼痛不典型症状,如呼吸困难、意识障碍、晕厥、恶心呕吐、大汗伴乏力。气促和意识障碍随增龄而增加,胸痛随增龄而减少。老年人病情常快速进展,很快出现心律失常、急性心力衰竭、心源性休克等表现。心率多加快,也可减慢,心律不齐;心尖部第一心音减弱,可闻及第三或第四心音奔马律,心尖部收缩期杂音;除急性心肌梗死早期血压可增高外,几乎所有患者都有血压下降,重者有心力衰竭、心源性休克的体征。

急性心肌梗死的现场应对

3. 日常护理

(1)疾病知识指导:包括以下方面。①合理膳食:宜摄入低热量、低脂、低胆固醇、低盐饮食,多食蔬菜、水果和粗纤维食物如芹菜、糙米等,预防便秘,避免暴饮暴食,注意少量多餐。②戒烟限酒。③适量运动:运动方式应以有氧运动为主,每天30分钟,注意运动的强度和时间因病情和个体差异而不同。④心理平衡:调整心态,减轻精神压力,逐渐改变急躁易怒性格,保持心理平衡。

(2)避免诱发因素:告知患者及家属过劳、情绪激动、饱餐、用力排便、寒冷刺激等都是心绞痛发作的诱因,应注意尽量避免。

(3)病情监测:指导教会患者及家属心绞痛发作时的缓解方法,胸痛发作时应立即停止活动或舌下含服硝酸甘油。如服用硝酸甘油不缓解,或心绞痛发作比以往频繁、程度加重、疼痛时间延长,应立即到医院就诊,警惕心肌梗死的发生。不典型心绞痛发作时可能表现为牙痛、上腹痛等,为防止误诊,可先按心绞痛发作处理并及时就医。告知患者应定期复查心电图、血压、血糖、血脂、肝功能等。

(4)用药指导:指导患者遵医嘱服药,不要擅自增减药量,自我监测药物的不良反应。外出时随身携带硝酸甘油以备急需。硝酸甘油见光,受潮易分解,应放在棕色瓶内密闭保存,以免见光、潮解失效。药瓶开封后每6个月更换1次药物,以确保疗效。

知识链接

如果心绞痛患者胸痛发作时身边没有药物,如何缓解胸痛呢?

内关穴是手厥阴心包经的常用腧穴之一,出自《灵枢·经脉》,刺激内关穴有缓解胸痛的功效。取穴方法:右手示指、中指、环指并拢,将环指放在左手腕上的横纹中点处,右手示指和左手手腕交点处就是内关穴,右手大拇指尖端按压内关穴,大拇指垂直用力,向下按压,让刺激充分到达肌肉组织的深处,产生酸麻胀的感觉就是穴位得气了,持续20~30秒,然后放松轻揉局部,如此反复。

笔记

四、老年脑卒中患者的护理

1. 概述　脑卒中(cerebral stroke)又称“中风”“脑血管意外”,指各种原因引起的脑血管疾病急性发作,造成脑供血动脉狭窄或闭塞,或非外伤性的脑实质出血,并引起相应临床症状及体征。脑卒中是脑血管疾病的主要临床类型,包括缺血性脑卒中和出血性脑卒中,以突然发病、迅速出现局限性或弥散性脑功能缺损为共同临床特征,为一组器质性脑损伤导致的脑血管疾病。

近 20 年来,全球脑卒中负担逐渐增加,2014 年我国脑卒中的发病率超过心血管疾病、肿瘤和其他疾病,成为中国居民因病致死的重要因素。脑卒中最常见的类型是急性缺血性脑卒中(脑梗死),占 60% ~80% 。老年人是脑卒中的高发人群,以脑梗死和脑出血为主,也是老年人致残的主要原因。

2. 临床表现

(1)先兆症状:指脑卒中发生之前数小时至 1 个月内患者可能出现的症状。

1)头晕,特别是突然感到眩晕。

2)肢体麻木,突然感到一侧面部或手脚麻木,有的为舌麻、唇麻。

3)暂时性吐字不清或讲话不灵。

4)肢体无力或活动不灵。

5)与平时不同的头痛。

6)不明原因突然跌倒或晕倒。

7)短暂意识丧失或个性和智力的突然变化。

8)全身明显乏力,肢体软弱无力。

9)恶心、呕吐或血压波动。

10)整天昏昏欲睡,处于嗜睡状态。

11)一侧或某一个肢体不自主地抽动。

12)突感双眼一时看不清眼前出现的事物。

(2)常见表现:头痛、运动障碍、语言障碍、意识障碍、感觉障碍等。脑卒中很容易与其他疾病混淆,可以通过“FAST”初步判断。

1)F 即 face(脸),要求患者笑一下,观察患者口角是否歪斜,脑卒中患者的脸部会出现不对称,也无法正常露出微笑;

2)A 即 arm(胳膊),要求患者举起双手,观察患者是否存在肢体麻木无力的现象;

3)S 即 speech(言语),请患者重复说一句话,判断是否言语表达困难或者口齿不清;

4)T 即 time(时间),明确记下发病时间,立即送医。

3. 日常护理

(1)疾病预防指导:指导合理饮食;戒烟、限酒;遵医嘱规律用药,控制血压、血糖、血脂等;生活规律,适当运动(如慢跑、散步等,每天 30 分钟以上);气候变化时注意保暖,防止感染。

(2)疾病知识指导:告知患者和家属脑卒中的基本病因和主要危险因素、早期症状和及时就诊的指征;指导患者遵医嘱正确服用降压药、降糖药和降血脂药,定期复查。

脑梗的“3 识”与“3 数”

(3)康复指导:教会患者和家属康复训练技巧,如翻身训练、桥式运动等肢体功能训练及语言和感觉功能训练的方法;使患者和家属认识到坚持主动或被动康复训练的意义。鼓励患者树立信心,克服急于求成的心理,循序渐进,坚持康复训练。加强康复效果评估,以便及时调整训练方案。

(4)照顾者指导:家属应关心体贴患者,给予精神支持和生活照顾,但要避免患者形成依赖心理,鼓励和督促患者坚持锻炼,增强自我照顾的能力。

笔记

五、老年糖尿病患者的护理

1. 概述　糖尿病是由遗传和环境因素共同作用而引起的一组以慢性高血糖为特征的代谢性疾病。因胰岛素分泌和(或)作用缺陷导致碳水化合物、蛋白质、脂肪、水和电解质等代谢紊乱。随着病程延长，可出现眼、肾、神经、心脏、血管等多系统损害。重症或应激时还可发生糖尿病酮症酸中毒、高血糖高渗状态等急性代谢紊乱。

糖尿病分型：1 型糖尿病、2 型糖尿病、其他特殊类型(由内分泌疾病、严重肝病、胰腺疾病、药物引起)糖尿病。老年糖尿病 95% 以上是 2 型糖尿病。

老年人基础代谢率低，葡萄糖代谢及在周围组织的利用能力都明显下降，进食过多和运动不足容易导致肥胖，肥胖使细胞膜上的胰岛素受体减少，加重胰岛素抵抗。生理老化使血糖在空腹和餐后均随增龄而有不同程度升高。另外，衰老所致体内胰岛素作用活性下降，也是导致老年人血糖升高的因素。因此，老年人糖尿病患病率高，据统计，老年人群中约 60%(糖尿病 20.9%，糖尿病前期 40%)存在糖代谢异常，糖尿病患病率和糖耐量降低比率均随年龄增加明显上升。老年糖尿病严重影响老年人的生活质量和寿命，其并发症是致残致死的主要原因。

2. 临床表现　典型表现为“三多一少”(多尿、多饮、多食及体重减轻)症状，皮肤瘙痒、四肢酸痛麻木、腰痛、便秘、视物模糊等。患者可发生急性并发症，如糖尿病酮症酸中毒、乳酸酸中毒、高血糖高渗状态等。慢性并发症主要有糖尿病大血管病变、糖尿病微血管病变、糖尿病神经病变、糖尿病足、感染、低血糖等。

3. 日常护理

(1)疾病知识指导：采取多种方法，如课堂教学或一对一讲解、播放影像、发放宣传资料等，让患者和家属了解糖尿病的病因、临床表现、诊断与治疗方法。指导老年人掌握血糖、血压、体重指数的监测方法。告诉患者外出时要随身携带识别卡，以便发生紧急情况时能得到及时处理。

(2)日常生活指导：教会老年患者饮食与运动治疗实施的原则和方法；教会老年患者足部护理的方法和技巧；指导老年患者正确处理精神压力，保持平和的心态。

(3)用药指导：告知患者口服降糖药及胰岛素的名称、剂量、给药时间和方法，不能自行调整药物剂量、剂型，教会其观察药物疗效和不良反应。对于使用胰岛素注射的患者，应教会患者或家属掌握正确的注射方法。

(4)康复指导：糖尿病周围神经病变可引起感觉和运动功能障碍。感觉功能的康复可通过经皮神经刺激疗法、电刺激疗法、磁疗、红外线治疗等物理方法缓解疼痛和促进保护性感觉的恢复。运动功能康复包括平衡训练和耐力训练，平衡训练通过刺激足底触觉和本体感觉，达到改善平衡障碍的目的，中等强度的耐力训练可改善周围神经病变。

六、帕金森病患者的护理

1. 概述　帕金森病(简称 PD)又称震颤麻痹，是中老年人常见的神经系统变性疾病。PD 病因和发病机制尚不明确。目前认为 PD 的发生是人体、环境和药物相互作用的结果。

2. 表现　PD 起病缓慢，患者往往不能回忆发病的确切时间。随着年龄的增长，病情越来越重。运动迟缓、静止性震颤、肌强直和姿势步态异常是其主要临床表现。不同患者出现上述症状的先后顺序和轻重程度常有差异，也可能在病程中不一定全部出现。

认识帕金森病

(1)震颤：表现为静止性震颤，多始于一侧上肢远端，呈现有规律的拇指对掌和手指屈曲的不自主震颤，类似“搓丸样”动作。震颤具有静止时明显，运动时减轻，入睡后消失等特征。

(2)肌强直：表现为伸肌、屈肌张力增高，被动运动关节时出现均匀一致的阻力，类似弯曲软铅管的感觉，故称为“铅管样强直”。在有静止性震颤的患者中可感到在均匀的阻力中出现断续停顿，如同转动齿轮感，称为“齿轮样”肌强直。

(3)姿势步态异常：早期走路拖步，迈步时头前倾，躯干俯曲，上肢肘关节屈曲，有时迈步后常以极小的步态(碎步)向前冲，越走越快，不能立刻停步，称为“慌张步态”。晚期出现坐位、卧位起立困难，不能站立。

(4)运动迟缓：随意动作减少，动作缓慢、笨拙。早期手指精细动作，如系裤带、鞋带、解或扣纽扣等，动作缓慢；逐渐发展成全面性随意运动减少、迟钝；晚期因合并肌张力增高，导致起床、翻身均有困难。面肌强直使面部表情呆板，双眼凝视和瞬目动作减少，笑容出现和消失减慢，造成“面具脸”。患者有书写时字越写越小的倾向，称为“写字过小征”。

(5)其他：常为自主神经症状，如多汗、流涎、便秘、尿频、性功能减退和脂溢性皮炎等。

3. 日常护理

(1)活动与休息指导，鼓励患者维持和培养兴趣爱好，坚持适当的运动和体育锻炼，做力所能及的家务劳动等，可以延缓身体功能障碍的发生和发展，从而延长寿命，提高生活质量。坚持主动运动，如散步、打太极拳等，保持关节活动的最大范围；加强日常生活活动训练，进食、洗漱、穿脱衣服等应尽量自理；对于卧床患者应协助其被动活动关节和按摩肢体，预防关节僵硬和肢体挛缩。

(2)遵医嘱正确服药，详细告知帕金森病常用药物的名称、剂量、用法及用药注意事项，知晓用药产生不良反应，教会患者及家属通过观察肌肉震颤、语言功能、写字、梳头、系鞋带等动作的变化判断药物的疗效，遵医嘱定期复诊。

(3)指导家属改善患者居住环境，如无障碍化、安装扶手和其他辅助设备，以减少跌倒的发生。患者应缓慢起立，避免用力排便、穿紧身衣裤和弹力袜子以防跌倒。

知识链接

智能防抖勺

智能防抖勺是一种专为帕金森病患者等手抖人群设计的餐具，旨在帮助他们更轻松、更稳定地进食。智能防抖勺通过高速伺服控制系统和基于无人机的姿态解算技术，能够主动识别并抵消手部的抖动，从而让食物在勺子里保持稳定。智能防抖勺具有自动识别有意识运动和无意识抖动的能力，能够在进食时有效抵消手部的震颤，但对于手部的正常移动则不做任何处理，确保使用者能够自然地进行日常活动，极大地提高了帕金森病患者等手抖人群的就餐体验。

任务三 阿尔茨海默病患者的护理

一、疾病概述

阿尔茨海默病(Alzheimer's disease，AD)亦称老年性痴呆，是指发生于老年和老年前期、起病隐匿、进行性认知功能障碍和行为损害为特征的中枢神经系统退行性病变。它是老年期痴呆中最常见的类型。患者往往表现为不同程度的记忆、语言、视空间功能、认知功能(理解、计算、时间空间定向力、思维、判断、执行能力等)减退以及精神行为异常。AD 占所有痴呆分型的 50% ~70%。

我国现有 AD 患者 600 万 ~800 万人，其中 65 岁以上人群中 AD 患者占 3% ~7%，全球 AD 患者达 2 400 万人。在我国，高龄、女性、低教育、农村地区是 AD 的高发危险人群。

AD 发病机制尚不十分明确，目前普遍认为是一种多因素参与的复杂病理过程。对 AD 的发病机

笔记

制影响较广的有 β－淀粉样蛋白瀑布学说和 Tau 蛋白学说。AD 患者病理表现为脑的体积缩小和重量减轻，脑沟加深、变宽，脑回萎缩，特别是海马区萎缩。

二、疾病特点

AD 通常起病隐匿，临床症状主要可分为认知功能减退及其伴随的社会生活功能减退症状和非认知性神经精神症状。

1. 痴呆前阶段　此阶段分为轻度认知功能障碍发生前期（pre－mild cognitive impairment，pre－MCI）和轻度认知功能障碍期（mild cognitive impairment，MCI）。在 Pre－MCI 期患者没有任何临床表现或仅主诉轻微的记忆力减退。在 MCI 期患者可有轻度的记忆力受损，表现为学习和记忆新知识能力下降。其他认知能力可有轻度受损，但未达到痴呆诊断标准。此阶段并无明显的神经精神症状。

2. 痴呆阶段　此阶段患者出现明显的认知功能障碍，如记忆障碍、语言障碍、失用、失认以及计算、判断、概括、综合分析、解决问题等执行功能障碍。同时还可能伴有精神行为异常。

（1）轻度：①主要表现为记忆障碍，是 AD 最常见的症状，首先出现的是近期记忆减退，常将日常所做的事和常用的一些物品遗忘；随着病情的发展，可出现远期记忆减退；②语言能力下降，找不出合适的词汇表达思维内容；③视空间障碍，易迷路；④日常生活中高级活动，如做家务、管理财务等出现困难；⑤抽象思维和判断能力受损；⑥情绪不稳，情感较幼稚，情绪易激惹，出现抑郁、偏执、急躁、缺乏耐心等表现；⑦人格改变，如活动减少，孤僻、自私，对周围环境、事情兴趣减少，敏感多疑。病程可持续 1～3 年。

（2）中度：①工作、学习新知识和社会接触能力减退，特别是对原已掌握的知识和技巧出现明显的遗忘；②注意力不集中；③定向力进一步丧失，常去向不明或迷路；④日常生活能力下降，日常生活需要别人协助；⑤人格进一步改变，甚至做出一些丧失羞耻感（如随地大小便等）的行为；⑥行为紊乱，如精神恍惚、爱藏废物、无目的徘徊、出现攻击行为、动作日渐减少等表现。本期是本病护理照管中最困难的时期，该期多在起病后的 2～10 年。

（3）重度：①不能完成日常简单的生活事项，依赖他人照顾；②智能趋于丧失，情感淡漠、哭笑无常、言语能力丧失；③无自主运动，缄默不语，成为植物人状态。在此期间，患者常可并发全身系统疾病的症状，如肺部及尿路感染、压疮及全身性衰竭症状等，最终因并发症而死亡。该期多在发病后的 8～12 年。

三、护理

1. 主要护理诊断

（1）记忆功能障碍：与认知功能下降有关。

（2）生活自理缺陷：与认知障碍所致记忆、运用、执行、语言及日常生活能力减退有关。

（3）有走失的危险：与记忆力、定向力等认知功能减退有关。

（4）有受伤或伤人的危险：与视觉空间障碍、执行能力缺失、情绪异常等有关。

2. 护理措施

（1）日常生活护理：主要包括以下方面。

1）穿着：①衣服按穿着的先后顺序叠放；②避免过多纽扣，建议用拉链取代纽扣，以弹性裤腰取代皮带；③选择不用系带的鞋子；④选用宽松的内裤，女性胸罩选用前扣式；⑤说服患者接受合适的衣着，不要与之争执，及时鼓励，例如告诉患者这条裙子很适合她，然后再告知穿着的步骤。

2）进食：①定时进食，最好是与其他人一起进食；②如果患者不停地想吃东西，可以把用过的餐具放入洗涤盆，以提醒患者在不久前才进餐完毕；③患者如果偏食，注意是否有足够的营养；④允许患者用手拿取食物，进餐前协助其清洁双手，亦可使用一些特别设计的碗筷，以减低患者进食难度；⑤给患

笔记

者逐一解释进食步骤，并作示范，必要时予以喂食；⑥食物要简单、软滑，最好切成小块；⑦进食时，将固体和液体食物分开，以免患者不加咀嚼就把食物吞下导致窒息；⑧义齿必须安装正确并每天清洗；⑨每天安排数次喝水，并注意水不可过热。

3）睡眠：①睡觉前让患者先上卫生间，减少夜间上厕所次数；②根据患者以前的兴趣爱好，白天安排患者适当活动，避免白天睡觉过多；③给予患者轻声安慰，有助患者入睡；④若患者误以为是日间，切勿与之争执，可陪伴患者一段时间，再劝说患者入睡。

4）自我照顾能力的训练：对于轻、中度认知症患者，应尽可能给予自我照顾的机会，并进行生活技能训练，如鼓励患者洗漱、穿脱衣服、用餐、如厕等，以提高老年人的自尊。理解老年人的动手困难，鼓励并赞扬其自理行为。患者完全不能自理时应由专人护理。

（2）用药护理：主要包括以下方面。

1）全程陪伴：AD 患者常忘记吃药、吃错药或忘了已经服过药又过量服用，所以 AD 患者服药时必须有人协助服药，以免遗忘或错服。AD 患者常不承认自己有病，或因幻觉、多疑而认为给的是毒药，所以常拒绝服药。护理人员需要耐心说服，向患者解释，亦可以将药研碎拌在饭中吃下。对拒绝服药的 AD 患者，一定要看着患者把药吃下，让患者张开嘴，确认是否咽下，防止患者在无人看管时将药吐掉或者私藏药物。

2）重症老年人服药：吞咽困难的患者不宜吞服药片，将药物研碎后溶于水中服用；昏迷患者由胃管注入药物。

3）观察不良反应：AD 患者服药后常不能诉说不适，要细心观察患者有何不良反应，及时报告医生，调整给药方案。

4）药品管理：对于伴有抑郁症、幻觉和自杀倾向的 AD 患者，应加强药品管理，将药品放到患者拿不到或找不到的地方。

（3）智能康复训练：主要包括以下方面。

1）记忆训练：鼓励老年人回忆过去的生活经历，帮助其认识目前生活中的人和事，以恢复记忆并减少错误判断；鼓励老年人参加一些力所能及的社交活动，通过动作、语言、声音、图像等信息刺激，提高记忆力。对于记忆障碍严重者，通过编写日常生活活动安排表、制订作息计划、挂放日历等方法，以帮助记忆。对容易忘记的事或经常出错的程序，设立提醒标志，以帮助记忆。也可以通过让 AD 患者记住一串数字，然后要求他们按照指定的顺序回忆出来。开始时可以从较短的数字串开始，逐渐增加长度和难度。还可以使用数字卡片或者数字游戏进行训练，引导 AD 患者通过观察和记忆找出正确的数字。表 5－2 是为失智老年人进行记忆力训练的技能操作要求。

记忆力训练

表 5－2 为失智老年人进行记忆力训练

项目	实操技能操作要求	分值（分）
工作准备 （10 分）	口头汇报：简述情境、老年人照护问题和任务等	2
	以下项目在整个操作过程中予以评估，不需要口头汇报。 1. 物品准备齐全：操作过程不缺用物、能满足完成整个操作，性能完好（如水果彩图数张，笔和记录本等；每遗漏一项关键物品扣 0.5 分，直至扣完）（2 分）。 2. 操作过程中关注环境准备情况，包括温湿度适宜，光线明亮，空气清新（以检查动作指向行为或沟通交流方式进行）（2 分）。 3. 操作过程中注意老年人准备：老年人状态良好，可以配合操作（以沟通交流方式进行）（2 分）。 4. 做好个人准备：操作过程中裁判观察着装、装饰等，符合规范（2 分）	8

续表

项目	实操技能操作要求	分值(分)
沟通解释评估(15 分)	问好、自我介绍、友好微笑、称呼恰当、举止得体、礼貌用语,选择合适话题,自然开启话题等	2
	采用有效方法核对照护对象基本信息	2
	对老年人进行综合评估(评估项目将结合具体竞赛试题进行具体化和明确化): 1. 全身情况(如神志、情绪、意愿、认知功能、活动能力等)(2 分)。 2. 局部情况(结合案例具体情况)(2 分)。 3. 特殊情况(针对本情境可能存在的情况)(2 分)	6
	1. 为老年人介绍照护任务、任务目的、操作时间、关键步骤。 2. 介绍需要老年人注意和(或)配合的内容。 3. 询问老年人对沟通解释过程是否存在疑问,并且愿意配合	3
	询问老年人有无其他需求,环境和体位等是否舒适,询问老年人是否可以开始操作	2
关键操作技能(50 分)	关键操作技能以"动作"为主,尽可能真实为老年人服务;整体要求:步骤和方法正确,不违反基本原则,能够根据实际情况完成任务。 1. 准备工作(6 分):包括取出彩图如各种水果摆放在合适的位置,便于沟通并向老年人展示,引导老年人做好训练的心理准备。 2. 瞬间记忆训练(24 分):包括以下几点。 (1)将各种卡片反面向上,取出一张(如西瓜图片)让老年人识别是什么水果。 (2)当老年人能正确识别以后,可立刻将彩图正面向下,要求老年人回忆刚才看到的是什么,以训练感觉记忆也称为瞬间记忆。 (3)重复以上步骤 2~3 次。 (4)如能顺利完成,给予鼓励和表扬。 (5)如老年人注意力转移或者不耐烦,采取有效措施吸引其注意力,如换有兴趣的图片等。 (6)当老年人识别不清时,可适当提醒,让老年人复述,直至记住。 3. 短时记忆训练(20 分):包括以下几点。 (1)当老年人能够对多张彩图进行识别和瞬间回忆正确时,可将刚刚识别的彩图正面向下,让老年人回忆并回答刚才看到了什么,以训练短时记忆。 (2)再将刚刚识别的水果彩图正面向上,让老年人找出正确的图片,以加强短时记忆。 (3)密切观察老年人情绪,如有烦躁,立即停止或转移注意力。 (4)对老年人的良好表现及时提出表扬和鼓励,保持老年人进行训练的兴趣	50

笔记

续表

项目	实操技能操作要求	分值(分)
健康教育(8分)	针对本次具体实施的照护任务,在照护过程中进行注意事项的教育(如训练的原则包括循序渐进、持之以恒等): 1. 教育方式恰当,如讲解与示范相结合。 2. 语言简单易懂,尽量使用生活化语言。 3. 表达准确、逻辑清晰、重点突出	3
	在照护过程中结合老年人情况开展健康教育或心理支持,如怎样处理忘记带来的心理急躁焦虑,要求如下: 1. 教育主题和数量合适(根据竞赛试题和比赛时长确定)。 2. 表达符合老年人的心理特征和理解能力。 3. 结合主题提出的措施或建议:每个主题不少于3条。 4. 措施或建议准确有效,符合科学和规范的要求。 5. 结合老年人的具体情况(如职业、性格、爱好、家庭等)	5
评价照护效果(5分)	询问老年人有无其他需求、是否满意(反馈),整理各项物品	1
	记录(不漏项,包括训练的情况和效果、预约下一次训练的安排等)	2
	遵守感染防控要求,包括废弃物处理、个人防护及手卫生等	2
评价照护效果(12分)	操作过程中的安全性:操作流畅、安全、规范,避免老年人害怕、疼痛等伤害,过程中未出现致老年人于危险环境的操作动作或行为	3
	沟通力:顺畅自然、有效沟通,表达信息方式符合老年人社会文化背景,能正确理解老年人反馈的信息,避免盲目否定或其他语言暴力	2
	创新性:能综合应用传统技艺、先进技术等为老年人提供所需的照护措施,解决老年人问题,促进老年人的健康和幸福感	1
	职业防护:做好自身职业防护,能运用节力原则,妥善利用力的杠杆作用,调整重心,减少摩擦力,利用惯性等方法	1
	人文关怀:能及时关注到老年人各方面变化,能针对老年人的心理和情绪作出恰当的反应,给予支持,例如不可急躁等;言行举止有尊老、敬老、爱老、护老的意识	2
	鼓励:利用语言和非语言方式鼓励老年人参与照护,加强自我管理,发挥残存功能,提升自理能力	2
	灵活性:对临场突发状况能快速应变,根据老年人及现场条件灵活机动实施照护,具有很强的解决问题的能力	1
合计		100

注:操作流程来源于全国养老护理员职业技能大赛试题库。

2)计算力训练:引导AD患者进行简单的加减乘除运算,进行计算能力训练。从简单的运算开始,逐渐增加难度。可以设计数学游戏组织训练,提高AD患者的计算能力,例如让他们计算购物时的找零金额或者让他们计算每天的花费等。表5-3是为失智老年人进行计算力训练的技能操作要求。

笔记

表 5-3 为失智老年人进行计算力训练

项目	实操技能操作要求	分值(分)
工作准备(10 分)	口头汇报:简述情境、老年人照护问题和任务等	2
	以下项目在整个操作过程中予以评估,不需要口头汇报。 1. 物品准备齐全:操作过程不缺用物、能满足完成整个操作,性能完好(如从 0 到 9 的数字卡片、加减乘除符号卡片等。必要时可以准备大小适宜、方便老年人抓握,但是难以进口的塑料球或玩具、筷子、人民币等物品,以及笔和记录本。每遗漏一项关键物品扣 0.5 分,直至扣完)(2 分)。 2. 操作过程中关注环境准备情况,包括温湿度适宜,光线明亮,空气清新(以检查动作指向行为或沟通交流方式进行)(2 分)。 3. 操作过程中注意老年人准备:老年人状态良好,可以配合操作(以沟通交流方式进行)(2 分)。 4. 做好个人准备:操作过程中裁判观察着装、装饰等,符合规范(2 分)	8
沟通解释评估(15 分)	问好、自我介绍、友好微笑、称呼恰当、举止得体、礼貌用语,选择合适话题,自然开启话题等	2
	采用有效方法核对照护对象基本信息	2
	对老年人进行综合评估(评估项目将结合具体竞赛试题进行具体化和明确化): 1. 全身情况(如神志、情绪、意愿、认知功能、活动能力等)(2 分)。 2. 局部情况(结合案例具体情况)(2 分)。 3. 特殊情况(针对本情境可能存在的情况)(2 分)	6
	1. 为老年人介绍照护任务、任务目的、操作时间、关键步骤。 2. 介绍需要老年人注意和(或)配合的内容。 3. 询问老年人对沟通解释过程是否存在疑问,并且愿意配合	3
	询问老年人有无其他需求,环境和体位等是否舒适,询问老年人是否可以开始操作	2
关键操作技能(50 分)	关键操作技能以"动作"为主,尽可能真实为老年人服务;整体要求:步骤和方法正确,不违反基本原则,能够根据实际情况完成任务。 1. 准备工作(5 分):取出数字及加减乘除符号卡片摆放在合适的位置,便于和老年人沟通及展示卡片,引导老年人做好识别的心理准备。如"爷爷,现在,我们做识别数字和加减乘除游戏好吗?"向老年人说明活动内容。 2. 卡片的识别和排序(20 分):包括以下几点。 (1)要求老年人先做数字识别,将所有数字按 0~9 的顺序排列整齐。 (2)当老年人排列有误时可以提醒,并要求对识别不清的数字进行复述,直至能够记忆。 (3)当老年人对数字识别正确以后,可以任意抽取一张数字卡片,要求老年人回忆。 (4)老年人能够识别所有数字以后,让老年人取出两个数字卡片识别大小,并识别其中一个数字比另一个数字大多少或小多少,识别有误时可以提醒。 (5)让老年人将数字按 2 位数组合,识别其中一组数字比另一组数字大多少或小多少。识别有误时可以提醒。 3. 计算能力训练(9 分):包括以下几点。 (1)让老年人取出两个数字,识别两个数字相加是多少。识别有误时可以提醒,并要求复述,直至能够记忆。	50

笔记

续表

<table>
<tr><th>项目</th><th>实操技能操作要求</th><th>分值(分)</th></tr>
<tr><td>关键操作技能(50分)</td><td>(2)让老年人将数字按2位数组合,识别其中一组数字比另一组数字大多少、小多少、总和是多少,要求复述,直至能够记忆。识别有误时可以提醒。
(3)如果活动顺利,可以加大难度,对老年人进行“乘、除”训练。
4. 更多计算能力训练(16分):具体如下
(1)如果老年人对数字识别不能胜任,可以进行数字再认或练习数数。
(2)如果老年人对数字训练感觉厌烦,可使用数塑料球、数筷子、数小玩具、数钱等方式;或将塑料球、筷子、小玩具、钱等分成两堆,让老年人分辨每堆是多少?这一堆和另一堆相比多了多少或少了多少的办法,对老年人进行计算力训练。在反复练习数数的过程中,加强老年人对数字的敏感性。
(3)活动过程中观察、询问老年人感受。如有不适,及时安排休息。对良好表现及时提出表扬和鼓励,以维持进行活动的兴趣。
(4)训练结束,指导老年人自己整理数字卡片,摆放整齐,放回固定位置备用,以促进老年人自我训练和自我管理的能力</td><td>50</td></tr>
<tr><td rowspan="2">健康教育(8分)</td><td>针对本次具体实施的照护任务,在照护过程中进行注意事项的教育(将结合具体竞赛试题进行具体化和明确化):
1. 教育方式恰当,如讲解与示范相结合。
2. 语言简单易懂,尽量使用生活化语言。
3. 表达准确、逻辑清晰、重点突出</td><td>3</td></tr>
<tr><td>(如适用)在照护过程中结合老年人情况开展健康教育或心理支持,如疾病预防和康复、健康生活方式或不良情绪的处理等(将结合具体竞赛试题进行具体化和明确化)。要求如下:
1. 主题和数量合适(根据竞赛试题和比赛时长确定)。
2. 表达符合老年人的心理特征和理解能力。
3. 结合主题提出的措施或建议:每个主题不少于3条。
4. 措施或建议准确有效,符合科学和规范的要求。
5. 结合老年人的具体情况(如职业、性格、爱好、家庭等)</td><td>5</td></tr>
<tr><td rowspan="3">评价照护效果(5分)</td><td>询问老年人有无其他需求、是否满意(反馈),整理各项物品</td><td>1</td></tr>
<tr><td>记录(不漏项,包括训练的情况和效果,预约下一次训练的安排等)</td><td>2</td></tr>
<tr><td>遵守感染防控要求,包括废弃物处理、个人防护及手卫生等</td><td>2</td></tr>
<tr><td rowspan="4">综合评判(12分)</td><td>操作过程中的安全性:操作流畅、安全、规范,避免老年人害怕、疼痛等伤害,过程中未出现致老年人于危险环境的操作动作或行为</td><td>3</td></tr>
<tr><td>沟通力:顺畅自然、有效沟通,表达信息方式符合老年人社会文化背景,能正确理解老年人反馈的信息,避免盲目否定或其他语言暴力</td><td>2</td></tr>
<tr><td>创新性:能综合应用传统技艺、先进技术等为老年人提供所需的照护措施,解决老年人问题,促进老年人的健康和幸福感</td><td>1</td></tr>
<tr><td>职业防护:做好自身职业防护,能运用节力原则,妥善利用力的杠杆作用,调整重心,减少摩擦力,利用惯性等方法</td><td>1</td></tr>
</table>

笔记

续表

项目	实操技能操作要求	分值(分)
综合评判(12分)	人文关怀:能及时关注到老年人各方面变化,能针对老年人的心理和情绪作出恰当的反应,给予支持,例如不可急躁等;言行举止有尊老、敬老、爱老、护老的意识	2
	鼓励:利用语言和非语言方式鼓励老年人参与照护,加强自我管理,发挥残存功能,提升自理能力	2
	灵活性:对临场突发状况能快速应变,根据老年人及现场条件灵活机动实施照护,具有很强的解决问题的能力	1
合计		100

注:操作流程来源于全国养老护理员职业技能大赛试题库。

3)思维能力训练:思维是最复杂的心理活动,包括推理、分析、综合、比较、抽象、概括等过程。思维训练具体有以下方面。①读取报纸信息:取一张报纸,让患者阅读后,首先询问患者有关报纸首页的信息,如大标题、报纸名称等,若回答无误,再请他指出报纸中的专栏如体育、证券、天气预报等;每次回答正确后再引导他寻找其他消息,对真正了解的项目给予相应的分数,每次训练均进行比较,分数增加提示进步。②排列顺序:给患者三张数字卡或字母卡,让他按由低到高或由先到后的顺序排列,然后每次给他一张数字卡或字母卡,让他据其数值大小或字母顺序插进已排好的三张卡片之间,正确无误后,给他几张数字卡或字母卡,寻找其中共同之处。③分类图片、物品:给患者一张列有30项物品名称的单子,并告诉他30项物品都属于(如交通工具、家具、植物)物品中的一类,让他进行分类,如不能进行,可引导他。训练成功后,仍给他上面列有30项物品的清单,让他进行更细的分类,如初步分为家具类后,再细分为床、沙发、椅子等,引导患者找出不同类之间的关联等。④解决问题能力训练:由浅入深地让患者解决设想中的问题,如丢钱包该怎么办?提示他先找,找不到时可以求助周围的人帮忙找。表5-4是为失智老年人进行思维能力训练的技能操作要求。

表5-4 为失智老年人进行思维能力训练

项目	实操技能操作要求	分值(分)
工作准备(10分)	口头汇报:简述情境、老年人照护问题和任务等	2
	以下项目在整个操作过程中予以评估,不需要口头汇报。 1.物品准备齐全:操作过程不缺用物、能满足完成整个操作,性能完好(如数字卡片、小动物卡片、蔬菜卡片、水果卡片、文具卡片、人物卡片,以及笔和记录本。每遗漏一项关键物品扣0.5分,直至扣完)(2分)。 2.操作过程中关注环境准备情况,包括温湿度适宜,光线明亮,空气清新(以检查动作指向行为或沟通交流方式进行)(2分)。 3.操作过程中注意老年人准备:老年人状态良好,可以配合操作(以沟通交流方式进行)(2分)。 4.做好个人准备:操作过程中裁判观察着装、装饰等,符合规范(2分)	8

笔记

续表

项目	实操技能操作要求	分值(分)
沟通解释评估(15分)	问好、自我介绍、友好微笑、称呼恰当、举止得体、礼貌用语,选择合适话题,自然开启话题等	2
	采用有效方法核对照护对象基本信息	2
	对老年人进行综合评估(评估项目将结合具体竞赛试题进行具体化和明确化): 1. 全身情况(如神志、情绪、意愿、认知功能、活动能力等)(2分)。 2. 局部情况(结合案例具体情况)(2分)。 3. 特殊情况(针对本情境可能存在的情况)(2分)	6
	1. 为老年人介绍照护任务、任务目的、操作时间、关键步骤。 2. 介绍需要老年人注意和(或)配合的内容。 3. 询问老年人对沟通解释过程是否存在疑问,并且愿意配合	3
	询问老年人有无其他需求,环境和体位等是否舒适,询问老年人是否可以开始操作	2
关键操作技能(50分)	关键操作技能以"动作"为主,尽可能真实为老年人服务。整体要求:步骤和方法正确,不违反基本原则,能够根据实际情况完成任务。 1. 准备工作(4分):取出卡片,按照类别摆放在合适的位置,便于沟通和向老年人展示,引导老年人做好物品识别的心理准备 2. 识别和记忆训练(25分):具体如下。 (1)先打开其中一盒卡片,指导老年人将其中一类物品进行识别,例如:对文具卡片中的钢笔、铅笔、橡皮、尺子等进行分别识别。 (2)当老年人识别有误时,及时提醒,并要求复述,直至能够全部记忆;然后再任意抽取其中一张卡片让老年人识别来复习。 (3)再为老年人打开另一盒卡片,指导识别另一类物品,例如:对动物卡片中的小猫、小狗、青蛙、蝴蝶、蜻蜓等进行识别。 (4)识别有误时进行提醒并要求复述,直至能够记忆。然后再任意抽取其中一张卡片,让老年人识别、复述、记忆。 (5)指导老年人依次对其他物品卡片进行识别并记忆。 3. 思维能力训练(21分):具体如下。 (1)老年人能够顺利识别所有物品卡片以后,将卡片打乱,指导老年人对卡片上所示的物品进行分类。例如按文具类、水果类、动物类、蔬菜类进行分类整理。识别、分类有误时及时给予提醒,并要求复述,直至能够记忆。 (2)训练活动要根据老年人认知能力,逐渐增加需要识别和分类物品的种类和个数,要循序渐进,慢慢进行,避免急于求成。 (3)如难度增加,引起老年人情绪急躁,兴趣降低,应及时调整方案,并鼓励和安抚老年人。 (4)活动过程观察、询问老年人感受,必要时帮助喝水或大小便,如有不适,立即停止并安排休息。 (5)对老年人的良好表现及时提出表扬和鼓励,以维持进行训练的兴趣。 (6)征求老年人是否继续的意见,按照意愿停止训练。 (7)训练结束,指导老年人自己分类整理卡片,摆放整齐,放回固定位置备用,以促进老年人自我训练和自我管理的能力	50

笔记

续表

项目	实操技能操作要求	分值(分)
健康教育(8分)	针对本次具体实施的照护任务,在照护过程中进行注意事项的教育(如避免急躁情绪,循序渐进原则等): 1. 教育方式恰当,如讲解与示范相结合。 2. 语言简单易懂,尽量使用生活化语言。 3. 表达准确、逻辑清晰、重点突出	3
	在照护过程中结合老年人情况开展健康教育或心理支持,如怎样合理安排训练方案,如何应对急躁情绪等。要求如下: 1. 主题和数量合适(根据竞赛试题和比赛时长确定)。 2. 表达符合老年人的心理特征和理解能力。 3. 结合主题提出的措施或建议:每个主题不少于3条。 4. 措施或建议准确有效,符合科学和规范的要求。 5. 结合老年人的具体情况(如职业、性格、爱好、家庭等)	5
评价照护效果(5分)	询问老年人有无其他需求、是否满意(反馈),整理各项物品	1
	记录(不漏项,包括训练的情况和效果,预约下一次训练的安排等)	2
	遵守感染防控要求,包括废弃物处理、个人防护及手卫生等	2
综合评判(12分)	操作过程中的安全性:操作流畅、安全、规范,避免老年人害怕、疼痛等伤害,过程中未出现致老年人于危险环境的操作动作或行为	3
	沟通力:顺畅自然、有效沟通,表达信息方式符合老年人社会文化背景,能正确理解老年人反馈的信息,避免盲目否定或其他语言暴力	2
	创新性:能综合应用传统技艺、先进技术等为老年人提供所需的照护措施,解决老年人问题,促进老年人的健康和幸福感	1
	职业防护:做好自身职业防护,能运用节力原则,妥善利用力的杠杆作用,调整重心,减少摩擦力,利用惯性等方法	1
	人文关怀:能及时关注到老年人各方面变化,能针对老年人的心理和情绪作出恰当的反应,给予支持,例如不可急躁等;言行举止有尊老、敬老、爱老、护老的意识	2
	鼓励:利用语言和非语言方式鼓励老年人参与照护,加强自我管理,发挥残存功能,提升自理能力	2
	灵活性:对临场突发状况能快速应变,根据老年人及现场条件灵活机动实施照护,具有很强的解决问题的能力	1
合计		100

注:操作流程来源于全国养老护理员职业技能大赛试题库。

(4)安全护理:①提供较为固定的生活环境:尽可能避免搬家,当患者要到一个新地方时,最好能有他人陪同直至患者熟悉新的环境和路途。②佩戴标志:患者外出时最好有人陪同或佩戴写有联系人姓名和电话的卡片或手环,以便迷路时被人送回。③防意外发生:将老年人的日常生活用品放在其看得见、找得到的地方,减少室内物品位置的变动,地面防滑,以防跌伤。患者洗澡、喝水时注意水温不能太高,热水瓶应放在不易碰撞之处,以防烫伤。不要让患者单独承担家务,以免发生煤气中毒或因缺乏应急能力而导致烧伤、火灾等意外。有毒、有害物品应放入加锁的柜中,以免误服中毒。尽量减少患者的单独行动,锐器、利器应放在隐蔽处,以防AD患者因不愿给家人增加负担或在抑郁、幻觉或妄想的支配下发生自我伤害或伤人。

(5)心理护理:AD 患者大多数时间限制在家里,常感到孤独、寂寞、羞愧、抑郁,甚至有自杀行为。患者患病时间长及出现自理缺陷、人格障碍,需要家人付出大量时间和精力进行照顾,常给家庭、社会添加了负担,尤其是付出与效果不成正比时,有些家属会失去信心,甚至冷落、嫌弃老年人。

1)陪伴关心老年人:鼓励家人多陪伴老年人,给予老年人各方面必要的帮助,多陪老年人外出散步或参加一些力所能及的社会、家庭活动,使之消除孤独、寂寞感,感受家庭的温暖。

2)开导老年人:安慰、支持、鼓励老年人,遇到患者情绪悲观时,应耐心询问原因,予以解释,播放轻松愉快的音乐以活跃情绪。

3)维护老年人的自尊:注意尊重老年人的人格;对话时要和颜悦色,专心倾听,回答询问时语速要缓慢,使用简单、直接、形象的语言;多鼓励、赞赏、肯定患者在自理和适应方面的任何努力。切忌使用刺激性语言,避免使用呆傻、愚笨等词语。

4)不嫌弃老年人:要有足够的耐心,态度温和、周到体贴,积极主动地关心照顾老年人。

(6)照顾者的支持与指导:教会照顾者和家属自我放松方法,适当利用家政服务机构、社区卫生服务机构、医院和专门机构的资源,组织有老年认知症患者的家庭进行相互交流,相互联系与支持。

(7)健康指导:主要包括以下方面。

1)及早发现:大力开展科普宣传,普及有关认知症的预防知识和认知症前驱期症状,即轻度认知障碍知识。全社会应参与防治认知症,让公众掌握认知症早期症状的识别。重视对认知症前驱期的及时发现,鼓励凡有记忆减退主诉的老年人应及早就医,以利于及时发现介于正常老化和早期认知症之间的轻度认知损害,对认知症做到早期诊断和干预。

2)早期预防:①认知症的预防要从中年开始做起。②积极合理用脑,劳逸结合,保护大脑,保证充足睡眠,注意脑力活动多样化。③培养广泛的兴趣爱好和开朗性格。④培养良好的卫生饮食习惯,多吃富含锌、锰、硒、锗类的健脑食物,如海产品、贝壳类、鱼类、乳类、豆类、坚果类等,适当补充维生素E,中医的补肾食疗有助于增强记忆力。⑤戒烟限酒。⑥积极预防和治疗高血压、脑血管病、糖尿病等慢性疾病。⑦按摩或艾灸任脉的神阙、气海、关元,督脉的命门、大椎、膏肓、肾俞、志室,胃经的足三里穴(双),均有补肾填精助阳、防止衰老和预防认知症的效果,按摩太阳、神庭、百会、四神聪等穴位可有效提升认知功能或延缓认知功能的衰退。⑧许多药物能引起中枢神经系统不良反应,包括精神错乱和倦怠,尽可能避免使用镇静剂,如苯二氮䓬类药物、抗胆碱药、某些三环类抗抑郁药、抗组胺药、抗精神病药物等。

任务四 反流性食管炎患者的护理

一、疾病概述

反流性食管炎(gastroesophageal reflux disease)是指胃、十二指肠内容物,特别是胃酸,反流入食管所引起的食管炎症性病变,内镜下表现为食管黏膜的破损,即食管糜烂和(或)食管溃疡。老年人因膈肌、韧带松弛,食管裂孔疝的发生率较高,所以反流性食管炎的发病率随年龄增加而增加。

反流性食管炎的发生机制与抗反流屏障的破坏、食管酸廓清功能障碍、胃十二指肠功能失常有关。此外,下食管括约肌功能障碍、年龄、吸烟、浓茶、超重和肥胖、高脂食物摄入、药物以及体力劳动、饱餐、家族史、心身疾病、社会因素等均与反流性食管炎的发生有关。

二、疾病特点

胃灼热和反流是反流性食管炎最常见、最主要的症状,具体表现如下。

1.胸骨后烧灼感或疼痛　多在进食后1小时发生,常在弯腰、咳嗽、用力排便、头低仰卧位或侧卧时诱发。疼痛部位在胸骨后或剑突下，可放射至颈、肩、背、耳和上肢，由反流物刺激食管引起。胃灼热和反流常与心绞痛难以区别，应予重视。

2. 反流症状　表现为反酸、反食、反胃、嗳气等。反酸常伴胃烧灼感，多在胸骨后烧灼感或烧灼样疼痛之前出现，餐后症状明显或加重。

3. 吞咽困难　初期因食管痉挛，出现间歇性吞咽困难。后期因食管瘢痕形成狭窄，出现永久性吞咽困难。严重食管炎或食管溃疡者可有咽下疼痛。

4. 食管糜烂出血　胃液反流可引起误吸，长期胃食管反流也可致食管黏膜上皮肠化生。

5. 食管以外的症状　表现为咳嗽、哮喘、声嘶，咳嗽多在夜间，呈阵发性，伴有气喘。

知识链接

巴雷特食管

巴雷特食管（Barrett esophagus）是指食管下段的柱状上皮没有被鳞状上皮完全替代，内镜下的表现为正常呈现均匀粉红带灰白的食管黏膜，出现胃黏膜的橘红色，分布可为环形、舌形或岛状。巴雷特食管可发生在反流性食管炎的基础上，亦可不伴有反流性食管炎。巴雷特食管是食管腺癌的癌前病变，其腺癌的发生率较正常人高30～50倍。

三、护理

1. 主要护理诊断

（1）疼痛：与反酸引起的烧灼及反流物刺激致食管痉挛有关。

（2）营养失调：低于机体需要量，与进食减少有关。

（3）潜在并发症：食管狭窄、消化道出血、癌变。

2. 护理措施

（1）控制疼痛，保证舒适：餐后散步或采取直立位，睡眠时可将头侧床垫垫高15～20cm。将枕头垫在背部以抬高胸部，促进睡眠时食管的排空和饱餐后胃的排空。避免睡前饱食和右侧卧位，避免反复弯腰及抬举动作。

（2）饮食护理：具体有以下方面。①饮食要求：常规给予低脂饮食，患者出现吞咽困难时给予半流质或流质饮食，必要时禁食。为防止呛咳，食物宜软而烂，可将食物加工成糊状或泥状。根据个体的饮食习惯，注意食物的色、香、味、形等感官性状，食物的搭配宜多样化。②饮食禁忌：胃容量增加能促使胃反流的发生，应避免进食过饱；高酸性食物可损伤食管黏膜，应限制柑橘汁、西红柿汁等酸性食品摄入；减少酒、茶、咖啡、糖等刺激性食品摄入。③进餐方式：少量多餐，协助老年人取高坐卧位，进食时间充裕，进食速度要慢，注意力要集中，每次进少量食物，在一口咽下后再进食另一口。

（3）胃灼热、反酸的护理：①指导患者调整饮食结构，戒烟酒，肥胖患者需控制体重。②改变不良睡姿，避免将两上臂上举或枕于头下，因为这样可引起膈肌抬高，胃内压力增加，从而使胃液反流而上。③穿着宽松舒适衣物。④加强口腔护理，反流后及时漱口，防止口腔溃疡发生。

（4）用药护理：给予抑酸治疗。最常用的药物主要包括：①抑制胃酸分泌药，如雷尼替丁、西咪替丁；质子泵抑制剂，如奥美拉唑和兰索拉唑。如需要服用其他药物，应在服用抗酸药1～2小时后再服。②促胃动力药，如西沙必利等。③胃黏膜保护剂，如硫糖铝。

在用药过程中要注意观察药物疗效，同时注意药物的副作用。避免应用降低食管下括约肌压力的药物，如抗胆碱药、肾上腺能抑制剂、地西泮、前列腺素E等。合并心血管疾病的老年人，应适当避免服用硝酸甘油制剂及钙通道阻滞药；合并支气管哮喘者，则应尽量避免应用茶碱及多巴胺受体激动药，以免加重反流。慎用损伤黏膜的药物，如阿司匹林、非甾体抗炎药等。

(5)心理护理:耐心细致地向老年人解释引起胃部不适的原因,教会老年人及照护者减轻胃部不适的方法和技巧,减轻其恐惧心理。与家人协商,为老年人创造参加各种集体活动的机会,增加老年人的归属感。

(6)健康指导:具体包括以下方面。

1)健康教育:告知老年人胃食管反流病的原因、主要的临床表现及并发症、实验室检查结果及意义,使老年人明确自己的疾病情况及自我护理措施。

2)生活指导:改变生活方式及饮食习惯是保证治疗效果的关键。指导老年人休息、运动、饮食等各方面的注意事项,避免增加腹压的因素,如腰带不要束得过紧、防止便秘、肥胖者积极控制体重等。

3)用药指导:①指导老年人掌握促胃肠动力药、抑酸药的种类、剂量、用法及用药过程中的注意事项。②老年人服药时需保持直立位,至少饮水 150mL,防止因服药所致的食管炎及其并发症。③服用前仔细阅读说明书或详细咨询,尤其是容易造成食管黏膜损伤的药物,如非甾体消炎药、氯化钾、四环素、奎尼丁等。④避免使用降低食管下段压力作用的药物,如阿托品、异丙基肾上腺素、地西泮、二羟丙茶碱等。

任务五 骨质疏松症患者的护理

一、疾病概述

骨质疏松症(osteoporosis,OP)是一种以低骨量和骨组织微结构破坏为特征,导致骨质脆性增加和易于骨折的代谢性疾病。骨质疏松症按照病因可分为三大类型:原发性骨质疏松症、继发性骨质疏松症、特发性骨质疏松症。老年骨质疏松症属于原发性骨质疏松症Ⅱ型,占发病总数的 85% ~90%,多见于 60 岁以上的老年人,女性发病率约为男性的 3 倍。患骨质疏松症的老年人极易发生骨折,是机体衰老在骨骼方面的一种特殊表现,主要累及的部位是脊柱和髋骨,是引起老年人卧床率和伤残率增高的主要因素。

正常成熟骨的代谢主要以骨重建形式进行。老年人随着年龄的增长,骨代谢中骨重建处于负平衡状态,骨质的丢失过快及破骨细胞和成骨细胞失衡是导致骨质疏松症发生的重要因素。此外,遗传因素、性激素、甲状旁腺激素和细胞因子、钙和维生素 D 以及吸烟、酗酒、营养不良、大量饮用咖啡,体力活动过少、光照减少等都影响骨代谢,使得成骨不足、破骨有余、骨丢失、骨结构损害,形成骨质疏松。疾病及相关治疗药物,亦可能引起继发性骨质疏松症。

二、疾病特点

疼痛是骨质疏松最常见的症状,评估患者疼痛部位是否固定,疼痛类型,有无脊柱畸形及骨折,以及使患者疼痛加剧和减轻的因素。

1.骨痛和肌无力 是骨质疏松症出现较早的症状,表现为腰背疼痛或全身骨痛,疼痛为弥漫性,无固定部位,劳累或活动后加重,导致负重能力下降或不能负重。

2.身长缩短 骨质疏松非常严重时,可因椎体骨密度减少导致脊椎椎体压缩变形,每个椎体缩短 2mm,身长平均缩短 3 ~6cm,身材变矮。脊椎椎体前部多为松质骨组成,是身体的支柱,负重量大。尤其是第 11、12 胸椎及第 3 腰椎,其负荷量更大,容易压缩变形,形成驼背。

3.骨折 是导致老年骨质疏松症患者活动受限、寿命缩短的最常见和最严重的并发症。患者常因轻微活动或创伤诱发,如打喷嚏、弯腰、负重、挤压或摔倒等。老年前期以桡骨远端最为多见,老年期以后以腰椎和股骨上端多见。脊柱压缩性骨折可导致胸廓畸形,使肺活量、肺最大通气量下降,心血管功能障碍,引起胸闷、气短、呼吸困难,甚至发绀等表现。

笔记

三、护理

1. 主要护理诊断

(1)疼痛:与骨质疏松、骨痛有关。

(2)躯体移动障碍:与骨痛、骨折引起的活动范围受限有关。

(3)有受伤的危险:与骨质疏松导致骨骼脆性增加有关。

(4)潜在并发症:骨折。

互联网医院

2. 一般护理

(1)休息与活动:根据老年人的年龄、性别、健康状况、体能、喜好等特点选择适宜运动项目。能运动的老年人,每天进行适当的体育活动以增加和保持骨量;对因为疼痛而活动受限的老年人,指导其维持关节的功能位,每天进行关节活动训练,同时进行肌肉的等长等张收缩训练,以保持肌肉的张力;对因为骨折而做固定或牵引的老年人,要求其每小时尽可能活动身体数分钟,如上下甩动臂膀、扭动足趾、做足背屈和跖屈等。

(2)营养与饮食:良好的营养对于预防骨质疏松症具有重要意义,包括足量的钙、维生素 D、维生素 C 以及蛋白质。与骨营养有关的每日营养素的推荐量如下:成人钙摄入量为 800 ~ 1 000mg,绝经后妇女钙摄入量为 1 200 ~ 1 500mg,65 岁以后男性以及其他具有骨质疏松症危险因素的患者,推荐钙的摄入量为 1 500mg。维生素 D 的摄入量为 400 ~ 800U。因此,要鼓励老年人多摄入含钙和维生素 D 丰富的食物,含钙丰富的食品有奶类、鱼、虾、海产品、豆类及其制品,富含维生素 D 的食品有鱼类、禽类、蛋类等。提倡低钠、高钾、高钙和非饱和脂肪酸饮食,适量摄取蛋白质,避免酗酒、吸烟、饮过量的浓茶、咖啡及碳酸饮料。

(3)病情观察:观察疼痛程度及治疗后缓解情况;卧床或营养不良者注意观察皮肤情况,做好压疮的风险评估,采取相应措施;脊柱损伤者宜采用轴式翻身,观察患者的生命体征及肢体情况;有肢体包扎或固定者注意观察患侧肢体的血液循环、包裹松紧度,牵引减轻疼痛的效果,指导老年人每小时活动身体数分钟。

(4)用药护理:强调综合治疗、早期治疗和对症治疗,其中补充钙和维生素 D 是骨质疏松症的重要治疗措施。

1)钙制剂:分无机钙和有机钙两类。注意钙制剂不可与绿叶蔬菜一起服用,防止因钙螯合物形成,降低钙的吸收,使用过程中要增加饮水量,通过增加尿量减少泌尿系统结石形成的机会,并防止便秘。

2)钙调节剂:包括降钙素、维生素 D、雌激素和雄激素。降钙素使用过程中要监测老年人有无面部潮红、恶心、腹泻和尿频等副作用,若出现耳鸣、眩晕、哮喘和便秘等表现应停用,长期用药者还需观察有无低钙血症和继发性甲状腺功能减退;维生素 D 可通过多晒太阳或应用维生素 D 制剂获得,在服用维生素 D 的过程中要监测血清钙和肌酐的变化;对使用雌激素的老年女性患者,应详细了解家族中有关肿瘤和心血管方面的病史,严密监测子宫内膜的变化,注意阴道出血情况,定期做乳房检查,防止肿瘤和心血管疾病的发生。雄激素用于男性骨质疏松症的治疗;雄激素对肝有损害,并常导致水钠潴留和前列腺增生,在治疗过程中要定期监测体重、肝功能、前列腺等。

3)双膦酸盐:如依替膦酸二钠、阿仑膦酸钠。此类药物可引起皮疹或暂时性的低钙血症,因口服常引起食管病变,故应晨起空腹服用,同时饮清水 200 ~ 300mL,至少半小时内不能进食或喝饮料,也不能平卧,以减轻对食管的刺激。静脉注射要注意血栓性疾病的发生,同时应监测血钙、磷和骨吸收生化标志物。

(5)疼痛护理:骨质疏松引起疼痛的原因主要与腰背部肌肉紧张及椎体压缩性骨折有关,因此通过卧床休息,使腰部软组织和脊柱肌群得到松弛,可显著减轻疼痛。休息时应卧于加薄垫的木板或硬

笔记

棕床上，仰卧时头不可过高，在腰下垫一薄枕。必要时可使用背架、紧身衣等限制脊柱的活动度，也可通过洗热水浴、按摩、擦背促进肌肉放松。音乐治疗、暗示疏导等也可缓解疼痛。疼痛严重时，可遵医嘱使用镇痛药、肌肉松弛剂等药物。对骨折患者应通过牵引、介入或手术方法进行治疗，缓解疼痛。

（6）预防并发症：提供安全的生活环境，日常用品放在容易取到之处，衣服和鞋穿着要合适，防止跌倒及骨折的发生，如果发生骨折应给予牵引、固定、复位或手术治疗，同时辅以物理康复治疗，及早恢复运动功能。

（7）心理护理：与老年患者倾心交谈，鼓励其表达内心的感受，明确其忧虑的根源。指导老年患者穿宽松的上衣掩盖形体的改变。加强对老年患者的宣教，使其了解疾病的程度，减轻患者的焦虑、紧张情绪，介绍疾病康复病例，增强其治疗信心，鼓励他们在积极配合治疗的同时，通过各种方式保持良好心态，多参加各种交往活动、增加亲情互动的机会、创造良好的家庭氛围。

（8）健康指导：具体包括以下方面。

1）健康教育：讲解疾病相关知识，让患者了解疾病的原因、相关治疗知识及疾病预后情况，告知老年人预防更重要，做到尽早预防、长期预防，教会老年人观察各种药物的不良反应，明确不同药物的使用方法及疗程。

2）生活指导：指导每日适当运动和进行户外日光照晒。加强预防跌倒的宣传教育和保护措施，指导患者维持良好姿势，改变体位时动作应缓慢。必要时可指导老年人使用手杖和助步器，以增加其活动时的稳定性。

3）康复训练：康复训练应尽早实施，在急性期应注意卧、坐、立姿势，卧位时应平卧、低枕、背部尽量伸直，坚持睡硬板床；坐位或立位时应伸直腰背，收缩腰肌和臀肌，增加腹压。在慢性期应选择性对骨质疏松症好发部位的相关肌群进行运动训练，如通过仰卧位抬腿动作做腹肌训练，采用膝胸卧位做背肌训练等。同时可配合有氧运动增强体质，通过翻身、起坐、单腿跪位等动作训练维持和提高老年人的功能水平。

爱在夕阳

“中国好人”郭怀德：用“医者大爱”暖心呵护孤寡老人

郭怀德是湖北省鄂州市鄂城区西山街道社区卫生服务中心的全科医生，他用闲暇时间义务驻守老年公寓24年，用“医者大爱”暖心呵护着几十位孤寡老人。郭怀德和志愿服务队的队员们一直走在志愿服务的最前线，他们利用休息时间为福利院老人、低保户以及“空巢老人”等社会弱势群体免费提供健康咨询、身体检查、上门送医送药等服务，全面普及预防、避险、自救、互救等应急知识，做好家庭医生签约服务。郭怀德先后获得“优秀红十字志愿者”“最美医生”“十佳志愿者”“岗位学雷锋标兵”等荣誉称号，两度入选“中国好人”。

任务六 骨关节病患者的护理

一、疾病概述

骨关节病是由于关节软骨发生退行性变，引起关节软骨完整性破坏、关节边缘软骨下骨板病变，导致关节症状和体征的一组慢性退行性关节疾病。病变主要发生在负重关节，好发于膝关节和髋关节，严重时发生关节畸形。随着年龄增长，患病率迅速上升。本病的发生是多种因素联合作用的结果，如软骨基质中的黏多糖含量减少、纤维成分增加、软骨的弹性降低、软骨下骨板损害等使软骨失去了缓冲作用而导致关节内出现局灶性炎症。

笔记

二、疾病特点

1. 关节疼痛　是骨关节炎最主要的临床特点，多出现于活动或劳累后，休息后可减轻或缓解。随着病情进展，疼痛程度加重，表现为钝痛或刺痛，关节活动可因疼痛而受限，最后休息时也可出现疼痛。其中膝关节病变在上下楼梯时疼痛明显，久坐或下蹲后突然起身可导致关节剧痛；髋关节病变疼痛常自腹股沟传导至膝关节前内侧、臀部及股骨大转子处，也可向大腿后外侧放射。

2. 关节僵硬　关节活动不灵活，表现为在久坐或晨起后关节僵硬，不能立即活动，要经过一定时间后才感到舒服。

3. 关节内卡压　当关节内有小的游离骨片时，可引起关节内卡压现象，表现为关节疼痛、活动时有响声和不能屈伸。膝关节卡压易使老年人摔倒。

4. 关节肿胀、畸形　关节肿胀多见，因局部骨性肥大或渗出性滑膜炎引起，严重者可见关节畸形、半脱位等，常见受累的部位是手。

5. 功能受限　各关节可因骨赘、软骨退变，关节周围肌肉痉挛及关节破坏而导致活动受限。此外，颈椎骨性关节炎脊髓受压时，可引起肢体无力和麻痹，椎动脉受压可致眩晕、耳鸣，复视、构音障碍或吞咽障碍，严重者可发生定位能力丧失或突然跌倒。腰椎骨性关节炎腰椎管狭窄时，可引起间歇性跛行，也可出现大小便失禁。

三、护理

1. 主要护理诊断

(1)疼痛：关节痛，与关节退行性病变引起的关节软骨破坏及骨板病变有关。

(2)躯体移动障碍：与关节疼痛、畸形或脊髓压迫所引起的关节或肢体活动困难有关。

(3)有跌倒的危险：与关节破坏所致的功能受限有关。

2. 护理措施

(1)一般护理：急性发作期需限制关节的活动，严重时患肢需抬高制动。缓解期根据患者情况进行功能锻炼，尽量选择运动量适宜，能增加关节活动的运动项目，如八段锦、太极拳等，增加肌力，改善关节的稳定性。减少剧烈活动，加强运动中的自我保护，防止运动损伤。鼓励患者增加日光照射。

(2)饮食护理：老年人应食用维生素 C、维生素 D、钙丰富食物，肥胖老年人饮食注意节制，积极控制体重，以减轻关节负担。

(3)病情观察：观察患者关节的运动情况、关节肿胀、疼痛与活动受限程度；观察患者进行关节置换术后皮肤及牵引情况；观察用石膏固定的患者局部血液循环情况。

(4)用药护理：遵医嘱给予非甾体抗炎药，注意药物对胃肠道的损害，饭后服用。遵医嘱服用氨基葡萄糖（简称氨糖），修复损伤的软骨，还可以减轻疼痛，硫酸氨基葡萄糖建议吃饭时服用，氨糖美辛片饭后即服或临睡前服用效果较好。关节内注射透明质酸，可较长时间缓解症状和改善关节功能。

知识链接

氨糖的功效和使用

氨糖具有保护关节软骨，修复关节软骨，催生、补充关节滑液，改善骨质疏松，提高免疫力等功效。使用注意事项如下：①服用氨糖，尤其是盐酸氨糖会引起肠胃的不良反应，应当在进餐时或餐后服用。②氨糖在美国食品药品监督管理局(FDA)妊娠药物分级为 C 级，因此孕妇和哺乳期妇女应慎用。③氨糖可引发过敏反应，过敏体质人群应慎用。④氨糖与四环素、青霉素、氯霉素、利尿药及非甾体抗炎药之间都存在相互作用，合用前应当咨询医师或药师。⑤使用氨糖一个疗程后，如症状未得到缓解，要及时咨询医师或药师，再决定是否继续使用。⑥氨糖应当密封、避光保存，开封的氨糖容易吸湿、潮解，使用前应当观察药物性状，如有异常不得使用。

笔记

(5)疼痛护理:正确评估患者的疼痛程度;根据疼痛程度,采用非药物或药物方法进行缓解。在急性发作期,应限制关节的活动,以不负重活动为主。症状严重时,可适当卧床休息,用支架或石膏托固定患肢,防止畸形。可通过洗热水浴、按摩、擦背等,促进肌肉放松。疼痛严重者,可遵医嘱给予止痛剂、肌肉松弛剂等药物,观察并记录用药效果。

(6)安全护理:①为老年患者提供安全的生活环境,有条件者进行适老化改造,避免地面光滑或潮湿。照明开关方便使用,光线充足,避免耀眼的强光束或闪烁的光线。②指导老年患者穿防滑鞋,避免穿过长的裙子、裤子,防止踩地摔倒。③使用有床栏的低矮床,以便站立时支撑。④老年人日常生活用品应放在容易取到之处。⑤改变体位时速度要缓慢,离床前双腿悬空 2 分钟或改变体位后先休息 1 ~2 分钟。⑥平衡功能差所致的跌倒风险,可借助合适的助行器,降低跌倒风险。

爱在夕阳

护理服务志愿者章金媛

章金媛,1929 年出生在南昌,是当时南昌名门望族的千金小姐,却自幼对护理事业情有独钟。1948 年她随夫定居香港,当得知新中国护士相当缺乏时,1952 年,她毅然说服丈夫放弃富裕生活回到南昌,一直从事护理工作。章金媛在护士岗位上整整干了 60 余年,2003 年成为江西省第一位“南丁格尔奖章”获得者。“护理工作是我一生的事业。社会处处都需要爱,一个人的力量毕竟有限,如果能把富有爱心的人们组织在一起,那就能帮助更多的人。”2000 年,71 岁的章金媛组织 17 名退休护士成立江西红十字志愿护理服务中心,2007 年倡议成立中国南丁格尔志愿护理服务总队,2009 年成立南丁格尔居家养老志愿服务队,2010 年,章金媛用自己的养老金在民政局注册成立南昌市南丁格尔志愿服务团。这个以家庭为中心、以社区为依托、以专业为依靠的爱心奉献团,成为全国第一个专业从事护理志愿服务的民间组织。

任务七　老年性白内障患者的护理

一、疾病概述

白内障是由于晶状体囊受损或房水代谢变化,晶状体发生混浊,是目前致盲的首位眼病。临床上常将白内障按病因分为年龄相关性白内障、先天性白内障、并发性白内障、外伤性白内障、代谢性白内障、药物及中毒性白内障、放射性白内障和后发性白内障。年龄相关性白内障是指中老年人的晶状体透明度降低或颜色改变所导致的光学质量下降的退行性病变。年龄相关性白内障主要由多种因素长期综合作用而导致的晶状体退行性改变。年龄、职业、紫外线照射、过度饮酒、吸烟、营养状况、糖尿病、高血压、心血管疾病等,为年龄相关性白内障常见危险因素。

二、疾病特点

患者多为双眼先后发病,主要症状表现为进行性、无痛性视力下降和视物模糊,易出现视疲劳,视物变形,或有眩光感,呈双影,白天尤为明显,视力逐渐降低,甚至失明。此外,还会出现眩光、对比敏感度下降、单眼复视或多视、色觉改变、视野改变等症状。

三、护理

1. 主要护理诊断

(1)视觉障碍:与晶状体混浊、晶状体退行性改变有关。

笔记

(2)有受伤的危险:与视觉下降有关。

(3)社会交往障碍:与视力减退有关。

(4)焦虑:与视力减退导致生活不便等因素有关。

(5)潜在并发症:出血、感染、晶状体异位。

2. 护理措施

(1)生活指导:保证老年人的居室阳光充足,室内光线明亮舒适,避免用单个强光灯泡或让阳光直接照射患者眼睛。可适当提高照明度,弥补因视力下降而造成的困难。白天避免强光照射,可用纱质窗帘;夜间可用夜视灯调节室内光线。嘱患者注意用眼卫生,不要用脏手或脏手帕揉眼。老年患者应避免在昏暗的环境中或刺眼的强光下阅读,必要时可使用镜架式放大镜,提高阅读的方便性。看书、看电视、看手机的时间不宜过长,避免用眼疲劳。居室内应减少障碍物,家具简洁、特征明显,地板、桌面使用不反光且防滑的材质,物品妥善放置。

(2)活动指导:保证充足的睡眠和适当的户外活动锻炼,避免剧烈运动。在光线强烈时进行户外活动,可佩戴抗紫外线的太阳镜。从暗处转到明处或从明处转到暗处时,要停留片刻,视觉适应后再行走,避免跌倒的发生。

(3)饮食护理:饮食应清淡易消化,戒烟限酒。应摄入富含维生素 A、维生素 B 的食物,如新鲜蔬菜、水果、鱼类、牛奶、花生、豌豆类食品;食用油选用玉米胚芽油、麦胚油;进食低脂、清淡饮食,忌辛辣食物,戒烟限酒,减少含咖啡因食物的摄入。

(4)心理护理:告知老年患者视力降低对阅读、日常生活和社交活动的影响,帮助其调整生活计划。告知老年患者通过积极治疗和护理,病情能够得到改善,指导其主动配合治疗及护理,帮助缓解焦虑心理。

(5)健康指导:老年人每年进行一次眼科检查;指导患者及家属正确使用滴眼剂;指导老年人科学配镜;做好慢性基础疾病的管理。

爱在夕阳

光明工程

2017 年国务院扶贫开发领导小组办公室与国家卫生和计划生育委员会联合印发《"光明扶贫工程"工作方案》。中国乡村发展志愿服务促进会在全国防盲技术指导组和地方扶贫、卫生部门的支持下,组织项目定点医院开展农村白内障患者救治工作,促进会为建档立卡贫困患者提供单眼手术不超过 1 500 元的医疗自付费用补助。截至 2021 年底,有 22 个省区市的 966 家定点医院开展救治工作,筛查 1 678 万人,救治 1 620 664 例。"政府指导、社会动员、项目管理、定点手术、费用补助、信息公开"的工作方式,创新了白内障救治的帮扶模式。

任务八　老年性耳聋患者的护理

一、疾病概述

老年性耳聋是老年人最常见的听觉障碍,是指随着年龄的增长而出现的双侧渐进性、对称性的感音神经性聋,多从高频听力受损开始,逐渐向低频音域扩展,当耳聋涉及主要言语频率后便会表现为言语识别能力降低,是听觉系统不可逆的损害。

笔记

老年性聋是由多种因素共同作用而引起的。

内在因素主要有:①遗传因素;②疾病因素:心脑血管疾病、糖尿病、高血压、高血脂、其他免疫系统和内分泌系统疾病等与老年性聋的发生呈正相关。

外在因素主要包括以下几点。①噪声环境;②饮食习惯:高脂肪、高胆固醇过多摄入;③药物情况:耳毒性药物(如氨基糖苷类药物、抗肿瘤药物、利尿药、阿司匹林等)可能与老年性聋的易感性有密切关系;此外化学制品,如铅、苯、一氧化碳亦损害听觉;④不良嗜好:如长期吸烟、酗酒、过劳、不正确的挖耳习惯等;⑤感染:如细菌性脑膜炎等。

二、疾病特点

1. 听力下降　不明原因的双侧感音神经性聋,呈缓慢进行性加重。听力损失多以高频听力下降为主,患者首先对门铃声、电话铃声、鸟鸣等高频声响不敏感,逐渐对所有声音敏感性都降低。

2. 言语分辨率降低　患者能听到声音,但分辨不清言语,理解能力下降,重度及中重度老年性聋言语识别率与纯音听力改变不平衡。

3. 声音定向能力减弱　患者分辨不出声音来源,在嘈杂的环境下辨音困难。

4. 重振现象　常有听觉重振现象,即别人说话低声时听不清,但大声时又觉得太吵。

5. 耳鸣　多数病例伴有一定程度的耳鸣,常为高调性如蝉鸣、哨声、汽笛声等,开始时为间歇性,仅于夜深人静时出现,以后逐渐加重,持续终日。

6. 其他　由于听力下降,社交能力下降,精神状态受累,甚至出现孤独、压抑、反应迟钝等精神变化。

三、护理

1. 创造有助于交流的环境　①交流环境应安静、舒适,减少背景噪声,说话前应获得老年人的注意。②交流时口齿清晰,语速、语调适当,勿喊叫,尽量使用短句,可应用书写、手势等非语言交流技巧。③建议对着听力好的那侧耳朵说话。④如果老年人不理解可改变用词。⑤可让老年人复述听到的意思,并询问交流感受。

2. 建立良好的生活方式　①避免吸烟、饮酒、挖耳垢、用入耳式耳机听音乐、过度紧张和劳累等听力损害的不良行为。②适当运动:运动能促进全身血液循环,可使内耳血液循环得到改善。锻炼项目可根据自身状况选择,如慢跑、打太极拳等。③清淡饮食,控盐控糖,少食高脂肪、高胆固醇食物,多食用钙、磷丰富的豆制品、蛋类、蔬菜、水果、核桃仁、山药、芝麻等食物。少食多餐,控制体重。

3. 疾病治疗　指导老年人积极治疗心脑血管疾病,减缓对耳部血管和神经的损伤,预防和延缓听觉障碍的发生。可通过助听器、电子耳蜗、人工中耳等听觉辅助装置治疗、改善老年性耳聋。

4. 用药护理　慎用氨基糖苷类抗生素,尽量避免使用具有耳毒性的药物,用药期间加强听力监测,加强药物副作用的观察。如家族中已有耳毒性药物中毒史者,则应禁用此类药物。

5. 心理护理　帮助患者树立克服听觉障碍的信心,鼓励老年人参与轻松愉快的活动、听舒缓的音乐,鼓励家属关心患者,提供情感支持。

6. 安全护理　向患者及家属讲解居家生活的安全措施,如安装信号警示设备。为提高老年人对信号警示设备的反应性,报警器可设计成声音和光线同时刺激的装置;家中门铃可与室内灯相连接,以便老年人在家中应门;此外,还可给家庭中的电话听筒增加扩音装置等,方便老年人日常生活。

(马　琼　王　英　王文栋)

笔记

目标检测

1. 以下不属于老年人呼吸道的退行性变化的是(　　)。

A. 吞咽功能失调、易发生误咽　　B. 腺体萎缩,黏膜干燥　　C. 肺泡残气量增加

D. 呼吸道黏膜 SIgA 分泌增加　　E. 胸腔前后径增大

2. 老年人呼吸系统的生理变化,不应该包括(　　)。

A. 呼吸肌衰退

B. 肺和胸廓的顺应性下降

C. 肺弹性降低,回缩力减退

D. 由于通气和换气功能减退,血氧分压和血二氧化碳分压均下降

E. 上呼吸道的防御和保护功能减退

3. 关于老年人神经系统生理特点描述错误的是(　　)。

A. 神经细胞的数量明显减少

B. 脑血流量逐渐增多

C. 神经反射受到抑制

D. 神经传导降低

E. 神经细胞出现神经纤维缠结

4. 以下因素不能诱发便秘的是(　　)。

A. 饮水不足　　B. 长期卧床　　C. 缺乏锻炼

D. 药物影响　　E. 饮食中有足够的膳食纤维

5. 老年女性在咳嗽或打喷嚏时发生的尿失禁是(　　)。

A. 压力性尿失禁　　B. 反射性尿失禁　　C. 急迫性尿失禁

D. 功能性尿失禁　　E. 完全性尿失禁

6. 典型心绞痛发生的诱因除外(　　)。

A. 卧床休息　　B. 寒冷　　C. 情绪激动

D. 饱餐　　E. 吸烟

7. 急进型高血压最常见的致死原因为(　　)。

A. 脑梗死　　B. 心肌梗死　　C. 心力衰竭

D. 尿毒症　　E. 脑出血

8. 患者,男,67 岁。入院诊断为帕金森病。护士在给患者进行运动护理时不正确的是(　　)。

A. 首先告知患者运动锻炼的目的

B. 保持身体和各关节的活动强度

C. 活动时要持续进行,不要休息

D. 配备必要的辅助设施

E. 不能行走的患者注意按摩四肢肌肉

9. 帕金森病的特征性症状是(　　)。

A. 头疼　　B. 呕吐　　C. 意识丧失

D. 静止性震颤　　E. 姿势、步态异常

10. 骨质疏松可发生于不同性别和任何年龄,但多见于(　　)。

A. 男性儿童和老年妇女　　B. 青年和男性成人　　C. 儿童及妇女

D. 绝经后妇女和老年男性　　E. 中老年男性

11. 绝经后骨质疏松发生的主要原因是(　　)。

A. 年龄的增大　　B. 孕激素的减少　　C. 雌激素的减少

D. 含钙食物摄入过少　　E. 不确定

笔记

12. 白内障的主要症状是(　　)。

A. 视力障碍　　B. 眼痛　　C. 眼充血

D. 压痛　　E. 眼分泌物

13. 对于听力障碍患者下列沟通方式不适合的是(　　)。

A. 听完要核实清楚

B. 倾听时身体位置与患者等高

C. 可用手势和面部表情加强信息传递

D. 在患者未看你之前讲话声音要大些

E. 患者无反应时不可着急

参考答案

笔记

项目六　生活照护

课件

学习目标

素质目标：具备护老为责、爱岗敬业的职业精神，在工作中能够尊老敬老、以人为本、爱岗敬业、遵纪守法、自律奉献。

知识目标：掌握饮食照护、清洁照护及活动与休息照护的操作要点、注意事项；熟悉老年人配餐特点；了解饮食照护、清洁照护及活动与休息照护的评估内容、操作目的。

能力目标：能够协助老年人进餐，能够实施口腔清洁、床上擦浴、穿脱衣服训练、卧床老年人更换床单；能够有效指导老年人使用助行器，熟练应用轮椅、平车转运老年人；能采取有效措施预防压疮；能够实施翻身训练、睡眠照护。

案例导学

患者，女，70 岁，退休职工。患高血压病 15 年。2 个月前突发“脑卒中”，及时被送往医院治疗。现已出院回家，右侧肢体偏瘫，虽进行康复训练，但效果一般。能够与人正常交流。日常生活及行走需要他人协助，她自觉很不方便，希望自己尽快恢复自主活动。今日老伴将她送至照护中心寻求帮助。患者有 1 子，远在外省工作。（全国职业院校技能大赛健康与社会照护赛项赛题）

请思考：

1. 如何为她进行穿脱衣训练？
2. 请根据案例为卧床老年人更换床单，开展预防坠床的健康教育。

案例解析

任务一　饮食照护

一、营养需求

合理的饮食与营养是维持生命基本需要、恢复和促进健康的基本手段。饮食的制作和摄入过程还会带来精神上的满足和享受。因此，改善饮食与营养，可以延缓衰老、维护健康、防止老年多发病，也是老年人日常生活保健中的一个重要环节。

（一）热能

老年人基础代谢率（basal metabolic rate，BMR）降低，老年人对热能的需要随着年龄的增加而减少，因而 60 岁以上老年人热量提供应较年轻时期减少 20%，70 岁以后减少 30%，以免过剩的热量转变为脂肪储存在体内而引起超重或肥胖。

笔记

(二)蛋白质

老年人的体内代谢以分解代谢为主,体内蛋白质储备量减少,故老年人需摄入较为丰富的蛋白质来补充组织蛋白的消耗,即每天的摄入量为1.2g/kg,由蛋白质供给能量占到总热量的15%。但由于老年人分泌胃酸和胃蛋白酶功能减弱,过多的蛋白质可加重老年人的消化负担,因此蛋白质的摄入原则应该是优质少量,蛋白质可由鱼、瘦肉、禽、蛋、奶、大豆蛋白供应。

(三)脂肪

老年人胆汁酸的分泌减少,脂酶活性降低,对脂肪的消化功能下降。由脂肪供给能量应占总热能的20%~30%。摄入饱和脂肪酸(SFA)/单不饱和脂肪酸(MFA)/多不饱和脂肪酸(PUFA)的比值以1∶1∶1为宜。老年人要少食用胆固醇含量高的食物,如动物的内脏、脑、蛋黄、牛油等。

(四)碳水化合物

碳水化合物可以分为被人体消化吸收并利用的糖类和不被人体消化吸收但对人体有益的膳食纤维。摄入的糖类以多糖为佳。碳水化合物可分为能被人体消化吸收并加以利用的糖类,以及虽不被人体消化吸收但对人体有益的膳食纤维。摄入的糖类以多糖为优。谷类(如全谷米、大麦、小麦、燕麦)、薯类(芋头、土豆、白薯、山药等)含有较为丰富的淀粉。食用谷类在摄入多糖(主要是淀粉)的同时,还能获得其他营养素以及膳食纤维。然而,过多摄入单糖、双糖(主要是蔗糖,如白糖、红糖、砂糖)会诱发龋齿、心血管疾病与糖尿病。此外应注意由碳水化合物供给能量应占总热能的55%~65%。

(五)膳食纤维

膳食纤维主要包括淀粉以外的多糖,存在于谷、薯、豆、蔬果类等食物中。这些虽然不被人体吸收,但可以有效改善肠道功能、促进胆固醇代谢、防止心血管疾病、降低餐后血糖和预防结肠癌等恶性肿瘤。老年人每天摄入量以30g为宜。

(六)维生素

蔬菜、水果中含有丰富的维生素,薯类中也有较丰富的维生素。根据溶解性能,维生素可分为水溶性和脂溶性维生素。维生素在维持身体健康、调节生理功能及延缓衰老过程中发挥着重要作用。富含维生素A、维生素B_1、维生素B_2、维生素C的饮食,可增强机体抵抗力,特别是B族维生素能增强老年人的食欲。每天食用5种蔬菜、薯类(500g)、水果(100g)将能满足老年人对多种维生素和膳食纤维的需要。

(七)水和电解质

水是生命之源,是人体的重要组成成分,约占老年人体重的45%。如果水分不足,老年人结、直肠的肌肉萎缩,肠道黏液分泌减少,易发生便秘,严重时还可发生电解质紊乱、脱水等。但水分过多也会增加心脏、肾脏的负担,因此老年人每日饮水量(除去饮食中的水)一般以每日每千克体重30mL左右为宜。

钠的摄入量与高血压呈正相关,而钾与钠有拮抗作用。健康老年人每日的食盐摄入量不超过6g,高血压、冠心病者不宜超过5g。而老年人味蕾萎缩,对酸、甜、苦、咸的敏感性下降,常食而无味,甚至出现味觉异常。故有些老年人为增加食物味道,增加食盐或糖的用量,造成钠食用过多而钾摄入不足,钾的缺乏可使肌力下降而产生倦怠感。

二、老年人配餐

(一)老年人饮食保健原则

1. 食物选择合理多样　食物的选择应适合老年人的特点,种类应多样化,营养丰富,努力做到餐餐有蔬菜，注意“四个搭配”：荤素搭配，以素为主；粗细搭配，多吃粗粮；干稀搭配，混合食用；生熟搭配，适量生食。摄入食物做到“三高、四少、一低”：高蛋白质、高维生素、高纤维素；少盐、少油、少糖、少辛辣调味品；低脂肪。

2. 饮食易消化吸收　老年人由于消化功能减弱，咀嚼能力也因牙齿松动或脱落而受到影响，因此食物加工应做到细、软、松，既给牙齿咀嚼的机会，又便于消化。少吃油炸、油腻、过黏的食品。

3. 饮食应合理分配　老年人保持理想体重很重要，应适当限制热量摄入，早、中、晚餐的能量分配分别占总能量的30%、40%、30%，应少量多餐，避免暴饮暴食或过饥过饱，膳食内容的改变也不宜过快，要照顾到个人爱好。由于老年人肝脏中储存肝糖原的能力较差，糖耐量也有程度不一的减退，容易饥饿，所以在两餐之间可以适当增加点心。因为夜间的热能消耗较少，晚餐可吃些蔬菜和含糖类较多而又易于消化的食物。

4. 食物温度应适宜　老年人消化道对食物的温度较为敏感，饮食宜温偏热。两餐之间或入睡前可加用温热饮料，以解除疲劳、温暖身体而利于睡眠。

（二）老年人的膳食指导

《中国老年人膳食指南（2022）》提出：食物要粗细搭配、松软、易于消化吸收；合理安排饮食，提高生活质量。重视因蛋白质、微量营养素摄入不足，而产生营养不良的状况，引发消瘦、贫血、衰弱、跌倒、认知障碍等问题，增加患病以及再入院风险。均衡营养、科学饮食有助于改善老年人营养状况、提高生活质量。一般老年人（65～79岁人群）核心膳食推荐。

痛风智慧健康管理

1. 品种多样化　主食除了常吃的米饭、馒头等，选择小米、玉米、荞麦、燕麦等杂粮；努力做到餐餐有蔬菜，尽量吃不同种类的蔬菜，特别注意多选择深色蔬菜；尽可能选择不同种类的水果，每种吃的量少一些、种类多一些，不能用蔬菜代替水果；畜肉、禽肉、鱼虾类动物性食物要换着吃，还要吃不同种类的奶类和豆类食物。要摄入足够量的动物性食物和大豆类食品。动物性食物摄入总量要争取达到每日120～150g。其中，鱼40～50g、畜禽肉40～50g、蛋类40～50g。推荐每天喝牛奶300～400mL（含蛋白质9～12g）或等量蛋白质的奶制品；保证每天摄入相当于15g大豆的不同豆制品，如豆腐、豆腐干、豆皮等。

2. 鼓励共同就餐，保持良好食欲　家人、亲友应劝导、鼓励老年人一同挑选、制作、品尝和评论食物，享受食物美味，体验快乐生活。鼓励老年人积极主动参加群体社会活动，积极与人交流，保持乐观的情绪；在确保安全的前提下，适度增加身体活动量，增强身体对营养的需求，提升进食欲望；采取不同烹饪方式，丰富食物的色泽、风味，增加食物的吸引力。

3. 积极户外活动，延缓肌肉衰减，保持适宜体重　户外活动有利于呼吸新鲜空气，接受阳光照射，促进体内维生素D合成，延缓骨质疏松和肌肉衰减的进程。定期监测体重，体重指数保持在适宜水平20.0～26.9kg/m²。在运动方式的选择上要量力而行，兼顾兴趣爱好和运动设施条件，选择多种方式的身体活动，尽量让全身得到活动；注意多选择散步、快走、太极拳等动作缓慢柔和的运动，以免过量运动引发机体损伤。

4. 定期健康体检，测评营养状况，预防营养缺乏　一般情况下，每年定期到有资质的医疗机构参加1次或2次体检。关注自身饮食，定期称量体重。对于有多种慢性病，在进行医学治疗并伴有特殊营养需求的老年人，应该接受专业的营养不良风险评估，接受医学营养专业人员的指导，进行科学精细的饮食调控，做好营养支持。

笔记

知识链接

《中国居民膳食指南》(2022)首次提出高龄老年人的膳食指南

随着经济的发展和卫生健康服务水平的提高，中国居民人均预期寿命不断增长，80 岁及以上的高龄老年人比例逐渐增加，他们对膳食的需要不同于才步入老龄的一般老年人，制定《高龄老年人膳食指南》(2022)能够更加专业、精细地对高龄老年人进行膳食指导。高龄老年人的生理特点和营养需要包括以下方面。

(1)多数高龄老年人身体各系统功能显著衰退，营养不良发生率高，慢性病发病率高，需要经常进行体重监测、营养评估和膳食指导；

(2)高龄老年人的膳食要注重食物多样，多种方式进食；

(3)食物的选择上要多选择营养密度高和能量低的食物；

(4)食物要做到清淡、柔软，有节制。

三、协助进餐

案例导入：李奶奶，70 岁，退休教师，患有高血压病，常规服药治疗，病情稳定。近期出现记忆力减退，经医生诊断为阿尔茨海默病(轻度)。现入住养老机构，目前尚能够进行正常交流，但常常会忘记照护人员的姓名，忘记按时服药和就餐，甚至忘记过去熟悉的食品，需要照护人员提醒。今天的午餐是糙米饭、清炒虾仁、芹菜香干、西红柿蛋汤，请协助老年人进水、进食。

进水照护

具体措施见表 6－1、表 6－2。

表 6－1 进水照护操作流程

操作步骤			操作程序	注意事项
操作前	1. 评估与沟通	(1)评估	环境：清洁，温湿度适宜，无异味	
			老年人：病情、吞咽反射情况	
		(2)沟通	提醒老年人饮水并询问有无特殊要求	
	2. 准备	(1)照护人员准备	着装整洁、洗手(温暖双手)、戴口罩	
		(2)老年人准备	协助老年人取坐位或半卧位，洗净双手	
		(3)环境准备	关闭门窗，拉上窗帘，冬季调节室温至 24～26℃，光线充足，适合操作	
		(4)物品准备	茶杯或小水壶盛装 1/2～2/3 满的温开水(触及杯壁时温热不烫手)，准备吸管、汤匙及小毛巾	
操作中	1. 沟通		照护人员向老年人解释操作的目的，饮水时需要配合的动作等，取得老年人配合	
	2. 摆放体位		协助老年人取安全、舒适可操作的体位(如轮椅坐位、床上坐位、半卧位、侧卧位或平卧位等)，面部侧向照护人员	
	3. 测试水温		将小毛巾围在老年人颌下，用前臂试水温(以不烫手为宜)	将开水晾凉后再递交到老年人手中或进行喂水，防止烫伤

笔记

续表

操作步骤		操作程序	注意事项
操作中	4. 协助饮水	能够自己饮水的老年人:鼓励手持水杯或借助吸管饮水,叮嘱老年人饮水时身体坐直或稍前倾,小口饮用。出现呛咳,应稍事休息再饮用	老年人饮水后不能立即平卧。饮水过程宜慢,防止反流发生呛咳、误吸
		不能自理的老年人:可借助吸管饮水;使用汤匙喂水时,水盛装汤匙的1/2~2/3为宜,见老年人下咽后再喂下一口,不宜太急	对不能自理的老年人每日分次定时喂水
操作后		整理用物、洗手、记录	

注:操作流程来源于"1+X"老年照护职业技能等级证书核心技能操作标准。

进食照护

表6-2 进食照护操作流程

操作步骤			操作程序	注意事项
操作前	1. 评估与沟通	(1)评估	环境:清洁、整齐、明亮、舒适,适合进餐	
			老年人:病情、吞咽反射情况	
			食物:种类、软硬度、温度符合老年人的饮食习惯	
		(2)沟通	提醒老年人饮水并询问有无特殊要求	
	2. 准备	(1)照护人员准备	着装整洁、洗手(温暖双手)、戴口罩	
		(2)老年人准备	询问老年人进食前是否需要大小便,根据需要协助排尿、排便,协助老年人洗净双手	
		(3)环境准备	关闭门窗,拉上窗帘,冬季调节室温至24~26℃,光线充足,适合操作	
		(4)物品准备	根据需要准备轮椅或床上支架(或过床桌)、靠垫、枕头、毛巾	
操作中	1. 沟通		照护人员向老年人解释操作的目的、进食时需要配合的动作等,取得老年人配合	
	2. 摆放体位		协助老年人自理程度及病情采取适宜的进食体位(如轮椅坐位、床上坐位、半卧位、侧卧位等),为老年人戴上围裙或将毛巾垫在老年人颌下及胸前部位	根据老年人自理能力选择合适的体位
			轮椅坐位:轮椅与床成30°夹角,固定轮子,抬起脚踏板。叮嘱老年人双手环抱照护人员脖颈,照护人员双手环抱老年人的腰部或腋下,协助老年人坐起,双腿垂于床下,双脚踏稳地面,再用膝部抵住老年人的膝部,挺身带动老年人站立并旋转身体,使老年人坐在轮椅中间,后背贴紧椅背,将轮椅上的安全带系在老年人腰间	

续表

笔记

操作步骤		操作程序	注意事项
操作中	2. 摆放体位	床上坐位:按上述环抱方法协助老年人在床上坐起,将靠垫或软枕垫于老年人后背及膝下,保证坐位稳定舒适。在床上放置餐桌	
		半卧位:使用可摇式床具时,将老年人床头摇起,抬高至床具水平面成30°~45°角。使用普通床具时,可使用棉被或靠垫支撑老年人背部使其上身抬起。采用半卧位时,应在身体两侧及膝下垫软枕以保证体位稳定	
		侧卧位:使用可摇式床具时,将老年人床头摇起,抬高至床具水平面成30°角。照护人员双手分别扶住老年人的肩部和髋部,使老年人面向照护人员侧卧,肩背部垫软枕或楔形垫。一般宜采用右侧卧位	
	3. 协助进餐	照护人员将已准备好的食物盛入老年人的餐具中并摆放在餐桌上	
		鼓励能够自己进餐的老年人自行进餐。指导老年人上身坐直并稍向前倾,头稍向下垂,叮嘱老年人进餐时细嚼慢咽,不要边进食边讲话,以免发生呛咳	
		对于不能自行进餐的老年人,由照护人员喂饭。先用手触及碗壁感受并估计食物温热程度,以汤匙喂食时,每喂食一口,食物量以汤匙的1/3为宜,等看到老年人完全咽下后再喂食下一口	①食物温度适宜。食物温度太高,则会发生烫伤;温度太低,则会引起胃部不适。②对于咀嚼或吞咽困难的老年人,可将食物打碎成糊状,再协助进食。③老年人进食中如发生呛咳、噎食等现象,立即采取急救处理并通知医护人员及家属
		对于有视力障碍能自己进食的老年人,照护人员应将盛满温热食物的餐具放入老年人的手中(确认食物位置),再将汤匙递到老年人手中,告知食物的种类,叮嘱老年人缓慢进食。进食带有骨头的食物时,要特别告知小心进食,进食鱼类要先协助剔除鱼刺。如老年人要求自己进食,可按时钟平面图放置食物,并告知方法、名称,引导老年人用汤匙确认位置以利于老年人顺利进食	

笔记

续表

操作后	照护人员协助老年人进餐后漱口，并用毛巾擦干口角水痕。叮嘱老年人进餐后不能立即平卧，保持进餐体位30分钟后再卧床休息	老年人进餐后不宜立即平卧，以防止食物反流
	整理用物、洗手	

注：操作流程来源于“1+X”老年照护职业技能等级证书核心技能操作标准。

案例导入：钱奶奶，80岁，因脑血管病导致长期卧床而入住养老机构。目前神志清楚，能做简单交流，左侧肢体活动不灵，因吞咽肌无力而吞咽困难，不能经口进食，医生已经给予胃管置入。请为带鼻饲管老年人实施进食照料。

具体措施见表6-3。

特殊饮食照护

表6-3 特殊饮食照护操作流程

操作步骤			操作程序	注意事项
操作前	1. 评估与沟通	(1)评估	环境：清洁、整齐、明亮、舒适，适合操作	
			老年人：意识状态、自理能力及自身情况，鼻饲饮食时有无腹泻、便秘的情况	
			鼻饲饮食：种类	
		(2)沟通	对于能够有效沟通的老年人，照护人员应询问老年人床号、姓名，并向老年人讲解即将进食鼻饲饮食种类和量，以取得老年人理解配合	对于不能进行有效沟通的老年人，应核对老年人的房间号、床号、床头卡姓名、鼻饲饮食种类和数量
	2. 准备	(1)照护人员准备	着装整洁、洗手(温暖双手)、戴口罩	
		(2)老年人准备	取舒适卧位(半卧位或右侧卧位)，戴眼镜或有义齿者需取下，妥善放置	
		(3)物品准备	灌注器(或注射器)、毛巾、鼻饲饮食、温水、别针、皮筋、纱布	
操作中	1. 沟通		对于能够有效沟通的老年人，照护人员应向老年人解释操作的目的、鼻饲时需要配合的动作等，取得老年人配合	
	2. 摆放体位		根据老年人身体情况，协助其摆放舒适体位	对长期鼻饲的老年人，每日晨、晚间应做口腔护理，保持口腔清洁。随时清理鼻腔，保持通畅
			对于上半身功能较好的老年人，照护人员应协助老年人采用坐位或半卧位；对于平卧的老年人，照护人员应将床头摇高或使用软枕垫起，使之与床水平线成30°角	
			在老年人颌下垫毛巾或治疗巾	

笔记

续表

操作步骤		操作程序	注意事项
操作中	3. 检查鼻胃管	首先检查鼻胃管是否完好并妥善固定，插入的长度与鼻胃管标记的长度是否一致，如发现有管路滑脱，应立即通知医护人员处理	
		检查鼻胃管是否在胃内：打开鼻胃管末端盖帽，将灌注器的乳头与鼻胃管末端连接并进行抽吸，有胃液或胃内容物被抽出，表明鼻胃管在胃内。推回胃液或胃内容物，盖好鼻胃管末端盖帽	
	4. 进行鼻饲	测试鼻饲饮食的温度：照护人员应将鼻饲饮食少量滴在自己的手腕部，以感觉温热、不烫手为宜	鼻饲液温度一般为 30 ~ 40℃，不可过高或过低
		照护人员用灌注器从水杯中抽 20mL 温开水，连接鼻胃管缓慢灌注，再盖好鼻胃管末端盖帽，以确定鼻胃管是否通畅，可以同时使老年人管腔润滑，刺激胃液分泌	
		照护人员抽吸鼻饲液（每次每管 50mL），在水杯中轻蘸灌注器乳头部分，清洗外壁鼻饲饮食残渣，打开鼻胃管盖帽并连接，缓慢推注，灌食速度以老年人喂食的反应及食物的浓度而定，一般用抬高和降低灌注器来调节，并随时观察老年人的反应。速度为 10 ~ 13mL/min。灌注后立即盖好鼻胃管盖帽，再次抽吸鼻饲饮食，同法至鼻饲饮食全部灌注完毕	
		每次鼻饲量不应超过 200mL，推注时间以 15 ~ 20 分钟为宜，鼻饲间隔时间不少于 2 小时	①在鼻饲过程中，老年人若出现恶心、呕吐等情况，应立即停止鼻饲，并立即通知医护人员处理。②为防止鼻胃管堵塞，鼻饲药物时，应将药物研碎，溶解后再灌入。③鼻饲饮食应现用现配，对于未用完的鼻饲饮食应放冰箱保存，24 小时内用完
		鼻饲饮食完毕，照护人员用灌注器抽取 30 ~ 50mL 温开水缓慢注入，冲净鼻胃管内壁食物残渣，防止食物残渣堵塞鼻胃管，盖好鼻胃管盖帽	
		叮嘱并协助老年人进食后保持体位 30 分钟再卧床休息，这样有利于食物的消化与吸收，以防喂食后食物反流引发误吸	
操作后		撤下毛巾，整理床单位。清洗用物，将灌注器在流动水下清洗干净，用开水浸泡消毒后放入碗内	注射器、灌注器用后要及时清洗，保持干净
		灌注器上面覆盖纱布备用，灌注器更换频率为每周 1 次	
		准确记录鼻饲时间和鼻饲量，重点观察老年人鼻饲后有无腹胀、腹泻等不适症状并记录	

注：操作流程来源于“1 + X”老年照护职业技能等级证书核心技能操作标准。

笔记

任务二　清洁照护

一、口腔清洁

老年人牙齿变脆，松动脱落。牙龈萎缩，牙根外露，牙间隙变大，易残留食物残渣，有利于细菌繁殖，易发生牙龈炎、龋齿。老年人口腔的自洁和保护功能降低，易发生损伤和感染。口腔清洁照护是为了保持口腔清洁、湿润，预防口腔感染，祛除口臭，增加食欲；是增强长期卧床老年人舒适感的一项照护技能。

案例导入：张奶奶，82 岁，因脑血管病导致左侧肢体偏瘫，长期卧床而入住爱心护理院。目前神志清楚，能正常沟通交流，因不能经口进食，给予鼻饲饮食。今日张奶奶自觉嘴巴苦，有异味，请为张奶奶进行口腔清洁护理。

口腔清洁

具体措施见表 6－4。

表 6－4　口腔清洁操作流程

<table>
<tr><th colspan="3">操作步骤</th><th>操作程序</th><th>注意事项</th></tr>
<tr><td rowspan="5">操作前</td><td rowspan="4">1. 准备</td><td>（1）照护人员准备</td><td>着装整洁、洗手</td><td rowspan="5"></td></tr>
<tr><td>（2）老年人准备</td><td>平卧于床上</td></tr>
<tr><td>（3）环境准备</td><td>清洁、明亮</td></tr>
<tr><td>（4）物品准备</td><td>漱口杯 1 个、大棉棒 1 包、毛巾 1 条、弯盘 1 个，必要时备润唇膏</td></tr>
<tr><td colspan="2">2. 沟通</td><td>向老年人解释操作目的及注意事项，取得老年人配合</td></tr>
<tr><td rowspan="4">操作中</td><td colspan="2">1. 摆放体位</td><td>协助老年人取侧卧位或平卧位，头偏向一侧（面向照护人员）。将毛巾铺于老年人口角及胸前，将弯盘置于口角边</td><td></td></tr>
<tr><td colspan="2" rowspan="2">2. 擦拭口腔</td><td>协助老年人漱口，将漱口水吐到弯盘内，用毛巾擦净口角水痕</td><td rowspan="2">棉棒蘸水不应过多，以免擦拭牙齿时老年人将漱口水吸入气管引起呛咳。一个棉棒只可使用一次，不可反复蘸取漱口水使用。擦拭上颚及舌面时，位置不可太靠近咽部，以免引起恶心等不适</td></tr>
<tr><td>将棉棒用漱口水浸湿，一根棉棒只擦拭口腔一个部位。擦拭顺序：湿润口唇；嘱老年人牙齿咬合，擦拭牙齿外面（由内而外纵向擦拭至门齿）；嘱老年人张口，依次擦拭牙齿内面、咬合面、两侧颊部、上颚、舌面、舌下。嘱老年人张口检查是否擦拭干净。再次协助老年人漱口，并用毛巾擦净老年人口角水痕</td></tr>
<tr><td colspan="2">3. 擦拭口唇</td><td>用棉棒擦拭口唇</td><td></td></tr>
<tr><td colspan="3" rowspan="3">操作后</td><td>整理用物：撤去用物，整理床单位。必要时口唇涂擦润唇膏</td><td rowspan="3"></td></tr>
<tr><td>洗手</td></tr>
<tr><td>记录</td></tr>
</table>

注：操作流程来源于“1＋X”老年照护职业技能等级证书核心技能操作标准。

笔记

知识链接

认知障碍老年人口腔义齿管理的证据总结

存在认知障碍的老年人相较于健康老年人更容易发生牙齿脱落造成缺齿从而不得不佩戴义齿。专家共识指出在认知障碍老年人佩戴义齿之初就要帮助其培养建立良好习惯,明确义齿管理不当会造成的健康问题,照护机构更要对义齿做出规范标记与及时更新,真正做到认知障碍老年人义齿的规范化管理,尤其注意义齿佩戴和摘取的安全问题。口腔义齿管理证据包括:①刚刚戴义齿的认知障碍老年人需要帮助形成固定的清洁习惯;②中等程度的认知症老年人义齿的清理需求更高;③鼓励认知障碍老年人自己清洁义齿,如果他们无法做到,再由照护者帮助清洁;④任何长期照护机构都要确保义齿安全存放并做好标记与及时更新。

二、床上擦浴

床上擦浴是为了保持皮肤清洁,使老年人舒适;促进皮肤血液循环,增强其排泄功能,预防皮肤感染及压疮等并发症;观察老年人一般情况,提供疾病信息;活动肢体,防止肌肉挛缩和关节僵硬等并发症。它是一项增强舒适感的护理技能。

案例导入:刘奶奶,88 岁,2 年前脑卒中后左侧肢体偏瘫,生活不能自理,入住养老院非自理区,需要每周床上擦浴 1 次或 2 次。请为刘奶奶进行床上擦浴。

具体措施见表 6-5。

床上擦浴

表 6-5 床上擦浴操作流程

操作步骤			操作程序	注意事项
操作前	1. 准备	(1)照护人员准备	着装整洁、洗手	
		(2)老年人准备	平卧于床上	
		(3)环境准备	关闭门窗,冬季调节室温至 22 ~ 26℃	
		(4)物品准备	脸盆 3 个(身体、臀部、脚)、毛巾 2 条(臀部、脚)、方毛巾 1 条、浴巾 2 条、浴液 1 瓶、橡胶单 1 块、清洁衣裤 1 套、暖瓶 1 个、污水桶 1 个,必要时备指甲剪、屏风等	注意调节水温,及时更换热水
	2. 沟通	(1)评估	评估老年人身体状况、疾病情况,是否适宜床上擦浴	
		(2)沟通	解释操作目的及注意事项,取得老年人同意	
操作中	1. 备齐用物		携用物至床旁(多人同住一室,用屏风遮挡)。脸盆内盛 40 ~ 45℃ 温水,协助老年人脱去衣裤,盖好被子	擦拭时身体暴露部位要及时遮盖,以防着凉

笔记

续表

操作步骤			操作程序	注意事项
操作中	2. 顺序擦浴	(1)擦洗脸部	将1条浴巾铺于枕巾上,将另1条盖在胸部,将方毛巾浸湿后拧干,横向对折再纵向对折,对折后用方毛巾四个角分别擦洗双眼的内眼角和外眼角。洗净方毛巾将其包裹在手上,洒上浴液依次擦拭额部、鼻部、两颊、耳后、颈部(额部由中间分别向两侧擦洗,鼻部由上向下擦洗,面颊由鼻唇、下巴向左右面颊擦洗,颈部由中间分别向两侧擦洗),洗净方毛巾,同法擦净脸上浴液,再用浴巾擦干脸上水分	操作时动作要迅速、轻柔
		(2)擦拭手臂和手	暴露近侧手臂,将浴巾半铺半盖于手臂上,用方毛巾包手,涂上浴液,打开浴巾由前臂向上臂擦拭,擦拭后用浴巾遮盖,洗净方毛巾,同样手法擦净上臂浴液,再用浴巾包裹吸干手臂上的水分。将浴巾对折置于床边,置脸盆于浴巾上,协助老年人将手浸于脸盆中,洗净并擦干。移至对侧,同法擦拭另一侧手臂	如老年人指甲过长或甲沟里有污垢,应先修剪指甲、清理污垢
		(3)擦拭胸部	将被子向下折叠暴露胸部,用浴巾遮盖胸部。将清洁的方毛巾包裹在手上,涂上浴液,打开浴巾由上向下擦拭胸部及两侧,注意擦净皮肤褶皱处(如腋窝、女性乳房下垂部位),擦拭后用浴巾遮盖,洗净方毛巾,同法擦净胸部浴液,再用浴巾擦干胸部水分	擦洗过程中注意观察老年人反应,如出现寒战、面色苍白等情况,要立即停止擦浴,采取保暖措施,告知专业医护人员
		(4)擦拭腹部	将盖被向下折至大腿根部,用浴巾遮盖胸腹部。将清洁的方毛巾包裹在手上,涂上浴液,打开浴巾下角暴露腹部,由上向下擦拭腹部及两侧,擦拭后用浴巾遮盖,洗净方毛巾,同法擦净腹部浴液,再用浴巾擦干腹部水分	
		(5)擦拭背臀	协助老年人翻身侧卧,背部朝向照护人员。将被子上折暴露背臀部。将浴巾铺于背臀部,向上反折遮盖背臀部。将清洁的方毛巾包裹在手上,涂上浴液,打开浴巾暴露背臀部,由腰骶部分别沿脊柱两侧螺旋形向上擦洗背部。分别环形擦洗臀部,擦拭后用浴巾遮盖,洗净方毛巾,同法擦净背臀部浴液,再用浴巾擦干背臀部水分	
		(6)擦洗下肢	协助老年人平卧,盖好被子。暴露一侧下肢,将浴巾半铺半盖。将清洁的方毛巾包裹在手上,涂上浴液,打开浴巾暴露下肢,另一手扶住下肢的踝部呈屈膝状,由小腿向大腿方向擦洗,擦拭后用浴巾遮盖,洗净方毛巾,同法擦净下肢浴液,再用浴巾擦干下肢水分。同法擦洗另一侧下肢	

笔记

续表

<table>
<tr><th colspan="3">操作步骤</th><th>操作程序</th><th>注意事项</th></tr>
<tr><td rowspan="2">操作中</td><td rowspan="2">2. 顺序擦浴</td><td>(7)脚部清洗</td><td>更换水盆(脚盆),盛装半盆40～45℃温水。将被子的被尾向一侧打开暴露双脚,取软枕垫在老年人膝下支撑。于脚下铺橡胶单和浴巾,将水盆放在浴巾上,将老年人一脚浸于水中,涂擦浴液,用擦脚巾擦洗脚部(注意洗净脚趾缝),洗后将脚放在浴巾上,同法清洗另一只脚。撤去水盆,拧干擦脚巾,擦干双脚,再用浴巾擦干脚部水分</td><td></td></tr>
<tr><td>(8)擦拭会阴部</td><td>更换水盆(专用盆),照护人员一手托起老年人臀部,一手铺橡胶单和浴巾,将专用毛巾浸湿后拧干。女性老年人:按顺序擦洗,由阴阜向下至尿道口、阴道口、肛门,边擦边转动毛巾,清洗毛巾后分别擦洗左、右腹股沟部位。男性老年人:按顺序擦洗尿道外口、阴茎、包皮、阴囊、腹股沟和肛门。随时清洗毛巾,直至清洁无异味。撤去橡胶单和浴巾。协助老年人更换清洁衣裤</td><td></td></tr>
<tr><td colspan="3" rowspan="2">操作后</td><td>整理用物:撤去用物,整理床单位,开窗通风</td><td rowspan="2"></td></tr>
<tr><td>洗手、记录</td></tr>
</table>

注:操作流程来源于“1+X”老年照护职业技能等级证书核心技能操作标准。

爱在夕阳

“专业助浴让失能老人清爽舒服”——助浴师吉静

吉静是一名助浴师,在上岗前接受了养老护理员培训并获得相应证书。为居家老年人提供上门助浴服务,助浴团队要将浴缸、毛巾、升降架等50件洗浴用品和设备搬到老人家中。先由团队中的护士向老人及家属介绍助浴服务流程、细节和团队人员,询问老人的健康状况、测量生命体征,确认老人具备接受助浴服务的身体条件后,才真正进入助浴环节。为了确保老人舒适安全,在助浴服务过程中需要特别小心、细致,整个助浴过程近一个小时。老人亲属认为助浴团队配合默契,服务专业,“升降架可以把洗过的水和身体分开,洗得干净清爽,家属平时只能给老人擦擦身子,清洁不够彻底,助浴团队真是帮了大忙”。

三、穿脱衣服训练

案例导入:吴女士,70岁,退休职工,患高血压病15年。2个月前突发脑卒中,及时送往医院治疗。现已出院回家,右侧肢体偏瘫,虽进行康复训练,但效果一般。能够与人正常交流。日常生活及行走需要他人协助,她自觉很不方便,希望自己尽快恢复自主活动。今日老伴将她送至照护中心寻求帮助。其有1子,远在外省工作。请为她进行穿脱衣服训练。(全国职业院校技能大赛健康与社会照护赛项赛题)

具体措施见表6-6。

笔记

表 6－6　指导偏瘫老年人进行穿脱衣服训练评分标准

项目	实操技能操作要求	分值(分)
工作准备(10 分)	口头汇报:简述情境、老年人照护问题和任务等	2
	以下项目在整个操作过程中予以评估,不需要口头汇报。 1. 物品准备:宽松开襟上衣、笔、记录本、洗手液(操作过程不缺用物、能满足完成整个操作,性能完好,每遗漏一项关键物品扣 0.5 分,直至扣完)。 2. 环境准备:室内温湿度适宜,光线明亮,空气清新(以检查动作指向行为或沟通交流方式进行)。 3. 老年人准备:有空余时间,自愿参加(以沟通交流方式进行)。 4. 护理员准备:着装、装饰等符合护理员操作规范(直观判断)。 注:分值将结合具体竞赛试题进行拆分和细化	8
沟通解释评估(15 分)	问好、自我介绍(友好微笑、称呼恰当、举止得体、礼貌用语,选择合适话题,自然开启话题)	2
	采用有效方法核对照护对象基本信息	2
	对老年人进行综合评估(评估项目将结合具体竞赛试题进行具体化和明确化): 1. 全身情况,如精神状态、饮食、二便、睡眠等。 2. 局部情况,如肌力、肢体活动度、皮肤情况等。 3. 特殊情况,针对本情境可能存在的情况。 注:分值将结合具体竞赛试题进行拆分和细化	6
	1. 为老年人介绍照护任务、任务目的、操作时间、关键步骤。 2. 介绍需要老年人注意和(或)配合的内容。 3. 询问老年人对沟通解释过程是否存在疑问,并且愿意配合	3
	询问老年人有无其他需求,环境和体位等是否舒适,询问老年人是否可以开始操作	2
关键操作技能(50 分)	1. 护理员耐心地向老年人讲解穿脱衣服的每一步操作要点,并为老年人进行正确示范。 2. 告知老年人穿脱衣服训练原则:穿衣服时先穿患侧,脱衣服时先脱健侧。 3. 护理员站在老人患侧,指导老年人先将患侧手插入衣袖内,然后用健侧手将衣领拉至患侧肩上。 4. 指导老年人低头,用健侧手由颈后抓住衣领拉向健侧肩,指导将健侧手插入衣袖内。 5. 护理员指导老年人系好纽扣并进行整理。 6. 护理员站在老年人健侧,指导老年人解开衣扣。 7. 将患侧衣领往下拉,露出患侧肩部。 8. 指导老年人脱出健侧衣袖,用健侧手将患侧衣袖脱出。 9. 训练过程中,及时给予老年人鼓励。 10. 护理员应随时观察、询问老年人有无不适,发现异常立即停止并通知医护人员。 注:分值将结合具体竞赛试题进行拆分和细化	50
健康教育(8 分)	健康教育在与标准化老年人沟通及实施过程中体现,不做单独口述: 1. 教育方式恰当,如讲解与示范相结合。 2. 语言简单易懂,尽量使用生活化语言。 3. 表达准确、逻辑清晰、重点突出	3

续表

项目	实操技能操作要求	分值(分)
健康教育(8分)	要求如下: 1. 主题和数量合适(根据竞赛试题和比赛时长确定)。 2. 表达方式突出重点,逻辑清晰。 3. 结合主题提出的措施或建议:每个主题不少于3条。 4. 语言简单易懂,符合老年人的理解能力。 5. 结合老年人的具体情况(如职业、性格、爱好、家庭等)。 注:如竞赛时间较短不适用时,将分值调整到"关键操作技能部分"	5
评价照护效果(5分)	询问老年人有无其他需求、是否满意(反馈),整理各项物品	1
	记录(不漏项,包括评估阳性结果、主要措施及异常情况等)	2
	遵守感染控制和管理要求,包括废弃物处理、个人防护及手卫生等	2
对选手综合评判(12分)	操作过程中的安全性:操作流畅、安全、规范,避免老年人害怕、疼痛等伤害,过程中未出现致老年人于危险环境的操作动作或行为	3
	沟通力:顺畅自然、有效沟通,表达信息方式符合老年人社会文化背景,能正确理解老年人反馈的信息,避免盲目否定或其他语言暴力	2
	创新性:能综合应用传统技艺、先进技术等为老年人提供所需的照护措施,解决老年人问题,促进老年人的健康和幸福感	1
	职业防护:做好自身职业防护,能运用节力原则,妥善利用力的杠杆作用,调整重心,减少摩擦力,利用惯性等方法	1
	人文关怀:能及时关注到老年人各方面变化,能针对老年人的心理和情绪作出恰当的反应,给予支持,例如不可急躁等;言行举止有尊老、敬老、爱老、护老的意识	2
	鼓励:利用语言和非语言方式鼓励老年人参与照护,加强自我管理,发挥残存功能,提升自理能力	2
	灵活性:对临场突发状况能快速应变,根据老年人及现场条件灵活机动实施照护,具有很强的解决问题的能力	1
合计		100

注:操作流程来源于全国养老护理员职业技能大赛试题库。

四、卧床老人更换床单

案例导入:刘女士,84岁。5年前因脑出血住院治疗。目前神志清楚,病情稳定,能正常交流,常规服药治疗。左侧肢体活动稍无力,右侧肢体活动良好,能使用手杖行走。她与老伴一起居住。老伴已90岁高龄,女儿经常请社区日间照料中心照护师上门服务。请为她更换床单。(全国职业院校技能大赛健康养老照护赛项赛题)

具体措施见表6-7。

为卧床老人更换床单

表6－7　卧床老人更换床单操作流程

<table>
<tr><th colspan="3">操作步骤</th><th>操作程序</th><th>注意事项</th></tr>
<tr><td rowspan="6">操作前</td><td rowspan="2">1. 评估与沟通</td><td>(1)评估</td><td>评估老年人意识及自理能力</td><td rowspan="6"></td></tr>
<tr><td>(2)沟通</td><td>向老年人解释操作目的,取得配合</td></tr>
<tr><td rowspan="4">2. 准备</td><td>(1)照护人员准备</td><td>着装整洁、洗手、戴口罩</td></tr>
<tr><td>(2)老年人准备</td><td>平卧于床上,盖好被子</td></tr>
<tr><td>(3)环境准备</td><td>关闭门窗,室温24～26℃</td></tr>
<tr><td>(4)物品准备</td><td>扫床车1辆、床刷1把、一次性床刷套、清洁床单、被罩、枕套,必要时备衣裤</td></tr>
<tr><td rowspan="7">操作中</td><td colspan="2" rowspan="3">1. 更换床单</td><td>物品按使用顺序放在床尾椅上(上层床单、中层被罩、下层枕套)</td><td rowspan="3">协助老年人翻身侧卧时,注意老年人安全,防止发生坠床</td></tr>
<tr><td>拉起对侧床挡,照护人员站在床的右侧,一手托起老年人头部,另一手将枕头平移至床左侧,协助老年人翻身侧卧于床左侧,盖好盖被。从床头至床尾松开近侧床单,将床单向上卷起至老年人身下</td></tr>
<tr><td>将床刷套套在床刷外面,从床中线开始清扫床褥,从床头扫至床尾,每扫一刷要重叠上一刷的1/3,避免遗漏</td></tr>
<tr><td colspan="2" rowspan="4">2. 铺清洁床单</td><td>将清洁床单的中线对齐床中线,展开近侧床单平整铺于床褥上,将对侧床单向上卷起塞于老年人身下,分别将近侧床单的床头、床尾部分反折于床褥下绷紧床单,将近侧下垂部分的床单平整塞于床褥下</td><td rowspan="4">一床一刷套,不可重复使用</td></tr>
<tr><td>将枕头移至近侧,协助老年人翻转身体,侧卧于清洁床单上(面向照护人员),盖好被子,拉起近侧床挡</td></tr>
<tr><td>照护人员转至床对侧,放下床挡,从床头至床尾松开床单,将原床单从床头、床尾向中间卷起放在污衣袋内,清扫褥垫上的渣屑,取下床刷套</td></tr>
<tr><td>拉平老年人身下的清洁床单,平整铺于床垫上。协助老年人平卧于床中线,为其盖好被子</td></tr>
</table>

笔记

续表

操作步骤		操作程序	注意事项
操作中	3. 更换被套	照护人员站在床左侧，将被胎展开，打开被尾开口，一手拉住被罩边缘，另一手伸入被罩内分别将两侧被胎向中间对折；一手抓住被罩被头部分，另一手抓住被胎被头部分，将被胎呈“S”形从被罩中撤出，折叠置于床尾。被罩仍覆盖在老年人身上	更换被罩时，避免遮住老年人口鼻。将被胎装入被罩内，被头部分应饱满。操作动作轻柔，避免过多暴露老年人身体、注意保暖
		取清洁被罩平铺于原被罩上，将被罩中线对准床中线。将床罩的被头置于老年人颈肩部。打开清洁被罩被尾开口端，将被胎装入清洁被罩内，将被胎向两侧展开。将原被罩从床头向床尾方向翻卷取出，置于污衣袋内	
		将被胎两侧分别向内折叠，将被尾塞于床垫下	
	4. 更换枕套	照护人员一手托起老年人头部，另一手取出枕头	套好后的枕套四角充实，枕套开口背门。必要时为老年人更换衣裤。避免污染清洁床单、被套、枕套，如原被服明显污染，应整体更换
		将枕芯从被套内取出，将原枕套放入污衣袋内	
		在床尾取出清洁枕套翻转内面朝外，双手伸进枕套内撑开抓住两内角	
		抓住枕芯两角，翻转枕套套好	
		将枕头从老年人胸前放置左侧头部旁边，照护人员右手托起老年人头部，左手将枕头拉至老年人头下适宜位置	
操作后		整理用物、开窗通风、洗手、记录	

注：操作流程来源于“1 + X”老年照护职业技能等级证书核心技能操作标准。

知识链接

大小便护理机器人

失能老年人如何有尊严、有质量地生活？智能产品——大小便护理机器人为照护长期卧床失能失智老人带来新思路。从外观上看，机器人由一个行李箱大小的“主机”和一根“吸管”组成。当卧床老人穿上护理套装后，护理机器人的感应器便能够自动识别大小便的排泄状况，第一时间自动抽走排泄物并除臭，然后进行温水冲洗、暖风烘干、消毒杀菌，并记录排泄次数。家人只需每隔 24 小时清理污水即可，大大减轻养老照护的负担。

任务三　活动与休息照护

一、助行器使用

助行器是支撑老年人走路、让走路更便捷的工具，能够起到辅助人体支撑体重、保持平衡和行走

笔记

的作用。助行器的使用既能稳身健步，减少并发症的发生，又可以提高老年人的生活自理能力，提高生活质量，同时节省体力和人力资源，减轻照护人员的负担。

(一)助行器具的种类、性能及要求

助行器具主要包括手杖、拐杖、步行器三类(图6-1)。

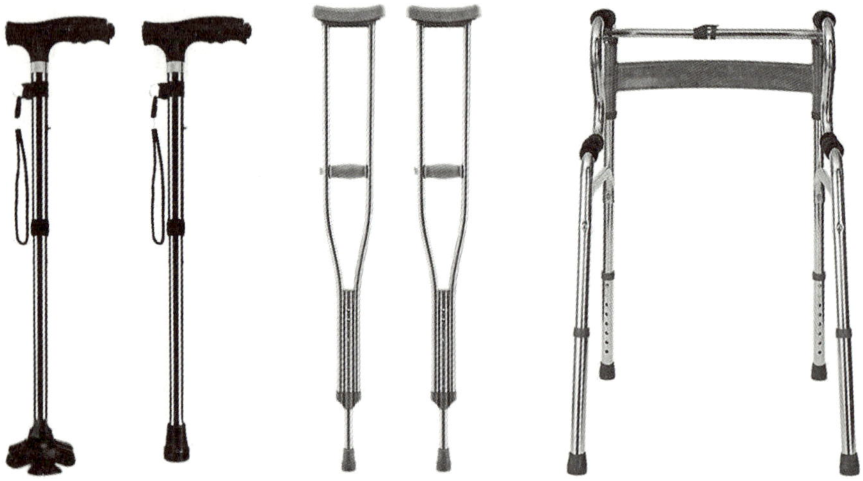

图6-1　助行器具的种类

(二)适应证

(1)单侧下肢无力(如偏瘫)或截肢。

(2)全身或双下肢肌力降低或协调性差，需要独立、稳定站立，如多发性硬化症或帕金森病。

(3)下肢骨与关节病变(骨性关节炎、下肢骨折或半月板切除术后)。

(4)需要广泛支持，以帮助老年人活动和建立自信心，如用于长期卧床或患病的情况。

(5)偏盲或全盲等。

(二)老年人使用助行器具的观察要点

1. 检查助行器具　检查助行器具是否完好，把手有无松动，助行器具与地面接触的橡胶垫是否牢固，可调高度的助行器调节卡扣是否锁紧等。

2. 高度选择

(1)手杖高度：老年人站立时，肘关节屈曲15°~30°，腕关节背伸，小趾前外侧15cm处至背伸手掌面的距离即为拐杖的适宜高度(图6-2)。

(2)拐杖高度：身高减去41cm的长度为腋杖的长度，站立时大转子的高度即为把手的位置。

(3)步行器高度：老年人直立，双手握住助行器把手、肘关节屈曲15°~30°时的高度为宜(图6-3、图6-4)。

案例导入：曹女士，72岁。高血压病史15年，口服降压药物治疗，血压控制良好；帕金森病史10年，口服抗帕金森药物治疗，症状有缓解。半年前，活动时跌倒，导致右侧髋部骨折，住院行髋关节置换手术。她已入住养老机构2个月，经康复师评估能正常活动，但反应迟钝，行走、穿衣、上床及下床、如厕等仍需要协助，交流基本正常。近期她有意愿通过锻炼实现独立下床活动，但恐再次跌倒。请协助并指导她使用手杖进行转移。(全国职业院校技能大赛健康与社会照护赛项赛题)

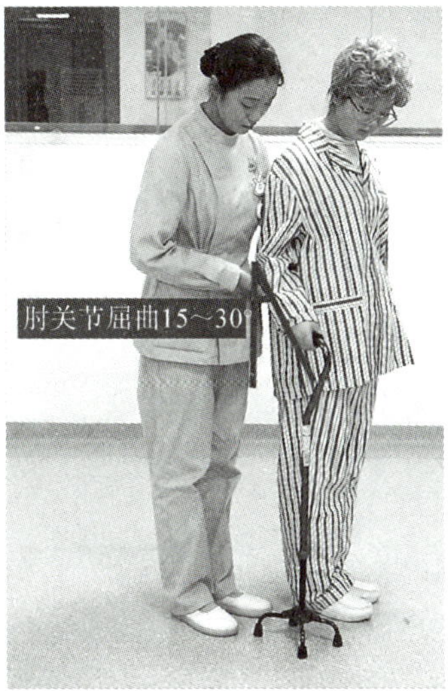

图6－2 手杖高度

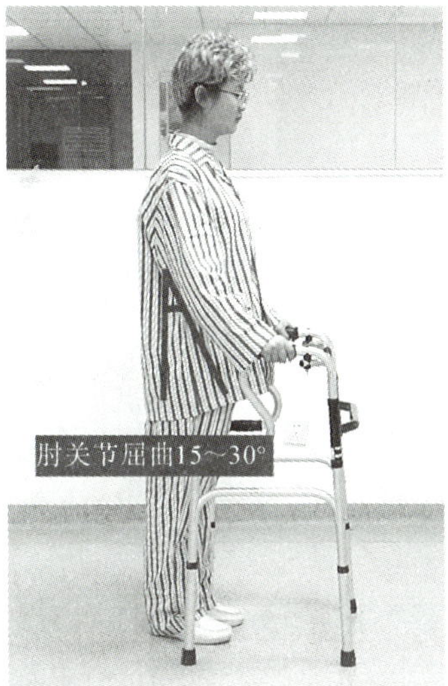

图6－3 步行器高度1

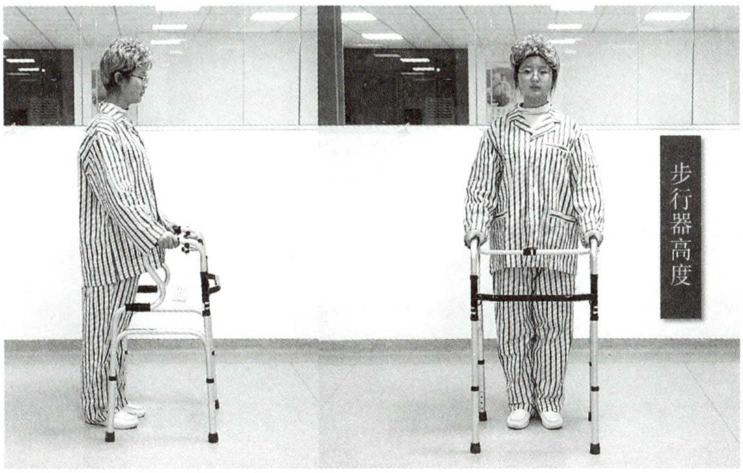

图6－4 步行器高度2

具体措施见表6－8。

助行器具使用

表6－8 助行器使用操作流程

操作步骤		操作程序	注意事项
操作前	(1)环境准备	环境安静,光线充足,无障碍物,地面干燥,没有水迹、油渍	
	(2)照护人员准备	着装整洁,了解老年人一般情况、活动能力及疾病诊断	
	(3)老年人准备	有行走的意愿,身体状况允许,穿合适长度的裤子以及防滑的鞋子	
	(4)物品准备	合适的助行器具	

笔记

续表

<table>
<tr><th colspan="3">操作步骤</th><th>操作程序</th><th>注意事项</th></tr>
<tr><td rowspan="10">操作中</td><td rowspan="6">1. 手杖的使用</td><td>(1)检查手杖</td><td>照护人员携带手杖来到老年人面前,边演示边讲解检查拐杖的方法</td><td rowspan="5"></td></tr>
<tr><td rowspan="4">(2)演示讲解</td><td>照护人员边演示边讲解使用手杖步行的方法及上下台阶的方法</td></tr>
<tr><td>三点步行:先伸出拐杖,再迈出患足,最后迈出健足;或先伸出手杖,再迈出健足,最后迈出患足。要求患足努力做到抬腿迈步,避免拖拉</td></tr>
<tr><td>二点步行:伸出手杖同时抬患足迈步,再迈出健足</td></tr>
<tr><td>上、下台阶的训练:正确上、下台阶的原则是上台阶先上健腿,后上患腿;下台阶先下患腿,再下健腿</td></tr>
<tr><td>(3)保护行走</td><td>照护人员搀扶老年人手持手杖站起,检查手杖高度是否合适。手杖应放在老年人脚的前外侧,老年人目视前方,按照三点步行或两点步行方式行走。照护人员站在患侧,拉住老年人的腰带或特制的保护腰带进行保护</td><td>患足努力做到抬腿迈步,避免拖拉;看护行走前,避开路线上的水渍及障碍物。行走过程中,保障老年人安全,避免跌倒;观察老年人有无疲劳,询问感受,如果出现疲乏,立即休息;行走中避免拉、拽老年人胳膊,以免造成老年人跌倒和骨折;循序渐进地增加行走的活动量</td></tr>
<tr><td rowspan="4">2. 步行器的使用</td><td>(1)检查步行器</td><td>检查步行器是否完好,螺丝是否有松动,支脚垫是否完好适用,高度是否合适</td><td></td></tr>
<tr><td rowspan="3">(2)演示讲解</td><td>照护人员边演示边讲解使用步行器的步行方法。向老年人说明配合要点,取得配合</td><td rowspan="3">四步法适用于双下肢步行功能障碍;三步法适用于单侧下肢步行功能障碍</td></tr>
<tr><td>四步法:将步行器一侧向前移动一步(25 ~ 30cm),对侧下肢抬高后迈出,落在步行器两后腿连线水平附近。然后,将步行器另一侧向前移动一步,迈出另一下肢。重复上述步骤前进</td></tr>
<tr><td>三步法:双手同时将步行器向前移动一步(25 ~ 30cm),患肢抬高后迈出。双手臂伸直支撑身体(患肢遵医嘱决定承重力量),迈出健肢与患肢平行。重复上述步骤前进</td></tr>
<tr><td colspan="3">操作后</td><td>行走结束,记录训练过程及结果</td><td></td></tr>
</table>

注:操作流程来源于“1 + X”老年照护职业技能等级证书核心技能操作标准。

二、轮椅转运

轮椅是替代人体下肢功能障碍、克服行走困难的代步工具,是生活中常见的移动辅助器。轮椅可以帮助代偿老年人行走功能,辅助老年人完成室内外移动,以提高其生活自理能力,提高生活质量。

(一)轮椅分类

1. 按结构特点分类　轮椅可分为手动轮椅、电动轮椅、运动轮椅、定制轮椅、代步车等。

2. 按轮椅材质分类　轮椅可分为铝合金轮椅、钢管轮椅、不锈钢轮椅、钛合金轮椅、碳素纤维轮椅。

3. 按驱动方式分类　轮椅可分为自走型轮椅、护理型轮椅、单手驱动型轮椅、杠杆式轮椅、手摇式轮椅、脚推式轮椅。

4. 按功能特点分类　轮椅可分为普通型轮椅、便携式轮椅、多功能轮椅、坐便或桌板型轮椅、高靠背可半躺或全躺护理轮椅、助站式轮椅。此处仅介绍使用频率最高的两种轮椅(图6－5)。

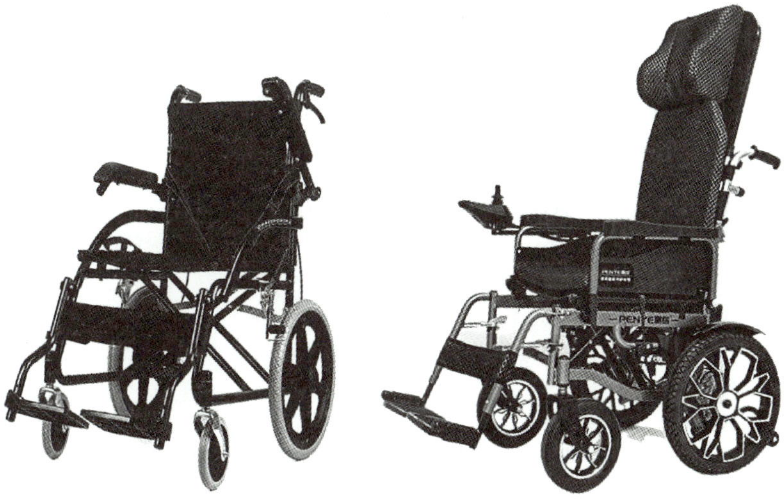

A.手动轮椅　　B.电动轮椅

图6－5　轮椅

(1)手动轮椅:可根据老年人的不同特点,进行如下选择。①双上肢正常的老年人,选择自走型轮椅。②偏瘫或双上肢力量不足、身体虚弱的老年人,选择护理型轮椅。③关节强直的老年人,选择可倾斜式轮椅。④膝关节强直的老年人,选择有脚托支架、有抬起功能的轮椅。⑤双下肢强直或软瘫的老年人,选择有腿靠功能的轮椅。⑥长期使用轮椅的老年人,选择预防压力性损伤、带坐垫的轮椅。⑦截肢的老年人,选择安装有防倾倒装置的轮椅。⑧坐姿不稳的老年人,选择有胸或腰保护安全带的轮椅。⑨依靠轮椅工作的老年人,选择短扶手式轮椅。⑩四肢重度障碍或身体衰弱的老年人选择全躺式或助站式轮椅。

(2)电动轮椅:电动轮椅适用于下肢功能障碍或缺如、偏瘫、截瘫、三肢瘫、四肢功能障碍以及身体虚弱的老年人,但要求老年人视力、听力、智力、精神状态良好,并能够操作控制器的老年人。

(二)轮椅转运注意事项

(1)经常检查轮椅,保持良好的性能,确保患者安全。

(2)患者如有下肢浮肿、溃疡或关节疼痛,可垫以软枕。

(3)禁止踏脚板上轮椅。

(4)自行操作时严禁在斜坡处或进行时休息。

笔记

(5)推轮椅速度要慢,保持平稳,以免老年人不适或发生意外。

(6)注意保暖,防止受凉。

(7)运送过程中注意观察患者病情变化。

案例导入:张某,男,73 岁。高血压病史 30 年,5 年前发生脑梗死。今晨突发头晕、恶心,言语不清,右侧肢体无力,由 120 送至医院急诊室。现右侧肢体肌力 3 级,左侧肢体肌力 4 级,肌张力适中,腱反射存在,初步诊断为脑梗死。医嘱给予监测生命体征及 CT 检查。

请将患者从床上转移至轮椅,推至 CT 室做检查。(全国职业院校技能大赛健康养老照护赛项赛题)

具体措施见表 6 -9。

轮椅转运

表 6 -9 轮椅转运操作流程

<table>
<tr><th colspan="3">操作步骤</th><th>操作程序</th><th>注意事项</th></tr>
<tr><td rowspan="5">操作前</td><td colspan="2">1. 评估与沟通</td><td>向老年人说明配合要点,评估老年人一般情况、活动能力及疾病诊断</td><td></td></tr>
<tr><td rowspan="4">2. 准备</td><td>(1)环境准备</td><td>环境安静,光线充足,无障碍物</td><td></td></tr>
<tr><td>(2)照护人员准备</td><td>着装整洁</td><td></td></tr>
<tr><td>(3)老年人准备</td><td>身体状况允许,穿防滑的鞋子</td><td></td></tr>
<tr><td>(4)物品准备</td><td>轮椅,必要时备毛毯、水杯、毛巾等</td><td>确保轮椅的轮胎气压充足,刹车制动良好,脚踏板翻动灵活,轮椅打开、闭合顺畅</td></tr>
<tr><td rowspan="6">操作中</td><td colspan="2" rowspan="6">1. 协助老年人上轮椅</td><td>从床(或椅子、坐便器等)转移到轮椅上</td><td>上轮椅时应刹车制动</td></tr>
<tr><td>照护人员松开轮椅刹车,打开轮椅,推轮椅至老年人床旁,刹车制动</td><td rowspan="5">确认床的高度,要与轮椅的坐垫高度接近,轮椅必须带有刹车,脚踏板折叠</td></tr>
<tr><td>照护人员将轮椅靠近老年人身体健侧,轮椅与床夹角成 30°~45°,刹车制动,脚踏板向上翻起</td></tr>
<tr><td>老年人坐在床边,双足平放于地面。照护人员面向老年人,双膝微屈夹紧老年人患膝,防止老年人患侧下肢屈膝或足向前方移动,将老年人健侧上肢搭在自己肩上,双手环抱老年人腰部或抓紧其背侧裤腰,缓慢用力带动老年人平稳站起</td></tr>
<tr><td>照护人员以自己的身体为轴转动,带动老年人转体,将老年人移至轮椅前,让其平稳坐下</td></tr>
<tr><td>叮嘱老年人扶好扶手,照护人员绕到轮椅后方,两臂从老年人背后腋下伸入,使老年人身体靠紧椅背坐稳。双脚放在脚踏板上,系好安全带</td></tr>
</table>

续表

<table>
<tr><th colspan="2">操作步骤</th><th>操作程序</th><th>注意事项</th></tr>
<tr><td rowspan="4">操作中</td><td rowspan="4">2. 使用轮椅转运老年人</td><td>照护人员平稳匀速推行,上、下坡道和台阶,进出电梯按照相应操作方法执行</td><td>推行过程平稳匀速;推轮椅时速度要慢,要叮嘱老年人的头及背向后靠,并抓紧扶手,勿向前倾或自行下车;遇到障碍物或拐弯时,照护人员应提前告知并提示;老年人乘坐轮椅每隔30分钟应变换体位,避免局部长期受压造成压疮</td></tr>
<tr><td>上、下坡道的轮椅推行方法如下。上坡道:照护人员手握椅背把手均匀用力,两臂保持屈曲,身体前倾,平稳向上推行;下坡道:采用倒退下坡的方法,照护人员叮嘱老年人抓紧轮椅扶手,身体靠近椅背。照护人员握住椅背把手,缓慢倒退行走</td><td rowspan="3">天气寒冷时可使用毛毯盖住老年人双腿进行保暖;转运过程中,观察老年人表现并询问感受,如感觉疲乏或不适,应就近休息或尽快返回,通知医护人员;进出门或遇到障碍物时,勿用轮椅撞门或障碍物</td></tr>
<tr><td>上、下台阶的轮椅推行方法如下。上台阶:脚踩踏轮椅后侧的杠杆,抬起前轮,以两后轮为支点,使前轮翘起移上台阶,再以两前轮为支点,双手抬车把,带起后轮,平稳移上台阶;下台阶:采用倒退下台阶的方法,照护人员叮嘱老年人抓紧扶手,提起车把,缓慢地将后轮移到台阶下,再以两后轮为支点,稍稍翘起前轮,轻拖轮椅至前轮移到台阶下</td></tr>
<tr><td>上、下电梯推行的方法如下。上电梯:照护人员在前,轮椅在后,即轮椅以倒退形式进入电梯,及时原地掉头并刹车制动,老年人和照护人员均背对电梯门;下电梯:确认电梯停稳,松开刹车,仍然以倒退形式退出电梯</td></tr>
</table>

笔记

续表

操作步骤		操作程序	注意事项
操作中	3. 协助老年人下轮椅	活动结束或到达目的地，刹车制动	下轮椅时刹车制动
		轮椅与床（或椅子、坐便器等）成30°～45°夹角，刹车制动，将脚踏板向上翻起，老年人双脚平稳踏在地面上，打开安全带	
		照护人员面向老年人，双膝微屈夹紧老年人患膝，将老年人健侧上肢搭在自己肩上，双手环抱老年人腰部或抓紧其背侧裤腰，缓慢用力带动老年人平稳站起	
		照护人员以靠近床侧足跟为轴身带动老年人转体，将老年人移至床前，平稳坐下	
操作后		整理用物：推轮椅到指定存放处，收起轮椅并刹车制动	
		安置老年人，整理床单位	

注：操作流程来源于"1＋X"老年照护职业技能等级证书核心技能操作标准。

爱在夕阳

"夕阳去碍康复租赁公益服务"

"夕阳去碍"项目针对约9万名在广州市从化区常住的60岁及以上长者，以"互联网＋养老加辅助租赁"为主要服务模式，提供免费的辅助体验服务，重点为30名农村失能残疾长者提供免费辅助租赁服务及为70名长者提供低价租赁服务。提供租赁的方法有两种：一是使用手机扫码打开小程序，报名申请，工作人员会对申请进行相关处理；二是直接在租赁试点，填写辅助租赁表格。申请完成后，工作人员会上门提供康复辅助指导、咨询服务，通过专业的适配，定期的回访和维护，增强长者适老化心理支持，并且免费开放申请护理爱心工具包，向社会普及辅助使用知识和辅助租赁益处，提高租赁满意度和知晓度。

三、平车转运

平车转运是运送不能起床的老年人入院、出院、做各种特殊检查、治疗、手术等的辅助器，是生活中常见的移动辅助器。

（一）平车搬运法分类及适用情况

1. 挪动法　适用于病情许可，且能在床上配合的老年人。
2. 一人搬运法　适用于病情允许且体重较轻的老年人。
3. 二人搬运法　适用于病情较轻，体重较重的老年人。
4. 三人搬运法　适用于病情较轻，但自己不能活动而体重又较重的老年人。
5. 四人搬运法　适用于颈椎、腰椎骨折，或病情较重的老年人。

（二）平车转运注意事项

（1）平车性能完好，处于清洁备用状态。检查平车面板是否平整、支架是否完好、轮胎气是否充足、刹车是否灵敏。

（2）使用平车前须评估老年人身体情况，确定适合平车运送。

（3）搬运时注意保护老年人病患处。骨折老年人搬运时应在车上垫木板，并做好骨折部位的固定和观察。

（4）多人转运时，动作要协调一致，妥善安置老年人身上的输液管道及各类导管，冬季注意保暖，避免受凉。

（5）转运过程中，患者的头部应卧于平车的大轮端，照护人员站在老年人头侧。

（6）车速适宜，进出门时应先将门打开，不能用车撞门。

（7）平车上坡和下坡时，老年人头部应位于高处，以免老年人头低垂，引起不适。

（8）在整个转运过程中注意观察老年人的面色、呼吸及脉搏改变；如出现面色苍白、呼吸急促、脉率加快或输液管路脱落等情况，应立刻处理。

案例导入：刘爷爷，85 岁，因脑血栓急诊收治入院，需要进行脑部 CT 检查，请使用平车转运刘爷爷至门诊进行 CT 检查。

具体措施见表 6－10。

平车转运

表 6－10　平车转运操作流程

操作步骤			操作程序	注意事项
操作前	1. 评估与沟通		老年人的基本状态、年龄、体重、病情与躯体，活动能力及病变部位	平车性能完好，处于备用状态；平时注意检查平车性能面板是否平整，支架是否完好，轮胎气压是否充足，刹车是否灵敏
			老年人的认知情况，心理反应及合作程度	
			平车性能是否良好	
	2. 准备	（1）照护人员准备	着装整洁，洗手，向老年人做好解释并征得同意	
		（2）用物准备	平车上置以橡胶单和布单包好的垫子及枕头，带套的毛毯或棉被；如为颈椎、腰椎骨折或病情危重的老年人，应备帆布中单或布中单；如为骨折患者，应有木板垫于平车上	
		（3）老年人准备	明确操作目的，了解平车运送的目的、方法及注意事项，并能配合平车转运，需要时协助老年人排空大小便	
		（4）环境准备	环境宽敞、道路通畅，便于操作	
操作中	1. 检查平车		仔细检查平车各部件，将平车推至老年人床旁	
	2. 与老年人沟通		向老年人解释操作的目的、方法和注意事项	

笔记

续表

<table>
<tr><th colspan="3">操作步骤</th><th>操作程序</th><th>注意事项</th></tr>
<tr><td rowspan="16">操作中</td><td rowspan="16">3. 搬运老年人</td><td rowspan="5">(1)挪动法</td><td>移开床旁桌、椅,掀开盖被,协助老年人移至床边</td><td rowspan="12">妥善安置老年人身上的输液管及各类导管;搬运时注意保护老年人病患处;注意观察老年人的面色、呼吸及脉搏的改变;转运过程中,患者的头部应卧于平车的大轮端。照护人员站在老年人头侧;平车上、下坡时,老年人头部应位于高处;不能用车撞门;冬季注意保暖,避免受凉</td></tr>
<tr><td>将平车的大轮靠床头,小轮靠床尾推至与床平行,紧靠床边,调整平车或病床,使其高度一致</td></tr>
<tr><td>制动车闸</td></tr>
<tr><td>协助老年人按上半身、臀部、下半身的顺序,依次挪向平车。从平车回床时,顺序相反,先挪动下肢,再挪动臀部和上半身</td></tr>
<tr><td>为老年人整理盖被</td></tr>
<tr><td rowspan="7">(2)一人搬运法</td><td>移开床旁桌、椅,掀开盖被,协助老年人穿好衣服</td></tr>
<tr><td>推平车至床尾,使平车头端(大轮端)与床尾成钝角,制动车闸</td></tr>
<tr><td>搬运者站在钝角的床边</td></tr>
<tr><td>照护人员两脚前后分开,稍屈膝,一手自患者腋下伸至对侧肩部外侧,另一手伸至患者臀下</td></tr>
<tr><td>嘱老年人双臂交叉于照护人员颈后,双手用力握住</td></tr>
<tr><td>抱起老年人,移步转身,将老年人轻轻放在平车上,卧于平车中央</td></tr>
<tr><td>为老年人包裹盖被</td></tr>
<tr><td rowspan="4">(3)二人搬运法</td><td>移开床旁桌、椅,掀开盖被,平车放置同一人搬运法</td><td rowspan="4">多人转运时,动作要协调一致,上坡时老年人头在前,下坡时老年人头在后;避免老年人因头低垂而不适,给老年人以不安全感</td></tr>
<tr><td>搬运者甲、乙两人站在同侧床边,将老年人双手置于胸腹部,协助其移至床边</td></tr>
<tr><td>甲一手托住老年人头、颈、肩部,一手托住腰部;乙一手托住老年人臀部、一手托住腘窝处。两人同时托起,使老年人身体向搬运者倾斜,移步走向平车,两人同时屈膝,手臂置推车上伸直,使老年人于平车中央</td></tr>
<tr><td>为老年人包裹盖被</td></tr>
<tr><td colspan="3" rowspan="2">操作后</td><td>送老年人到指定地点,取舒适体位</td><td rowspan="2"></td></tr>
<tr><td>整理床单位、洗手、记录</td></tr>
</table>

注:操作流程表来源于“1+X”老年照护职业技能等级证书核心技能操作标准。

笔 记

四、压疮预防

压疮是身体局部组织长期受压,血液循环障碍,组织营养缺乏,以致皮肤失去正常功能,而引起的组织溃烂和坏死。引起压疮最根本、最重要的因素是压力,故压疮又称“压力性溃疡”。

压疮主要好发于长期卧病在床的老年患者尤其是过于肥胖或极度消瘦者,对于行动不便、长期依靠轮椅生活的老人,以及大小便失禁、皮肤经常受潮湿刺激的老人,也容易发生压疮。

(一)压疮发生原因

导致压疮发生的主要因素有:①力学因素,垂直压力是引起压疮的最主要原因,其次是剪切力和摩擦力。②潮湿因素或排泄物刺激,使局部抵抗力下降,皮肤组织极易受损引起压疮和继发感染。③外科使用石膏、绷带、夹板或牵引时,松紧不适宜或衬垫不当,均可使局部血液循环障碍,导致组织缺血坏死。④全身营养不良、水肿、长期发热、恶病质等老人,皮下脂肪少,抵抗力弱,受压后易破损,局部缺血、缺氧严重而易发生压疮。

(二)预防压疮的方法

预防压疮的关键在于消除诱发因素。因此,要求护士做到“七勤”:勤观察、勤翻身、勤按摩、勤擦洗、勤更换、勤整理、勤交接。在床边交接班,并做好记录。

1. 避免局部组织长期受压

(1)定时翻身:一般每 2 小时翻身一次,必要时 30 分钟翻身一次,间歇性解除局部组织承受的压力。受压皮肤在解除压力 30 分钟后,压红不消退者,缩短翻身时间。

(2)保护骨隆突处和支持身体空隙处:应采用软枕或海绵垫等垫于骨隆突处,还可使用减压敷贴保护局部、减压。

(3)正确使用石膏、绷带及夹板:注意衬垫要平整,松软合适,并随时观察局部状况及指(趾)甲颜色、温度的变化,认真听取患者反馈,及时调节松紧。

2. 避免摩擦力和剪切力的作用　护理操作中避免拖、拉、推等动作,老年人取半坐卧位时,床头抬高不要超过 45°,支起膝下支架,以减轻剪切力和摩擦力。

3. 保持皮肤和床单清洁、干燥　是预防压疮的重要措施。老年人应选择穿着棉质、柔软、宽松的内衣,吸汗且不刺激皮肤。内衣及被服每周更换,一旦潮湿应立即更换,并保持床铺清洁、干燥、平整。大小便后及时清洗局部,清洁后的皮肤不要使用粉剂,避免汗液堵塞毛孔。对大小便失禁的老年人,肛周清洗后涂油剂保护。定期为老年人进行温水清洗皮肤,清洗时不要用力揉搓。

4. 促进皮肤血液循环　对于长期卧床的老年人,应每日进行主动或被动的全范围关节运动练习。按摩受压局部骨隆突处,促进血液循环。

5. 加强营养　在病情允许的情况下,给予高蛋白、高热量、高维生素饮食。

6. 健康教育　鼓励、协助老年人增加活动量,增加老年人及家属的健康知识。

案例导入:李某,女,75 岁,患严重骨关节炎 10 年、帕金森病 20 余年。入住养老院 2 年,长期卧床。目前进食、如厕、穿衣、清洁等均需要协助。长期口服左旋多巴。退休前是小学教师,工作认真、敬业,曾获优秀教师荣誉称号。丈夫与她一起居住在养老机构。育有 3 个儿子,大儿子定居国外,使用手机视频与父母联系;二儿子在外地工作;小儿子家离养老院不远,每周都来探望父母,有时会带着小孙子来养老院,她很开心。请为她提供翻身预防压疮的照护。(全国职业院校技能大赛健康与社会照护赛项赛题)

具体措施见表 6-11。

笔记

表 6－11　压疮预防操作流程

<table>
<tr><th colspan="3">操作步骤</th><th>操作程序</th><th>注意事项</th></tr>
<tr><td rowspan="6">操作前</td><td rowspan="2">1. 评估与沟通</td><td>(1)评估</td><td>评估老年人营养状况、局部皮肤状态、躯体活动能力、全身状况如有无水肿、大小便失禁等</td><td></td></tr>
<tr><td>(2)沟通</td><td>对于能够有效沟通的老年人，照护人员应询问老年人床号、姓名，了解翻身情况并向老年人讲解操作目的、方法和注意事项，取得老年人配合</td><td>对于不能进行有效沟通的老年人，应该核对老年人床号、床头卡姓名，查看翻身记录卡</td></tr>
<tr><td rowspan="4">2. 准备</td><td>(1)照护人员准备</td><td>着装整洁、洗手(温暖双手)、戴口罩</td><td rowspan="4"></td></tr>
<tr><td>(2)老年人准备</td><td>卧于床上，盖好被子</td></tr>
<tr><td>(3)环境准备</td><td>关闭门窗，拉上窗帘，冬季调节室温至 24～26℃。光线充足，适合操作</td></tr>
<tr><td>(4)物品准备</td><td>软枕数个、脸盆(盛温水)、毛巾、翻身记录单、浴巾</td></tr>
<tr><td rowspan="8">操作中</td><td colspan="2">1. 沟通</td><td>对能够有效沟通的老年人，照护人员再次向老年人解释操作目的、翻身时需要配合的动作以及注意事项等，取得老年人配合</td><td>卧床老年人一般情况下 2 小时翻身 1 次，必要时 30 分钟至 1 小时翻身 1 次</td></tr>
<tr><td colspan="2" rowspan="4">2. 协助卧床老年人翻身</td><td>掀开被角，将老年人近侧手臂放于枕边、远侧手臂放于胸前</td><td rowspan="3">翻身时动作轻、缓，以免引起老年人不适</td></tr>
<tr><td>在盖被内将远侧下肢搭在近侧下肢上</td></tr>
<tr><td>照护人员双手分别扶住老年人的肩和髋部向近侧翻转，使老年人呈侧卧位</td></tr>
<tr><td>双手环抱住老年人臀部将其移至床中线位置，老年人面部朝向照护人员</td><td>应将老年人抬起，避免拖、拉、推等动作，以免挫伤皮肤</td></tr>
<tr><td colspan="2">3. 放置软枕</td><td>在老年人胸前放置软枕，上侧手臂搭于软枕上，在小腿中部垫软枕，保持体位稳定舒适</td><td></td></tr>
<tr><td colspan="2">4. 检查背部皮肤</td><td>掀开老年人衣被，检查背部、臀部皮肤是否完好</td><td></td></tr>
<tr><td colspan="2">5. 擦背、整理上衣</td><td>用温热毛巾擦净背部、臀部汗渍，拉平上衣，用软枕支撑背部，盖好被子</td><td>必要时可铺浴巾予以局部保暖并预防打湿床单及衣被，根据老年人身体状况，协助取舒适体位</td></tr>
<tr><td colspan="3">操作后</td><td>整理用物、洗手、脱口罩、记录</td><td></td></tr>
</table>

注:操作流程来源于“1＋X”老年照护职业技能等级证书核心技能操作标准。

五、翻身训练

有些老年人因为手术或疾病本身，无法自行翻身，容易使局部皮肤受压，产生压疮。所以必须适时地协助患者翻身，减少组织受压，使压疮的发生率降至最低。翻身除了预防压疮外，可借由改变姿势，增加老年人的活动量及关节的灵活度。让老年人维持良好的卧位，可增加舒适感。

(一)翻身目的

(1)协助卧床老年人更换卧位，使老年人舒适。

(2)预防并发症，如压疮、坠积性肺炎等。

(3)治疗和护理需要等。

(二)翻身方式

翻身分为两种方式，分别为单人翻身和双人翻身。

1. 一人协助翻身法　本法适用于体重较轻、有一定移动能力的老人。老人仰卧位，双手放于腹部，两腿屈曲。护理人员站在病床一侧，先协助老人移向近侧床沿，然后一手托扶老人肩胛处，一手托扶骨盆处，轻推老人翻转对侧呈侧卧位。翻身后根据老人需要在其两膝之间、胸腹部、背部垫放软枕支撑，整理床铺，使老人保持舒适。

2. 二人协助翻身法　本法适用于体力弱或移动能力差、身高体胖的老人。老人仰卧位，两手放于腹部，两膝屈曲。护理人员两人站立于床的一侧，一人双手分别托扶老人的肩和腰部，另一人用同法托住臀和膝部，两人喊口令使动作一致，同时将老人抬起移近自己，然后缓慢将老人翻转向对侧呈侧卧位，根据需要垫放软枕支撑，整理床单位，使老人舒适。

案例导入：王某，男，75 岁。脑出血 2 年，一直瘫痪在床。儿子女儿工作都很忙，日常生活均由照护员照顾。请协助他进行翻身训练。(全国职业院校技能大赛健康与社会照护赛项赛题)

具体措施见表 6－12。

表 6－12　指导老年人进行床上翻身运动训练

项目	实操技能操作要求	分值(分)
工作准备(10 分)	口头汇报：简述情境、老年人照护问题和任务等	2
	以下项目在整个操作过程中予以评估，不需要口头汇报。 1. 物品准备齐全：操作过程不缺用物、能满足完成整个操作，性能完好(每遗漏一项关键物品扣 0.5 分，直至扣完)(2 分)。 2. 操作过程中关注环境准备情况，包括温湿度适宜，光线明亮，空气清新(以检查动作指向行为或沟通交流方式进行)(2 分)。 3. 操作过程中注意老年人准备：老年人状态良好，可以配合操作(以沟通交流方式进行)(2 分)。 4. 做好个人准备：操作过程中裁判观察着装、装饰等，符合规范(2 分)	8

笔记

续表

项目	实操技能操作要求	分值(分)
沟通解释评估（15分）	问好、自我介绍、友好微笑、称呼恰当、举止得体、使用礼貌用语，选择合适话题，自然开启话题等	2
	采用有效方法核对照护对象基本信息	2
	对老年人进行综合评估： 1. 全身情况，如精神状态、饮食、二便、睡眠等。 2. 局部情况，如肌力、肢体活动度、皮肤情况等。 3. 特殊情况，针对本情境可能存在的情况	6
	1. 为老年人介绍照护任务、任务目的、操作时间、关键步骤 。 2. 介绍需要老年人注意和(或)配合的内容。 3. 询问老年人对沟通解释过程是否存在疑问，并且愿意配合	3
	询问老年人有无其他需求，环境和体位等是否舒适，询问老年人是否可以开始操作	2
关键操作技能（50分）	1. 自主向患侧翻身训练： (1)护理员站在患侧保护，老年人仰卧在床； (2)指导老年人头部转向患侧； (3)指导老年人健侧手握住患侧手放在腹部，双手叉握，患手拇指压在健侧拇指上； (4)指导老年人健侧腿屈膝，脚平放于床面； (5)指导老年人双手上肢前伸，与躯干成90°角，指向天花板； (6)指导老年人用健侧上肢的力量带动患侧上肢做左、右侧方摆动2次或3次，当摆向患侧时，借助惯性使双上肢和躯干一起翻向患侧。 2. 自主向健侧翻身训练： (1)护理员站在健侧保护，老年人仰卧在床； (2)指导老年人头部转向健侧； (3)指导老年人健侧手握住患侧手放在腹部，双手叉握，患侧手拇指压在健侧手拇指上； (4)指导老年人健侧腿屈膝，插入患腿下方，钩住患侧踝部； (5)指导老年人双上肢前伸与躯干成90°角，指向天花板； (6)指导老年人用健侧上肢的力量带动患侧上肢做左右侧方摆动2次或3次，借助惯性使双上肢和躯干一起翻向健侧。 3. 询问老年人自主翻身训练掌握情况，基本掌握后再开始下次训练。 4. 老年人无不适后，再重复以上动作，持续训练30分钟。 5. 协助老年人取舒适体位。 注：分值将结合具体竞赛试题进行拆分和细化	50
健康教育（8分）	针对本次照护任务，在照护过程中进行注意事项的教育： 1. 教育方式恰当，如讲解与示范相结合。 2. 语言简单易懂，尽量使用生活化语言。 3. 表达准确、逻辑清晰、重点突出	3

续表

项目	实操技能操作要求	分值(分)
健康教育(8分)	(如适用)在照护过程中结合老年人情况开展健康教育,如疾病预防和康复、健康生活方式等,要求如下: 1. 主题和数量合适。 2. 表达方式突出重点,逻辑清晰。 3. 结合主题提出的措施或建议:每个主题不少于3条。 4. 语言简单易懂,符合老年人的理解能力。 5. 结合老年人的具体情况(如职业、性格、爱好、家庭等)。 注:如竞赛时间较短不适用时,将分值调整到“关键操作技能部分”	5
评价照护效果(5分)	询问老年人有无其他需求、是否满意(反馈),整理各项物品	1
	记录(不漏项,包括评估阳性结果、主要措施及异常情况等)	2
	遵守感染控制和管理要求,包括废弃物处理、个人防护及手卫生等	2
对选手综合评判(12分)	操作过程中的安全性:操作流畅、安全、规范,避免老年人害怕、疼痛等伤害,过程中未出现致老年人于危险环境的操作动作或行为	3
	沟通力:顺畅自然、有效沟通,表达信息方式符合老年人社会文化背景,能正确理解老年人反馈的信息,避免盲目否定或其他语言暴力	2
	创新性:能综合应用传统技艺、先进新技术等为老年人提供所需的照护措施,解决老年人问题,促进老年人的健康和幸福感	1
	职业防护:做好自身职业防护,能运用节力原则,妥善利用力的杠杆作用,调整重心,减少摩擦力,利用惯性等方法	1
	人文关怀:能及时关注老年人各方面的变化,能针对老年人的心理和情绪作出恰当的反应,给予支持,例如不可急躁等;言行举止有尊老、敬老、爱老、护老的意识	2
	鼓励:利用语言和非语言方式鼓励老年人参与照护,加强自我管理,发挥残存功能,提升自理能力	2
	灵活性:对临场突发状况能快速应变,根据老年人及现场条件灵活机动实施照护,具有很强的解决问题的能力	1
合计		100

注:操作流程来源于全国养老护理员职业技能大赛试题库。

六、睡眠照护

睡眠是休息的一种重要形式,任何人都需要睡眠,通过睡眠可以使人的精力和体力得到恢复,可以保持良好的觉醒状态,这样人才能精力充沛地从事劳动或其他活动。睡眠对于维持人类健康,具有重要意义。

睡眠障碍是指睡眠量不正常以及睡眠中出现异常行为的表现,也是睡眠和觉醒正常节律性交替紊乱的表现。它可由多种因素引起,包括睡眠失调和异常睡眠。睡眠障碍会导致大脑功能紊乱,对身体造成多种危害,严重影响身心健康,容易出现头晕、头痛、心慌、烦躁等现象,还可能导致反应迟缓、记忆力减退、免疫力下降、易衰老,诱发多种疾病,如心血管疾病、糖尿病、肿瘤等。

笔记

(一)老年人睡眠障碍的原因

有许多因素可干扰老年人的生活节律而影响睡眠质量,如躯体疾病、精神疾病、社会家庭因素、睡眠卫生不良、环境因素等。

(二)老年人睡眠障碍表现形式

1. 入睡困难　上床后持续30分钟以上不能入睡,或想睡却很清醒,而且持续数天或更久。
2. 睡眠中断　睡眠中途觉醒,一夜醒多次,没有熟睡的感觉。
3. 多梦　夜间经常做梦,一般不留记忆或对梦境有断断续续不完整的记忆。
4. 早醒　天没亮就醒或入睡后没多久就醒,醒来以后再也无法入睡。
5. 彻夜不眠　夜间睡眠,但外界声响都能听到,虽躺在床上但意识清醒,感觉一夜迷迷糊糊。

知识链接

家用睡眠监测设备

市场上流行的家用睡眠监测设备种类繁多,主要包括可穿戴式设备和不可穿戴式设备。可穿戴式设备主要有智能手环、智能手表、睡眠监测带(腕带和头带)等;不可穿戴式设备主要有睡眠监测App、睡眠纽扣、睡眠垫等。其中,智能手环主要通过分析心率信号和呼吸信号的相干度与互谱功率,生成睡眠期间心肺耦合动力学频谱,来分析睡眠的各个阶段,可以了解睡眠状况,筛查和发现睡眠相关疾病。但是,家用睡眠监测设备监测到的睡眠状态只能起到提示作用,如果多次睡眠监测提示有睡眠问题或自觉有睡眠问题,需及时去医院就诊,运用精确的多导睡眠监测仪寻找病因,积极治疗。

(三)老年人的睡眠护理

日常生活中可采用以下措施来提高老年人的睡眠质量:①进行全面评估,找出其睡眠质量下降的原因,进行对因处理。②营造舒适的睡眠环境,调节卧室的光线和温度,保持床褥干净整洁,并设法维持环境的安静。③养成良好的睡眠习惯,提倡规律睡眠、早睡早起、定时午睡。对于已养成的特殊睡眠习惯,不能强迫立即纠正,需要多解释并进行诱导。④晚餐应避免吃得过饱,睡前不饮用咖啡、酒或大量水分,并提醒睡前如厕,以免夜尿增多而干扰睡眠。⑤避免睡前剧烈情绪波动。由于老年人思考问题比较执着,会反复思考而影响睡眠,所以有些问题和事情不宜晚间告知。⑥倡导规律锻炼,向老年人宣传活动对减少应激和促进睡眠的重要性,指导其坚持参加力所能及的日间户外活动。⑦必要时遵医嘱选择镇静剂或催眠药,但镇静剂或催眠药也有许多不良反应,如抑制机体功能、降低血压、影响胃肠道蠕动和意识活动等,因此应尽量避免选用。

知识链接

难以入睡,可以服用褪黑素吗?

褪黑素是由大脑松果体合成的一种光信号激素,人体内的褪黑素分泌水平在23点到次日凌晨3点之间达到峰值,向人体释放“休息”的信号。但它的分泌水平也受到外界光线强弱的影响,同时随着年龄的增长也会相应降低。人体自身分泌的褪黑素是内源性褪黑素,而在市面上购买的褪黑素商品为外源性褪黑素。这类商品适用于因为缺少内源性褪黑素而导致的失眠,主要对应作息昼夜颠倒的人以及无法正常分泌的中老年人。长期使用褪黑素形成的依赖性会干扰内源性褪黑素的合成,同时引起头痛、意识模糊,甚至脑卒中。所以要谨慎服用褪黑素,如果有严重睡眠问题,须规范就医,必要时遵医嘱服用药物进行调理。

笔记

案例导入：张奶奶，75 岁，半年前发生脑血栓，两个月前入住养老机构。左侧肢体活动不灵，左上肢略向胸前屈曲，右侧肢体能够活动，能够正常交流，不能自主行走，为此情绪低落，护理员鼓励老年人进行行走训练。今天下午经过训练后，老人家为自己能够行走感到兴奋，晚上 9 点了还不想睡觉，坐在轮椅上看电视，护理员动员张奶奶上床休息。请为老年人布置睡眠环境并开展睡眠照护。

睡眠照护

具体措施见表 6 – 13。

表 6 – 13 睡眠照护操作流程

<table>
<tr><th colspan="3">操作步骤</th><th>操作程序</th><th>注意事项</th></tr>
<tr><td rowspan="7">操作前</td><td rowspan="3">1. 评估与沟通</td><td rowspan="2">(1) 评估</td><td>评估环境：清洁、安静、舒适、安全、光线充足、适合操作</td><td rowspan="7"></td></tr>
<tr><td>评估老年人：照护人员应评估老年人的意识状态、自理能力及身体状况、睡眠环境情况等</td></tr>
<tr><td>(2) 沟通</td><td>对于能够有效沟通的老年人，照护人员应询问老年人床号、姓名，了解老年人睡眠习惯及睡眠环境要求，并向老年人讲解即将准备的睡眠环境的情况，以取得老年人的同意及配合</td></tr>
<tr><td rowspan="4">2. 准备</td><td>(1) 照护人员准备</td><td>仪表端庄，着装整洁，修剪指甲，洗手</td></tr>
<tr><td>(2) 用物准备</td><td>手消毒液、记录单、笔，必要时备毛毯</td></tr>
<tr><td>(3) 环境准备</td><td>清洁、安静、舒适、安全，室内温、湿度适宜</td></tr>
<tr><td>(4) 老年人准备</td><td>排便、排尿、洗漱完毕</td></tr>
<tr><td rowspan="7">操作中</td><td colspan="2">1. 通风</td><td>睡前将老年人卧室窗户打开，通风 10 分钟，然后关闭</td><td>老年人睡前，卧室适当开窗户通风换气，避免空气污浊或异味影响老年人睡眠</td></tr>
<tr><td colspan="2">2. 调节温、湿度</td><td>调节室内空调或暖气开关、调节温、湿度</td><td></td></tr>
<tr><td colspan="2">3. 拉好窗帘，关闭电视</td><td>拉好窗帘，避免光线进入；关闭电视，减少声音刺激</td><td></td></tr>
<tr><td colspan="2" rowspan="2">4. 协助老年人上床就寝，盖好盖被</td><td>1) 协助老年人上床：照护人员扶着老年人坐在床上，协助老年人脱掉鞋子及相关衣物，协助老年人在床上平躺好</td><td rowspan="2">床铺高矮以适合老年人上、下床为宜；被褥厚薄随季节调整；枕头不宜太高或太低，软硬度适中</td></tr>
<tr><td>2) 帮老年人盖好被子。根据季节、温度及老年人的需求选择厚薄适宜的被子</td></tr>
<tr><td colspan="2">5. 调节光线</td><td>打开夜间地灯，关闭房间大灯</td><td></td></tr>
<tr><td colspan="2">6. 询问需求，退出房间</td><td>将呼叫器放置于老年人枕边，依据老年人需要，在床旁放置便器，询问老年人需求，及时满足，问候晚安；照护人员退出房间，轻轻关门</td><td></td></tr>
<tr><td colspan="3">操作后</td><td>整理用物，洗手，记录老年人睡眠时间及情况</td><td>对于异常情况及时准确记录并处理</td></tr>
</table>

注：操作流程来源于“1 + X”老年照护职业技能等级证书核心技能操作标准。

（钟 瑶 阳水兰 宋 洁）

笔记

目标检测

1. 协助老年人口腔清洁时,错误的方法是(　　)。
   A. 平卧时头偏向一侧
   B. 弯盘置于口角
   C. 一个棉棒可反复使用
   D. 擦拭舌面时,位置不可太靠近咽部
   E. 加强口腔观察
2. 为左臂受伤的老年人,穿、脱衣服的正确方法是(　　)。
   A. 先穿右肢,先脱右肢
   B. 先穿左肢,先脱右肢
   C. 先穿左肢,先脱左肢
   D. 先穿右肢,先脱左肢
   E. 根据老年人具体情况,决定穿脱顺序
3. 压力性损伤形成的主要原因是(　　)。
   A. 全身营养不良　　B. 年老体弱　　C. 理化因素
   D. 局部长期受压　　E. 医疗器械
4. 协助患者上、下轮椅时,错误的操作是(　　)。
   A. 轮椅椅背与床尾平齐或床成30°~45°角
   B. 扶患者坐起,穿袜、穿鞋
   C. 轮椅放在靠近患肢一侧
   D. 嘱患者尽量靠后坐
   E. 嘱患者勿向前倾

参考答案

项目七 安全照护

学习目标

素质目标：以人为本、关爱老人；树立保障老年人安全的意识；具有良好的职业道德和严谨的工作作风。

知识目标：掌握跌倒、走失、异物卡喉、心搏骤停、烫伤的预防及护理；熟悉跌倒、走失、异物卡喉、心搏骤停、烫伤的危险性评估；了解跌倒、走失、异物卡喉、心搏骤停、烫伤的常见原因。

能力目标：能够对跌倒、走失、异物卡喉、心搏骤停、烫伤老年人进行护理干预、应急应对；能对老年人进行相关健康指导。

案例导学

患者，男，80岁，有高血压病史20年。半年前突发脑梗死，导致左侧肢体麻木、无力，借用拐杖能行走，能正常交流。近期记忆力明显下降，经常忘记老花镜在哪里，有时面对过去的老照片发呆，有时出门找不到自己的房间。老伴因担心他身体、担心他会忘记自己及家人，与其一起居住在养老机构。他退休前是大学音乐教授，喜欢读书，育有1子1女，均在外地工作。儿子获得抗疫英雄称号，女儿为中学音乐老师，工作较忙。（全国职业院校技能大赛健康与社会照护赛项赛题）

请思考：

1. 该患者存在哪些护理问题？
2. 请为他进行跌倒风险评估，并提供跌倒的健康指导。

案例解析

老年人由于各器官生理功能下降，反应能力减弱，容易发生跌倒、走失、异物卡喉、烫伤等意外伤害，甚至发生心搏骤停，严重威胁老年人的生命安全。因此，为保障老年人的生命安全，提高老年人生活质量，必须重视老年人的安全问题，了解常见意外伤害的发生原因，做好危险因素评估，积极采取预防和应对措施，减轻家庭及社会的压力和负担，实现健康老龄化。

任务一 跌倒应对

一、跌倒概述

跌倒（fall）是指突发的、不自主的、非故意的体位改变，倒在地上或更低的平面上。国际疾病分类（ICD-10）将跌倒分为两类：①从一个平面至另一个平面的跌落；②同一平面的跌倒。跌倒的发生随年龄的增长而增加，根据《中国城乡老年人生活状况调查报告（2018）》，我国老年人的跌倒率为16.0%，其中农村地区达到18.9%。在我国老年住院患者中，跌倒发生率高达30%。

笔记

跌倒是我国人群伤害死亡的第四位原因,而在65岁以上的老年人中居首位。跌倒除了导致老年人因脑血管意外等原因而直接死亡外,还因骨折或其他损伤而导致残疾与长期卧床,并发肺部感染、压疮等严重后果。同时,跌倒后的恐惧心理可以降低老年人的活动能力,使其活动范围受限,生活质量下降,跌倒后数月死亡的老年人占跌倒老年人的20%左右。因此,必须掌握老年人跌倒的应对,维护老年人的生命安全,保障生活质量。

二、跌倒的评估

(一)外在因素

1. 环境因素　①室内环境因素:不平整、湿滑的地面;昏暗的光线;居家环境内的障碍物过多;不合适的家具高度和摆放位置;楼梯台阶、卫生间没有扶栏、把手;②户外环境:台阶和人行道缺乏修缮、雨雪天气、拥挤等都可能引起老年人跌倒。③个人环境:居住环境发生改变;不合适的穿着和行走辅助工具;家务劳动等。

2. 社会因素　老年人的教育和收入水平、卫生保健水平、享受社会服务和卫生服务的途径、室外环境的安全设计,以及老年人是否独居、与社会的交往和联系程度等都会影响其跌倒的发生。

(二)内在因素

1. 与老化有关　视力的改变(如白内障、视野缩小、适应力变差);感官知觉下降;听力退化;平衡功能下降;直立性低血压;肌肉张力降低;中枢神经对知觉刺激(接受)处理能力下降,反应时间的延迟。

2. 与生理、健康有关　神经功能受损;心肺功能受损;认知功能改变;缺乏安全警觉;骨骼肌肉的疾病;听觉功能受损、梅尼埃病;足部问题;用药;脱水;乙醇用量过多;营养不良。

医院常采用老年人跌倒(坠床)危险因素评估表对住院患者进行高危患者评估和筛选,总分≥4分为跌倒(坠床)高危患者,须引起高度警惕。此表同样适用于养老机构(表7-1),总分≥4分的老年人,照护人员应将其列为重点照护对象。

表7-1　老年人跌倒(坠床)危险因素评估表

序号	老年人跌倒(坠床)危险因素	分值(分)
1	年龄≥70岁	1
2	最近一年曾有不明原因跌倒(坠床)史	2
3	阿尔茨海默病	2
4	意识障碍	1
5	烦躁不安	4
6	肢体残缺或偏瘫	1
7	移动时需帮助	1
8	视力障碍	2
9	听力障碍	1
10	体能虚弱	2
11	头晕、眩晕、体位性低血压	2
12	不听劝告或不寻求帮助	1
13	服用影响意识或活动的药物,如镇静安眠剂、降压药、利尿剂、降血糖药、抗癫痫药、麻醉止痛剂	1~2
合计		

笔记

三、跌倒的状况

1. 跌倒现场状况　主要包括跌倒环境、跌倒性质、跌倒时着地部位、老年人能否独立站起、现场诊疗情况、可能的跌倒预后、疾病负担以及现场其他人员看到的跌倒相关情况等。

2. 跌倒后的身体状况　主要检查是否出现与跌倒相关的损伤。老年人跌倒后容易并发多种损伤，需要重点检查着地部位、受伤部位，并对老年人做全面细致的体格检查。详细检查外伤及骨折的严重程度，同时进行头部、胸腹部、四肢等部位的全面检查；观察生命体征、意识状态、面容、姿势等；检查听觉、视觉、神经功能等。

四、跌倒的应对

跌倒应对

（一）跌倒的急救

老年人跌倒后，不要急于扶起，要视情况进行跌倒后的现场处理。

（1）检查确认伤情：分以下两种情况。

1）意识模糊：①意识丧失，立即拨打急救电话或启动院内急救流程。②有呕吐者，将头偏向一侧，清理口腔、鼻腔呕吐物，保证呼吸道通畅。③有抽搐者，身体下垫软垫，防止碰伤、擦伤，必要时使用牙垫，防止舌咬伤。注意保护抽搐肢体，防止肌肉、骨骼损伤。④如发生呼吸、心跳停止，应立即进行胸外心脏按压、口对口人工呼吸等急救措施。

2）意识清醒：①询问老年人跌倒情况及对跌倒过程是否有记忆，如不能记起跌倒过程，提示可能为晕厥或脑血管意外，须行 CT、MRI 等检查确认。②询问是否有剧烈头痛，观察是否口角歪斜、言语不利、手脚无力等，如发生上述情况提示可能为脑卒中，处理过程中注意避免加重脑出血或脑缺血。③检查有无骨折，查看有无肢体疼痛、畸形、关节异常、肢体位置异常、感觉异常及大小便失禁等，以确认骨折情形，适当处置。

（2）如果老年人试图自行站起，评估无特殊情况，可协助其缓慢起立，坐位或卧位休息，确认无碍后方可放手，并继续观察。

（3）有外伤、出血者，立即止血包扎并进一步观察处理。

（4）正确搬运：如需搬运应保证平稳，尽量保持平卧姿势。若跌倒时发生脊柱损伤，注意搬运过程保持脊柱轴线的稳定，避免脊柱扭曲、转动。可将患者原位固定在硬木板担架上转运，或两名以上护理人员分别托住患者头、肩、臀和下肢，动作一致将其抬起，平放在硬板或担架上转运。

（5）查找跌倒危险因素，评估跌倒风险，进一步制订预防措施及方案。

（二）跌倒的预防

跌倒的护理重在预防。准确的护理评估、全面的护理预防措施是重点。

1. 准确全面的跌倒风险评估　评估内容包括一般身体情况及疾病、药物、心理因素。评估方式可根据患者具体情况，选择合适的跌倒评估工具。根据评估结果，筛选出容易跌倒的危险患者并进行等级标记，在病历和床头做好标识。在重点患者床旁挂“跌倒/坠床风险”警示标识。对住院的跌倒高危老年人，应加强巡视，及时提供帮助。

2. 加强患者和家属的安全教育　患者和家属一般是根据观察或照护经验，判断患者是否存在跌倒的可能，但跌倒的发生有很多潜在风险因素，不是客观的观察可以发现的。因此一定要加强对患者及家属的跌倒安全教育，使其重视安全风险，正确认识自身的活动能力，取得配合并鼓励参与预防跌倒的康复运动。老年人症状不同，可能发生跌倒的危险因素也不同，护理人员应针对疾病及症状对老年人及家属进行针对性宣教，使患者和家属掌握防止跌倒、坠床的措施。教会患者使用呼叫器，需要协助时随时呼叫护士，切勿跨越床栏下床。在医院等专业机构，有护理人员的随时观察与指导，跌倒

笔记

的发生率会大幅下降，但患者出院回家后，在家庭、社区等大范围的活动空间中，跌倒的发生率显著升高，因此出院后的延续护理、定期随访指导，都是预防跌倒的重要内容。护士可以根据患者的具体情况，制订随访计划，动态评估患者可能发生跌倒的各项因素，根据评估结果继续制订防跌倒计划。

3. 鼓励老年人参与体育锻炼　坚持力所能及的、规律的体育锻炼。老年人随着年龄的增长，生理功能出现不可逆的下降，通过康复训练能够改善老年患者的身体功能，提高肌力、平衡功能和移动能力，预防跌倒的发生。可选择散步、练太极拳、快走等运动，针对性地进行转移训练、步态训练、平衡训练、关节活动训练等，并协助指导使用辅助用具或助行器。

4. 重视适老化环境建设　老年人所处的生活环境，室内光线充足柔和，照明开关方便使用。地面平整、干爽、防滑，避免地面打蜡，行人通道不可有障碍物，水池附近应有防滑砖或防滑垫，卫生间及楼道增设扶手，为行动不便的老年人提供沐浴椅。

5. 有针对性的跌倒预防措施　①组织灌注不足所致的跌倒高风险：应积极控制血压，预防直立性低血压的发生。老年人一旦出现不适症状应马上就近坐下或由他人搀扶其上床休息。改变体位时，速度要缓慢，离床前双腿悬空 2 分钟，或改变体位后先休息 1 ~ 2 分钟。②平衡功能差所致的跌倒风险：借助合适的助行器能降低跌倒的危险。对平衡功能差的老年人还应加强看护。在床尾和护理病历上做醒目的标记并建立跌倒预防登记表。③药物因素引起的跌倒风险：对服用可能增加跌倒危险的药物，应减少用药物剂量和种类，睡前床旁放置便器，帕金森病患者遵医嘱服用多巴胺类药物，患骨关节炎的老年人可采取镇痛和物理治疗。使用镇静、镇痛、降压等药物及步态不稳的患者，嘱其避免快速变更体位，下床行走时必须有人在旁陪伴。④精神异常引起的跌倒风险：应密切关注老年人的精神及心理变化，对于烦躁不安的老年人及意识障碍的患者，使用床栏保护，与家属沟通，必要时可考虑使用身体约束，但必须做好约束护理。鼓励家人陪伴，密切观察患者神志、活动及约束部位的皮肤情况。

知识链接

智慧养老——跌倒守护仪

跌倒守护仪基于智能跌倒检测系统使用传感器驱动的解决方案，通过准确的点云数据提供非接触、非隐私的侵入式感应，最大限度避免感知死角。其无须佩戴，无须实时画面拍摄，可全自动智能感应，全天守护，实现高精度的跌倒检测。跌倒守护仪检测到跌倒发生，会自主呼叫预设的紧急联系人，并发送短信告知。紧急联系人接到跌倒守护仪的自主呼叫警报后，跌倒守护仪会为家属和现场进行语音连线。其在危急时刻，让家属不再担忧，有效提供多元化安全保障。

具体应对措施见表 7－2。

表 7－2　跌倒应对操作流程

操作步骤			操作程序	注意事项
操作前	沟通与评估	(1)沟通	照护人员：发现老年人跌倒，立即来到老年人身边，安慰老年人，给予心理支持	老年人跌倒后，不要急于将其扶起，先判断情况，酌情处理
		(2)评估	评估老年人：照护人员应评估老年人意识、性别、年龄、身体状况，能否站立或坐起	

续表

操作步骤		操作程序	注意事项
操作中	1. 意识不清者救助	紧急救助:指定人员拨打 120 急救电话	若老年人跌倒后意识不清或虽意识清楚,但初步判断情况较严重应立即拨打急救电话,并说清以下内容。 Who:我是谁(求救者信息)? What:什么事? When:出事时间、急救车到达的时间; Where:出事地点(标志性建筑物); How:伤病员性别、人数; Number:联系方式; Last:让接线员先挂电话
		止血包扎:有外伤、出血,立即止血包扎	
		保持呼吸道通畅:有呕吐者,将头偏向一侧,并清理口、鼻腔分泌物,保持呼吸道通畅	
		抽搐处理:抽搐者,移至平整软地面或身下垫软物,防止碰伤、擦伤,必要时在牙间垫清洁毛巾、被子角、较厚的衣服等,防止舌咬伤,不要硬掰抽搐肢体,防止肌肉、骨骼损伤	
		胸外心脏按压:如呼吸、心跳停止,应立即进行胸外心脏按压、人工呼吸等急救措施	胸外心脏按压时按压部位必须正确,否则会导致肋骨骨折、损伤大血管或胃内容物反流等后果
		如需搬动,保证平稳,尽量平卧	
	2. 意识清醒者救助	休息:受伤程度较轻者,可搀扶或用轮椅将患者送回床上,嘱其卧床休息并观察	救护过程中随时观察老年人的意识状况;识别异常情况并及时报告、酌情处理;不随意扶起或搬动老年人,若需搬动,应保证平稳,尽量平卧
		止血包扎:对于皮肤出现瘀斑者进行局部冷敷,皮肤擦伤渗血者给予包扎	
		有外伤、出血,立即止血、包扎并护送老年人就医	
		查看有无肢体疼痛、畸形、关节异常、肢体位置异常等提示骨折情形,若有或无法判断,则不要随便搬动,以免加重病情,并立即拨打急救电话	
		查询有无腰、背部疼痛,双腿活动或感觉异常及大小便失禁等提示腰椎损害,若有或无法判断,则不要随便搬动,以免加重病情,并立即拨打急救电话	
		询问老年人跌倒情况及对跌倒过程有无记忆,如不能记起跌倒过程,出现记忆力丧失、头痛等情况,可能为晕厥甚至脑血管意外,应立即护送老年人就医或拨打急救电话	
		询问有无剧烈头痛或口角歪斜、言语不利、手脚无力等提示脑卒中的表现,若有上述表现,应立即拨打急救电话,不可立即扶起	

笔记

续表

<table>
<tr><th colspan="2">操作步骤</th><th>操作程序</th><th>注意事项</th></tr>
<tr><td rowspan="6">操作后</td><td rowspan="6">风险防范</td><td>环境安全:对于衰弱或行动不便的老年人来说,养老院的环境安全对于预防跌倒至关重要。床单元应设置合理,确保地面干燥,灯光照明适宜,走廊两侧、厕所设有安全扶手,浴室放置防滑垫,过道上不要堆积杂物,夜间有必要的照明,安装必要的报警和监控设备</td><td rowspan="6">养老机构避免易导致老年人跌倒的环境因素是管理的重点之一</td></tr>
<tr><td>物品放置:将热水瓶、拖鞋、便器等物品摆放在老年人方便使用的位置</td></tr>
<tr><td>关爱老人:肢体功能严重缺陷或功能障碍的老年人如厕时应注意安全防范,原则上协助其在床上大小便,必要时由照护人员专人陪同如厕</td></tr>
<tr><td>变换体位:患有高血压的老年人起床、变换体位时动作要缓慢</td></tr>
<tr><td>鼓励老年人坚持体育锻炼,保持精神愉悦,积极参加社交活动,治疗和控制高血压、糖尿病等老年慢性病,避免使用不适当的药物等均可减少老年人跌倒的发生</td></tr>
<tr><td>跌倒高危老人、照护人员、家属知晓“预防跌倒10知道”:
(1)对于行动不便、虚弱、无法自我照顾、智力下降的老年人,照护人员或家属需加强陪伴,协助活动;
(2)下床时缓慢起床,尤其是服用降压药、安眠药等特殊药物时;
(3)老年人需要协助时,及时按呼叫铃,照护人员及时协助其活动;
(4)保持地面干净,如地面潮湿,应及时处理;
(5)将物品收纳于柜中,保持走道通畅;
(6)卧床时拉起床栏,特别是躁动不安、意识不清时;
(7)穿上尺码合适的衣服,以免绊倒;
(8)将生活用品放在容易取到的地方;
(9)房间保持灯光明亮,便于行动;
(10)上厕所时如需帮助,按呼叫铃</td></tr>
</table>

注:操作流程来源于“1+X”老年照护职业技能等级证书核心技能操作标准。

笔记

爱在夕阳

“帮老人重塑一个舒适安全的家”——适老化改造评估师谢君

我国老年人大多数选择居家养老,居家环境直接影响他们的安全和生活品质。居家适老化改造的目的就在于提高老年人居住环境的宜居性,提升老年人的生活质量。

谢君是一名适老化改造评估师,第一次到耄耋老人李爷爷家探访,老人称“我没什么需要”,但她很快便观察到房间门口有门槛、沙发又矮又软、电线杂乱裸露在外等现象。在工作人员打算离开时,老人想借力身旁的餐桌起身,但老式折叠餐桌无法承受老人身体的重量,差点压塌翻折,好在老人被及时扶住,否则后果不堪设想。通过对老人生活习惯的了解,对玄关、客厅、餐厅、厨房、卧室和洗手间6个场景进行改造,包括移除门槛,更新电线插座,加装马桶助力架、防滑地垫、一字扶手,配置床边扶手、小夜灯,替换客厅餐厅的桌椅,安装一键呼叫、燃气报警等智能设备,同时还添置了拐杖、放大镜等辅具产品。老人对于家里的变化,说到激动处直抹眼泪,“考虑很周全,生活很方便!”

任务二 走失应对

一、走失概述

走失(wander away)是指居家老年人,或住院老年人在完成住院手续后至完成出院手续前,或门诊、急诊老年人于本院就诊期间,因各种原因发生的出走、失踪事件。老年人走失常发生在阿尔茨海默病患者中。阿尔茨海默病(Alzheimer's disease,AD)是一种起病隐匿、呈进行性发展的神经退行性疾病,临床特征主要为认知障碍、精神行为异常和社会生活功能减退。一项历时5年的研究指出,40%的社区阿尔茨海默病患者发生走失,并需要第三方来帮助他们安全回家。本任务重点叙述阿尔茨海默病患者走失应对。

阿尔茨海默病患者由于记忆力的丧失和定向能力的受损容易出现走失,随着病情的发展语言能力下降,出现孤立性失语或同时伴有失认、失写等表现,为确定老年人的住所和寻找其家人带来很大的困难。阿尔茨海默病患者判断能力受损,无法及时有效规避走失后可能遇到的危险,因此其走失的后果往往比较严重,这些不良后果主要包括跌倒、车祸、受伤、住院甚至死亡等。

二、走失的评估

(一)走失原因

阿尔茨海默病患者由于体内神经递质乙酰胆碱减少,影响记忆和认知功能,在疾病早期即遗忘期就会出现近期记忆减退的早期症状,空间定向不良,易于迷路。到疾病中期即混乱期,定向力进一步丧失,常去向不明或迷路。

(二)走失风险评估

走失风险评估可从老年人基本情况(年龄、性别、文化程度)、走失既往史、意识状态、心理状态(情绪抑郁等)、疾病史(定向力障碍、认知障碍、精神行为异常等)、服药情况(抗抑郁药、抗癫痫药、心血管疾病用药等)等方面进行评估。可采用走失风险评估量表工具进行评估,见表7-3。

表 7－3　走失风险评估表

项目		评估	分值(分)
基本资料	年龄	年龄≥60 岁	1
		年龄＜60 岁	0
	性别	男	1
		女	0
	文化程度	受过高等教育	0
		未受过高等教育	1
定向能力	说出今天的具体时间(年、月、日、星期)	可以	0
		不可以	1
	说出所处的具体位置(省、市、县、乡镇、街道)	可以	0
		不可以	1
既往史	有无走失现象	有	1
		无	0
意识状态	有无意识障碍(谵妄)	有	1
		无	0
心理状态	情绪低落、焦虑抑郁等	有	1
		无	0
疾病史	心脑血管病变(脑出血、脑梗死、脑萎缩等)	有	1
		无	0
	术后认知功能障碍	有	1
		无	0
	定向力障碍(脑炎、肝性脑病、酒精性脑病等)	有	1
		无	0
	记忆或认知功能障碍(智力障碍、阿尔茨海默病、癫痫等)	有	1
		无	0
	精神行为异常(精神分裂、抑郁等)	有	1
		无	0
药物影响认知	三环类抗抑郁药	有	1
		无	0
	抗癫痫药	有	1
		无	0
	心血管疾病用药	有	1
		无	0
说明:评估达到 4 分以上,必须进行干预,分数越高,走失风险越大			

笔记

（三）走失时机

老年人可能会在散步、洗澡、去医院或在医院内检查时走失。患有精神病的老年人可能会通过撬门开窗、门口逗留、趁开门之机夺门而逃而走失。早晨6：00～8:00、晚上18：00～21:00是走失发生的高危时间段。

三、走失的应对

（一）走失急救

1. 居家老人走失 ①尝试联系老年人;②联系亲朋及老年人玩伴,了解老年人去向,寻求其帮助;③如果有家庭监控,调取监控确定老年人离家时间及穿着等特征;④向社区寻求帮助,发动周围群众力量,详细描述老年人体貌特征及穿着;⑤及时联系地方志愿服务团体,需求其帮助与支持;⑥如果以上方法仍然未找到老年人,应及时报警处理。

2. 养老机构或医院老人走失 ①尝试联系老年人,同时联系家属;②向领导汇报,启动走失应急预案;③设法通过其他途径查找,例如询问同室居住的老年人、询问老年人熟悉的玩伴、调取院内公共区域监控、到老年人常去的活动区域查找,若仍然未找到,及时报警处理;④妥善保管老年人留下的物品,两人清点、登记;⑤做好记录。

3. 走失找回后处理 ①走失老年人找回后安抚老年人情绪,观察老年人状态,是否有受伤等情况,如有异常,须立即就医;②了解老年人走失原因,消除影响因素;③加强走失预防,避免走失再次发生;④及时撤回寻人信息或到公安部门销案。

（二）走失预防

1. 环境保障 为老年人提供较为固定的生活环境,尽可能避免搬家,当患者要到一个新地方时,最好能有他人陪同,直至患者熟悉新的环境和路途,并在住所附近设立明显标示,便于老年人辨认。

2. 佩戴标志 患者外出时最好有人陪同或佩戴写有联系人姓名和电话的卡片或手镯,有助于迷路时被人送回;或佩戴具有GPS定位功能的电子设备,便于及时利用信息技术定位。

3. 定时巡查 在养老机构或医院内,需严格遵守相关工作规章制度,落实定时查房,对有定向障碍或有走失史的老年人要重点关注。

4. 加强评估 及时开展老年人走失风险评估,对于有走失风险的老年人,要尽早做好走失防范工作,减少走失事件发生。

5. 加强管理 加强日常管理工作,提高护理工作人员的走失防范意识,加强对阿尔茨海默病患者的日常照护,及时了解其需求和情绪变化,以便早期发现走失苗头。

6. 健康教育 为老年人及时开展防走失宣传教育,增强安全防范意识,引导老年人及时表达诉求,减少走失发生率。

任务三 异物卡喉应对

一、异物卡喉概述

异物卡喉,简称气道异物,是指喉头或气管进入异物。异物卡喉会在短时间内造成老年人严重呼吸困难甚至窒息,可很快因严重缺氧而威胁生命,必须在数分钟内紧急清除进入喉头或气管的异物,恢复呼吸道通畅。因此,需要普及海姆立克急救法等气道异物的紧急救助技术,从而提高人们预防气道异物的理念与施救技能,方便及时应对。

笔记

二、异物卡喉的评估

（一）异物卡喉的常见原因

1. 客观因素　主要包括年龄、意识状态、自理能力、口腔状况和食物性质等。高龄、卧床、意识障碍、生活部分自理或不能自理、口腔卫生状况差都会增加误吸的风险。异物卡喉与老年人进食体位有密切关系，改变进食姿势能有效减少误吸的发生。食物性质也是导致误吸的因素之一，例如体积大、质稀的食物容易发生误吸，而干硬的食物及糯米等黏性较强的食物，容易发生哽噎。吃饭速度过快、一口饭量较大、进食密度大、进食过程中看电视或说话等不良习惯都可能增加误吸风险。

2. 疾病因素　吞咽动作是一系列复杂的神经肌肉反射过程，正常的吞咽过程需口腔、咽、喉和食管共同参与，其中任何一个部位发生功能障碍，或吞咽反射路径中的任何一个环节受损，都可能导致异物卡喉。常见异物卡喉高发疾病有神经系统疾病（如脑卒中、阿尔茨海默病）、消化系统疾病（如胃癌、胃潴留、反流性食管炎）、糖尿病、呼吸道感染等。

3. 药物因素　导致食管下段括约肌松弛的药物均可引起误吸，例如茶碱类、钙通道阻滞剂、麻醉镇静药物等。

（二）异物卡喉的识别

（1）异物卡住喉头甚至进入气管后，如果部分堵塞气道，可出现突然呛咳、不能发音、喘鸣、呼吸困难、面色口唇发紫等。患者双眼圆瞪，双手掐住喉部，表情痛苦、恐怖，伴有濒死感。

（2）异物进入气道后，严重者可完全堵塞气道，迅速出现窒息，导致意识丧失，甚至呼吸、心搏骤停。

三、异物卡喉的应对

异物卡喉应对

（一）异物卡喉的急救

当异物进入气道时，应立即采用海姆立克急救法（Heimlich maneuver），紧急排除进入气道的异物，保持呼吸道通畅。

海姆立克急救法的具体原理：照护人员环抱老年人，向其上腹部快速施压，造成膈肌突然上升，胸腔压力骤然增加。由于胸腔是密闭的，只有气管一个开口，故气管和肺内的大量气体（450～500mL）就会突然涌向气管，将异物冲出，恢复气道通畅。该法被称为“生命的拥抱”或“人工咳嗽”。

膈下腹部冲击法：具体分以下类型。①意识清醒者：使其头略低，嘴张开，以便异物吐出；站在老年人身后，双臂围绕老年人腰部；一手握拳，拳头的拇指顶在老年人的上腹部（肚脐上方两横指），另一手握住握拳的手；向上向后猛烈挤压老年人的上腹部，挤压动作要迅速，挤压后随即放松，重复5次或6次。②意识清醒且肥胖者：用胸部推压法取代腹部推压法。使其头部略低，嘴张开，以便异物吐出；站在老年人身后，两臂从老年人的腋窝抱住前胸；一只手握拳放在胸骨中央，手掌侧对着胸骨侧，另一只手包住握拳，向后猛烈挤压老年人胸部。③意识不清者：使其就地仰卧在地板上，头转向一侧并后仰，充分开放气道；骑跨在老年人大腿外侧，一手掌根置于老年人腹部脐和剑突之间，另一手置于其上，迅速有力向内上方冲击5次或6次。④其他特殊情况：腹部俯于凳子上，上半身悬空，猛压腹部，迫使膈肌上移压迫肺部，使肺内气体外冲，将气管内异物冲出，重复5次或6次。

（二）异物卡喉的预防

1. 指导正确进餐　指导有自主进餐能力、经协助可经口进食、吞咽功能3级以上的老年人正确进餐。进餐环境安静，老年人处于觉醒、精力集中状态，使用便捷的餐具。选择高度适宜的餐桌椅，尽量保持直立体位或身体前倾15°。老年人尽量坐在椅子上进餐，如确实无法下床，宜采用双90°方式（床头抬高90°，头偏向一侧90°）进食，能预防大部分误吸的发生。如无法满足，可抬高床头60°进食，餐后至少20分钟才可放低床头。指导老年人把食物放在口腔最能感觉食物的位置，如健侧舌后部或健侧颊部，有利于食物的吞咽，这种做法不仅适合舌、颊、口、面部有感觉障碍的患者，也适合所有面舌肌力量弱的患者。一般正常人每口摄入量：流质1～20mL，糊状食物3～5mL。协助患者进食时，应从少量开始，一般流质1～4mL比较合适，逐渐酌情增加。为减少误吸的危险，调整进食速度，确认前一口已经吞咽干净，再进行下一口进食，避免两次食物重叠摄入。

2. 正确的准备食物　容易吞咽的食物特点是密度均匀、黏性适当、不易松散、通过咽和食管时容易变形且很少会黏附在食管上。为防止误吸，应首选糊状食物。必要时可使用食物增稠剂调节食物性状。注意食物的合理营养搭配。如有治疗饮食需求，要遵医嘱进行饮食准备。

3. 管饲患者误吸的预防　临床常见的管饲方式有鼻胃管、经鼻空肠管、胃造瘘管、空肠造瘘管等。管饲进食方式并不能消除误吸，甚至是误吸的高发因素。胃管置入的长度，是影响误吸的因素之一，需要根据患者的身高及胃肠道情况，选择合适的置入深度，原则是保证胃管的所有开口到达胃底部，才能较好地预防误吸。如果是空肠管或胃/空肠造瘘，需要定期评估消化道情况如胃排空、肠蠕动、有无胃食管反流等。喂养速度应控制在80～150mL/h，食物保持在38～40℃，避免过冷或过热，喂养过程中始终保持床头抬高30°以上。长期管饲患者要做好口腔护理，不限次数，以保持口腔清洁为原则。还要做好日常管路护理。①管道固定：对于置管注食患者确保管路位置正确，避免因置管误入气管导致的误吸。②胃残余量判断：胃残余量过多可增加反流和误吸的危险，可通过回抽胃内容物来确定胃残余量。③体位：注食或进食时尽量选择坐位或半卧位，床头抬高至少30°。④及时清除口腔内分泌物，避免口腔残留物导致误吸或下行感染。

4. 重视患者及照顾者的健康教育　针对患者及家属或长期照顾者给予详细的健康指导。讲解吞咽过程与原理、引起误吸的相关因素、食物准备、良好的进餐习惯、营养搭配、治疗饮食、防止误吸的方法、发生误吸或窒息的紧急处理方法等。健康教育的形式多样化，可采用文字、图片、视频、微课、情景模拟等形式，让患者及照顾者能更加直观地了解吞咽过程及误吸的预防方法。在康复治疗过程中，护士要监督患者按时、按量完成康复训练，如面部肌肉锻炼，包括皱眉、鼓腮、露齿、吹哨、张口、咂唇等。伸舌可以锻炼舌肌，利用舌尖在口腔内左右用力顶两颊部，并沿着口腔前庭沟做环转运动等。

具体应对措施见表7－4。

表7－4　老年人异物卡喉应对操作流程

操作步骤		操作程序	注意事项
操作前	1. 评估	评估老年人身体情况，有无意识不清，是否能够站立或坐起	老年人发生呼吸道堵塞时，首先用手指抠出或其他方法排除异物，在无效且情况紧急时采用海姆立克急救法。因老年人胸腹部组织的弹性及顺应性差，故易致腹部或胸腔内脏破裂及出血、肋骨骨折等，故须严格把握冲击力度
	2. 沟通	请清醒老年人不必恐慌，积极配合照护人员的急救	
	3. 迅速准备	照护人员准备：站于清醒老年人身后或双腿跪于昏迷老年人大腿两侧	
		环境准备：光线充足，室内安静	
		老年人准备：清醒者站在照护人员身前，倾身向前，头部略低、张嘴；昏迷者取仰卧位	

笔记

续表

<table>
<tr><th colspan="2">操作步骤</th><th>操作程序</th><th>注意事项</th></tr>
<tr><td rowspan="3">操作中</td><td rowspan="2">1. 清醒老年人</td><td>若老年人咳嗽或照护人员无法用手指取出喉部异物，则应紧急采取海姆立克急救法，帮助老年人去除气道异物</td><td rowspan="2">告知老年人若发生噎食且身边无人时，可自己用力咳嗽，也可自己实施腹部冲击（手法同海姆立克急救法）；或将上腹部压向任何坚硬、突出的物体（如椅背等）上，并且反复实施</td></tr>
<tr><td>老年人取站立位或坐位，照护人员站在老年人身后，双臂分别从两腋下前伸并环抱老年人，一手握拳于脐上方，另一手从前方握住手腕，手向后、向上快速地用力挤压，迫使其上腹部下陷。反复实施，直至阻塞物排出为止</td></tr>
<tr><td>2. 意识不清老年人</td><td>不能站立的老年人，就地仰卧，照护人员两腿分开跪于其大腿外侧，双手叠放用手掌根顶住其腹部（脐部上方），有冲击性地快速向后上方压迫，然后打开其下颌，如异物已被冲出，迅速掏出清理</td><td>对于极度肥胖的噎食老年人，应采用胸部冲击法，姿势不变，将左手的虎口贴在胸骨下端，不要偏离胸骨，以免造成肋骨骨折。若老年人已经发生心搏骤停，清除气道异物后立即实施心肺复苏</td></tr>
<tr><td colspan="2">操作后</td><td>询问老年人有无不适，检查有无并发症发生</td><td>必要时转送医院继续诊治</td></tr>
</table>

注：操作流程来源于“1+X”老年照护职业技能等级证书核心技能操作标准。

知识链接

关爱特殊困难老年人

中华人民共和国民政部等10部门联合印发的《关于开展特殊困难老年人探访关爱服务的指导意见》在探访关爱服务方面作出了制度性安排，着力化解独居、空巢、留守、失能、重残、计划生育特殊家庭等特殊困难老年人的居家养老安全风险。帮助特殊困难老年人在居家养老中及时发现和排除安全风险，加强突发事件的应急救援；充分了解特殊困难老年人养老服务需求，根据需求协助对接服务资源，做好特殊困难老年人的养老顾问和帮手。

任务四　心搏骤停应对

一、心搏骤停概述

心搏骤停是指心脏射血功能突然停止。主要表现为意识突然丧失、大动脉搏动消失、呼吸停止、瞳孔散大等。心搏骤停是最危急的情况，发生于各种严重疾病（如心脑血管疾病、中毒等），也见于各种严重损伤等意外，在老年人中更常见。若不能在数分钟内恢复心跳呼吸，会造成脑和全身器官组织的不可逆损害，导致难以挽回生命。

笔记

二、心搏骤停的评估

（一）心搏骤停的原因

（1）遭遇雷击、电击、溺水、自缢、窒息等。

（2）急性广泛性心肌梗死、急性心肌炎等可导致室速、Ⅲ度房室传导阻滞、室颤。

（3）脑炎、脑血管意外、脑部外伤等致脑水肿、颅内压增高，严重者可致脑疝。

（4）麻醉药使用剂量过大、给药途径有误、术中气管插管不当、心脏手术或术中出血过多致休克等。

（5）严重的高血钾和低血钾，严重的酸碱中毒可通过血钾的改变导致心搏停止。

（6）洋地黄类药物中毒、安眠药中毒、化学农药中毒、青霉素过敏等。

（二）心搏骤停的临床表现

心搏骤停发生前可无任何先兆症状。

（1）心音消失，大动脉搏动消失（成人以颈动脉、股动脉为准），血压测不出。

（2）突然意识丧失或伴有全身抽搐。心脏停搏 30 秒则陷入昏迷状态。

（3）呼吸停止或呈叹息样呼吸，多发生在心脏停搏后 20～30 秒内。

（4）瞳孔散大，对光反射消失。

（5）皮肤苍白或发绀。

（6）心电图表现：①心室颤动或扑动最为常见；②心电机械分离；③心室静止，呈无电波的一条直线，或仅见心房波。

三、心搏骤停的应对

心搏骤停应对

心搏骤停的急救措施如下。

1. 心搏骤停判断　一呼：突然意识丧失，呼之不应。二摸：心跳及大动脉搏动消失，常在气管（喉结）旁开 1～2cm（气管与胸锁乳突肌中间的凹陷中）触摸颈动脉搏动，判断心跳是否存在。三看：呼吸停止，观察胸廓无起伏。四照：瞳孔散大，对光反射消失。

2. 心肺复苏　心肺复苏（cardiac pulmonary resuscitate，CPR）是对由于外伤、疾病、中毒、意外、低温、淹溺和电击等各种原因，导致呼吸、心搏骤停，必须紧急采取重建和促进心脏、呼吸有效功能恢复的一系列措施。

机体完全缺血缺氧 4～6 分钟后脑细胞就会发生不可逆转的损伤，因此，需要快速把握黄金救援期，不管心搏骤停发生在何地，须立即对伤者进行及时、有效的心肺复苏。判断心搏、呼吸停止后，CPR 分三个步骤：迅速建立有效循环（circulation，C）、通畅呼吸道（airway，A）和人工呼吸（breathing，B），即 C、A、B 三个环节。

具体应对措施见表 7－5。

表 7－5　心搏骤停应对操作流程

操作步骤		操作程序	注意事项
操作前	1. 评估呼救	环境安全：远离灾害现场等危险环境	若为触电者，及时切断电源或用干木棒挑开电线；施救者做好自身防护措施；判断意识时禁止摇晃患者身体；有条件者取自动体外除颤器（AED）
		救治能力：评估自身救助能力	
		意识丧失：轻拍患者并在其两耳边大声呼叫，无反应	
		紧急求助：指定人员拨打急救电话“120”	

笔记

续表

操作步骤		操作程序	注意事项
操作前	2. 安置体位	使患者仰卧于硬质平面。若在软床上，胸下必须垫一整块木板，翻身仰卧，保护头部	颈部无损伤者，需要翻转成仰卧位，注意保护头部：保持头、颈、躯干在同一轴线上，照护人员一手于后脑固定颈椎，一手绕过患者腋下固定肩膀翻身。怀疑有头颈、脊椎外伤者不宜搬动，以免造成二次损伤
	3. 心肺评估	跪于患者右侧，双腿分开与肩同宽。救助人员可跪于地面	观察呼吸，胸廓一起一伏为一次；非专业救助者不要求评估颈动脉搏动
		评估呼吸与颈动脉搏动：解开患者衣领、腰带等，观察患者胸腹部有无起伏，专业人员同时在喉结（气管）旁开 1～2cm 处触摸同侧颈动脉有无搏动，评估 5～10 秒	
操作中	1. 胸外心脏按压（C）	按压部位：胸骨中下 1/3 交界处，位于两乳头连线中点处	①按压强调“用力按、快速按、不间断”。②按压部位必须正确，否则会导致肋骨骨折、损伤大血管或胃内容物反流等后果。③胸外心脏按压时，必须肘关节伸直，掌根用力，手指翘起不贴胸壁，倾身向前，用身体的力量垂直下压，然后迅速放松，使胸廓充分回弹，但掌根不离开胸壁。④按压频率适宜，在 15～18 秒钟内完成 30 次按压
		按压姿势：操作者跪于患者右侧，一手掌根放于胸骨，另一手平行重叠压在其手背，十指相扣，手指尽量翘起。有节奏地连续按压 30 次	
		按压深度：成人胸骨下陷 5～6cm	
		按压频率：成人 100～120 次/分，节律均匀（按压：恢复时间 =1∶1）	
	2. 开放气道（A）	清理气道：检查口鼻腔内有无异物，取出活动义齿及异物	开放气道时，抬下颌的手指切勿压迫气管，应置于一侧下颌角处。抬起下颌使鼻孔朝天（下颌角与耳垂连线与水平面垂直）
		开放气道：仰面抬颏法，左手肘关节着地，手掌压低前额，右手示指和中指轻抬下颌	

笔记

续表

操作步骤		操作程序	注意事项
操作中	3. 人工呼吸(B)	吹气动作:用按于患者前额的手的拇指和示指捏住其两侧鼻翼,正常吸气后充分张嘴完全包住患者口腔并闭合,缓缓吹气1秒以上,同时用眼睛余光观察胸廓明显上抬;放开捏鼻的手,胸廓自然回落后第二次吹气,连续吹气2次	要求:每次吹气量500～600mL,救助人员用眼睛余光能看到胸廓明显起伏,吹气时间超过1秒
			单人复苏按压:通气＝30:2,连续操作5个循环后迅速判断复苏效果
			若旁边有AED,请优先使用
操作后		专业人员再次评估患者的颈动脉、自主呼吸、面色、瞳孔、血压等表现	实施救治过程中患者有苏醒迹象即表明复苏成功;非专业人员只需评估自主呼吸是否恢复
		整理衣物,将头偏向一侧,安慰患者,给予心理支持和人文关怀,等待救护车到来	

注:操作流程来源于“1＋X”老年照护职业技能等级证书核心技能操作标准。

知识链接

“好人法”为好人“撑腰”

《中华人民共和国民法典》第184条规定“因自愿实施紧急救助行为造成受助人损害的,救助人不承担民事责任。”因此又被称为“好人法”。这是从法律层面鼓励见义勇为,保护热心救助人,免除其后顾之忧,倡导和培育乐于助人的良好道德风尚,树立和弘扬社会主义核心价值观。但要做到有效及时的帮助,相关部门和社会组织应该加强急救知识和技能培训,才能让更多好人出手更专业。

任务五　烫伤应对

一、烫伤概述

烫伤是指由高温液体(沸汤、沸水、热油)、高温蒸气或高温固体(烧热的金属等)所致的损伤,是烧伤中最常见的类型。

长时间作用的较低温度(比体温高)也可导致烫伤。因为长时间与热源接触,虽然温度不是很高,表层组织脱水较慢,但热容量大,使热能积蓄向深部传导引起深部组织烧伤。近年来理疗器、电热毯、热水袋等小家电广泛使用,温度虽然不高,但长时间接触也可产生烫伤。统计显示,低温烫伤约占冬季烫伤的1/3。老年人由于身体各器官生理功能逐渐衰退,感觉及反应较迟钝,对温度的敏感性降低,一旦感觉皮肤疼痛或有烧灼感时,往往已经造成了烫伤。特别是一些患有糖尿病或脑卒中后遗症的老年患者,因其末梢循环障碍,神经功能受损,对热和痛觉不敏感,因此老年人对低温刺激反应低,照顾者更应关注低温下深部组织烫伤的发生。

笔记

二、烫伤的评估

(一)烫伤的原因

1. 生理因素　老年人因神经系统及皮肤组织老化而导致痛觉、温觉减退,若使用热水袋或洗澡等温度和时间不当,一旦感觉皮肤疼痛或者有烧灼感时,往往已经造成皮肤烫伤。另外,老年人行动不便或者视力减退,日常生活中不小心碰倒热水杯或热水瓶等容易被烫伤。

2. 病理因素或治疗不当　患有糖尿病、脉管炎、心血管疾病的老年人周围神经病变,痛觉减退,沐浴或泡脚时很容易烫伤。老年人采用中医拔罐、艾灸、针灸等理疗时,理疗器温度过高或者操作不当都会造成烫伤。

3. 环境因素　老年人黑色素细胞减少,对紫外线等有害射线的抵抗力降低,若在烈日下暴晒容易烫伤。

(二)烫伤程度的判断

烫伤程度取决于其面积和深度。

1. 烫伤面积估算

(1)手掌法:五指并拢的一只手为体表面积的1%,用于估算小面积烫伤。

(2)新九分法:适用于成年人(包括老年人),Ⅰ°烫伤不计入其中(表7-6)。

表7-6　烫伤面积估算(新九分法)

部位	成人各部位面积
头面颈部	共计1个9%:头发部3%、面部3%、颈部3%
双上肢	2个9%,共计18%:双手5%、双前臂6%、双上臂7%
双下肢	5个9%加1%,共计46%:双臀5%、双足7%、双小腿13%、双大腿21%
躯干	3个9%,共计27%:腹侧13%、背侧13%、会阴1%

新九分法口诀:三、三、三,五、六、七,五、七、十三、二十一,十三、十三、会阴一。

2. 烫伤深度估计

(1)皮肤及皮下组织的结构:评估烫伤深度之前,必须先了解皮肤及皮下各层软组织的结构,包括皮肤(表皮、真皮)、皮下组织与肌肉,与烫伤深度及其症状密切相关的是皮肤与皮下组织的结构。

(2)烫伤深度评估:常用三度四分法评估烫伤深度。烫伤深度,由轻到重、由浅至深分为三度:Ⅰ°烫伤、Ⅱ°(又分为浅Ⅱ°和深Ⅱ°)烫伤、Ⅲ°烫伤,不同深度烫伤的表现和预后见表7-7。

表7-7　烫伤的表现与预后

<table>
<tr><th colspan="2">烫伤分度</th><th>局部症状、体征</th><th>损伤深度及预后</th></tr>
<tr><td colspan="2">Ⅰ°烫伤</td><td>局部红、肿、热、痛,有烧灼感,无水疱</td><td>仅伤及表皮生发层;3~5天愈合,不留瘢痕</td></tr>
<tr><td rowspan="2">Ⅱ°烫伤</td><td>浅Ⅱ°烫伤</td><td>水疱较大,创面底部肿胀发红,感觉过敏、剧痛</td><td>伤及真皮的乳头层;2周可愈合,不留瘢痕</td></tr>
<tr><td>深Ⅱ°烫伤</td><td>水疱较小,皮温稍低,创面呈浅红或红白相间,感觉迟钝、微痛</td><td>伤及真皮深层;3~4周愈合,留有瘢痕</td></tr>
<tr><td colspan="2">Ⅲ°烫伤</td><td>形成焦痂,创面无水疱、蜡白或焦黄,皮温低,感觉消失</td><td>伤及皮肤全层,达皮下、肌肉、骨等;2~4周焦痂分离,肉芽组织生长,形成瘢痕</td></tr>
</table>

笔记

三、烫伤的应对

烫伤应对

(一)烫伤急救

发生烫伤后,根据烫伤程度给予相应的处理措施,尽量减轻烫伤导致的损伤。

1. I°烫伤　指烫伤只损伤皮肤表层,局部轻度红肿,无水疱,疼痛明显。可选择用冷水冲洗或冷敷,迅速降低皮肤表面温度,避免局部疼痛和水疱出现。对于不能冲或泡的位置,如面部或私密处,可以用凉毛巾湿敷较长时间直到疼痛缓解。

2. Ⅱ°烫伤　指烫伤导致真皮损伤,局部红肿疼痛,有大小不等的水疱。迅速使用冷水持续冲洗,如果皮肤表面有衣物覆盖,用剪刀把衣服剪开,烫伤出现的水疱在烫伤早期有保护创面的作用,能够减轻疼痛,减少渗出,所以禁止撕破水疱。经简单处理后尽快到医院做进一步处理,防止二次损伤。

3. Ⅲ°烫伤　指烫伤到达皮下,脂肪、肌肉、骨骼都有损伤,并呈灰色或红褐色。出现严重烫伤,不要撕扯表面衣物,会导致皮肤大面积脱离。出现严重并发症,应保护创面,迅速就医。

(二)烫伤预防

1. 认知功能评估　老年人认知功能受损是发生意外事件的重要因素之一,正确判断老年人认知功能,对预防意外烫伤有重要意义。发现老年人认知功能下降,无论程度,都要警惕意外事件,尤其是烫伤的发生。

2. 预防低温烫伤　老年人群中,低温烫伤最为常见。为了避免发生低温烫伤,老年人不可长时间接触温度超过体温的物品。患有糖尿病或脑卒中后遗症、长期卧床的老年人尤须特别注意,使用时应有专人看管。

(1)用电热毯,温度不要设得过高,不宜整夜使用。

(2)使用热水袋时,水温不宜过高,热水袋外面用布包裹隔热,使热水袋不直接接触皮肤。热水袋装70%左右的热水即可,赶尽袋内的空气,禁止挤压热水袋,拧紧盖子,防止漏水。使用热水袋取暖的时间不宜过长,最好是睡觉前放进被子里,睡觉时取出来,避免整夜置于身旁。

(3)对于生活部分自理或有认知功能障碍的老年人,禁止自行使用加热装置。

3. 加强健康教育　加强老年人及其家属的健康教育,普及烫伤相关知识,加强对烫伤的重视,做好日常生活中的预防工作。

具体应对措施见表7－8。

表7－8　烫伤的应对操作流程

操作步骤		操作程序	注意事项
操作前	1. 评估与沟通	了解伤情,判断烫伤部位和程度,安抚伤者,稳定其情绪	老年人烫伤后应迅速脱离热源,以免继续损伤。
	2. 准备	照护人员准备:洗手并用干净毛巾擦干,戴口罩	
		环境准备:光线充足,室内安静	
		老年人准备:离开危险现场,取舒适体位	

笔记

续表

操作步骤		操作程序	注意事项
操作中	1. Ⅰ°烫伤的紧急处理——浸水涂药	立即将伤处浸在凉水中进行"冷却治疗",如有冰块,把冰块敷于伤处效果更佳,"冷却"超过30分钟。"冷却治疗"有降温、减轻余热损伤、减轻肿胀、止痛、防止起疱等作用	①若穿着衣服或鞋袜部位被烫伤,切勿急忙脱去被烫部位的衣服或鞋袜,以免造成表皮拉脱。应先用冷水直接浇到伤处及周围,然后脱去衣服或鞋袜。②"冷却治疗"在烫伤后要立即进行,浸泡时间越早、水温越低,效果越好,因为烫伤后5分钟内烫伤的余热还在继续损伤皮肤。但水温不能低于5℃,以免冻伤。③冬天须注意身体其他部位的保暖
		若烫伤部位不是手或足,不能将伤处浸泡在冷水中"冷却治疗"时,则可将受伤部位用毛巾包好,再在毛巾上浇水,或用冰块敷效果更佳	
		随后用烫伤膏涂于烫伤部位,3~5天便可自愈。切勿使用酱油、牙膏、肥皂等涂抹伤处,以免贻误病情甚至导致感染等不良后果	
	2. Ⅱ°烫伤的紧急处理——脱、泡、盖、送	用"冷却治疗"保护水疱,并立即报告,迅速就医。	
		口诀:降温止痛防感染,保护水疱送医院	
		若伤处水疱已破,不可浸泡,以防感染。可用无菌纱布或干净手帕包裹冰块,冷敷伤处周围,立即就医	
	3. Ⅲ°烫伤的紧急处理	立即用清洁的被单或衣服简单包扎,避免污染和再次损伤,创面不要涂擦药物,保持清洁,立即报告,迅速就医	
		如发现老年人出现面色苍白、神志不清甚至昏迷,应及时拨打"120"急救电话	
操作后	预防	整理用物、洗手,记录老年人烫伤的原因、伤处的面积、程度及处理要点	必要时转送医院继续诊治
		老年人须掌握烤灯、湿热敷、热水坐浴等正确用法,不要随意调节仪器,必要时由照护人员协助,尤其老年人患有感觉运动缺失等后遗症时,更要高度关注和警惕	
		指导老年人安全使用生活设施:洗澡时先开冷水再开热水,结束时先关热水后关冷水;将热水瓶放在固定或者房间的角落等不易碰倒的地方;房间内若需要使用蚊香时,将蚊香放在安全的地方;使用电器时,反复告知注意事项,并定期检查电器是否完好	
		饮食方面:喝热汤或热水时,提前给老年人晾凉	

注:操作流程来源于"1+X"老年照护职业技能等级证书核心技能操作标准。

笔记

爱在夕阳

把精准服务送到老人心坎里

84岁老人刘寿保向江苏省镇江市句容市民政局送来一封感谢信,对句容市近些年养老工作表示感谢。这封感谢信的背后,是句容推动养老服务精准化的不懈努力。句容有60周岁以上老年人口15.06万人,占户籍人口的25.7%,面对日益多元化的养老需求,句容积极培育养老新业态,推动医养结合深入发展和养老服务多元供给格局形成,加强多层次养老服务体系建设,以数字技术赋能养老服务,凝聚多方社会力量助力养老,把服务精准送到老人心坎里。句容13家养老机构还与句容市中医院进行深度医养合作,签订了“绿色就诊通道”医养合作协议,助力养老机构实现“老有所医”服务。

(王秀蓉　李园园　熊紫珍)

目标检测

1. 不属于预防跌倒“十知道”的内容是(　　)。

A. 卧床时不用拉起床栏,特别是躁动不安、意识不清时

B. 穿上尺码合适的衣服,以免绊倒

C. 将生活用品放在容易取到的地方

D. 房间保持灯光明亮,便于行动

E. 上厕所时如需帮助,按呼叫铃

2. 关于走失预防措施不对的是(　　)。

A. 为老人提供较为固定的生活环境

B. 佩戴标志

C. 专人陪伴

D. 定时巡查

E. 对于走失过的老人采用评估

3. 对于意识不清的异物窒息的老人的救护措施错误的是(　　)。

A. 不能站立的老年人,就地仰卧

B. 照护人员两腿分开跪于其大腿外侧,双手叠放用手掌根顶住其腹部(脐部上方)

C. 进行有冲击性地、缓慢地向后上方压迫

D. 打开下颌,如异物已被冲出,迅速掏出清理

E. 如异物未被冲出,重复操作

4. 关于心搏骤停急救措施描述错误的是(　　)。

A. 一呼:突然意识丧失,呼之不应

B. 二摸:心跳及大动脉(颈动脉或股动脉)搏动消失

C. 最常在气管(喉结)旁开3cm处(气管与胸锁乳突肌中间的凹陷中)触摸颈动脉搏动以判断心跳是否存在

D. 三看:呼吸停止,看胸廓无起伏

E. 四照:瞳孔散大,对光反射消失

5. Ⅱ°烫伤的紧急处理错误的是(　　)。

A. 脱、泡、盖、送

B. “冷却治疗”保护水疱

C. 立即报告，迅速就医

D. 若伤处水疱未破，不可浸泡，以防感染

E. 可用无菌纱布或干净手帕包裹冰块，冷敷伤处周围，立即就医

参考答案

笔记

项目八　用药照护

学习目标

素质目标：具备尊重老年人、保护老年人隐私的职业精神，具有严谨细致的工作作风。

知识目标：掌握老年人用药原则及老年人用药的护理评估要点及护理措施；熟悉老年人常见的药物不良反应；了解老年人药物代谢特点。

能力目标：能够对老年人用药情况进行评估；根据评估结果，制订老年人用药护理措施；并对老年人进行健康指导。

案例导学

患者，女，71岁，入住爱心养老机构106房间5床，小学文化程度，配偶入住疗养院。高血压病史20年。1年前因急性ST段抬高型心肌梗死，进行经皮冠脉介入治疗，胸闷、气急好转。10天前无明显诱因下胸闷、气急加重，夜间不能平卧，遂于医养结合机构门诊就诊，被确诊为心力衰竭，以原床位住院。经治疗老人病情缓解，目前口服阿司匹林肠溶片、硫酸氢氯吡格雷片等药物。自本次发病以来，精神、饮食、睡眠欠佳。（全国职业院校技能大赛健康养老照护赛项赛题）

请思考：

1. 请用电子血压计为老人测量血压。
2. 请遵医嘱协助老人服药。

案例解析

药物治疗是帮助老年人战胜疾病、恢复健康、减少病死的重要措施之一。随着年龄的增长，老年人各脏器的组织结构和生理功能逐渐出现退行性改变，尤其是肝脏和肾脏的老化，影响机体对药物的吸收、分布、代谢和排泄。加之老年人常身患多种疾病，治疗中常多种药物并用，用药时间较长，发生药物不良反应的概率相应增高。因此，了解老年人的药物代谢特点，观察老年人用药过程的反应，正确指导老年人安全用药是老年护理工作的主要职责之一。

任务一　老年用药特点认知

老年患者用药过程中，应全面了解药物作用、副作用，并结合老年人生理特点正确分析每种药物的药动学和药效学，严密观察，做到合理用药、安全用药。

一、老年人的药物吸收特点

药物吸收是指药物从给药部位转运至人体血液的过程。老年人体内环境的变化对药物代谢会产

笔记

生影响。如老年人唾液分泌减少，胃肠及肝血流量减少，胃肠道蠕动减慢，胃排空时间延长，胃酸分泌减少导致胃液 pH 升高影响药物的溶解，导致药物停留在胃肠道的时间增加，干扰药物的吸收，从而达不到使用药物的预期效果。而对于半衰期长、容易蓄积于体内的药物如长效洋地黄制剂，又容易造成过量、中毒等。所以，老年人用药时必须考虑其对药物吸收能力的改变以及用药安全性。

二、老年人的药物分布特点

药物分布是指药物吸收进入人体血液循环后向各组织器官及体液转运的过程。药物分布取决于人体内血流量的多少、血浆蛋白结合率、机体的组成成分及药物的理化性质。影响老年人药物分布的原因如下。

1. 细胞内液减少　老年人心排出量低，血液灌注量不足，细胞内液减少致机体总水量减少，故水溶性药物如乙醇、吗啡等分布容积减小，血药浓度增加。

2. 脂肪比例增加　老年人脂肪组织增加，非脂肪组织逐渐减少，使脂溶性药物如安定、利多卡因等在老年人组织中分布容积增大，药物作用持续较久，半衰期延长。

3. 血浆白蛋白含量减少　老年人血浆蛋白含量减少，使与血浆白蛋白结合率高的药物（如苯妥英钠、地高辛等）的游离型成分增加，分布容积加大，药效增强，易引起不良反应。因此，应减少剂量。

三、老年人的药物代谢特点

肝脏是药物代谢的重要器官。老年人肝脏的血流量和细胞量比成年人降低 40% ~65%。肝脏微粒体酶系统的活性也随之下降，肝脏代谢速度只有年轻人的 65%。因此，药物代谢减慢，半衰期延长，易造成某些主要经肝脏代谢的药物蓄积。如老年人使用利多卡因、普萘洛尔、保泰松和异戊巴比妥等后，血药浓度增高，半衰期延长。即使肝功能正常的老年人，某些可能损害肝脏的药物，如呋喃妥因、四环素、红霉素、异烟肼、利福平、氯丙嗪等，也很容易引起胆汁淤积和肝细胞的损害。故老年人的用药量应减少为年轻人的 1/2 ~2/3。

四、老年人的药物排泄特点

药物排泄是指药物及其代谢产物经机体的排泄或分泌器官排出体外的过程。老年人药物主要排泄途径有肾、呼吸道、皮肤汗腺。其中，大多数药物及其代谢产物经肾脏排泄。老年人的肾脏体积减小，肾小球和肾小管的基底膜增厚，肾血流减少至 50%，其滤过、分泌、重吸收功能均减退。故老年人使用主要经肾脏排泄的药物时，药物容易在体内蓄积，血药浓度升高，清除半衰期延长，易发生不良反应。因此，老年人用药剂量应减少，给药间隔应适当延长，特别是地高辛、氨基糖苷类抗生素等尤其需引起注意。如有失水、低血压、心力衰竭或其他病变时，可进一步损害肾功能，老年人用药更应小心，最好能监测血药浓度。

由于老年人药物代谢和用药的特异性，要求对老年人用药时，一定要权衡利弊，保证老年人的用药安全。

五、老年人的用药特点

（一）用药种类多、药物不良反应常见

老年人体弱多病，联合用药机会多，用药复杂，加上老年人药物动力学改变，老年人用药出现不良反应率高。有报道用药 6 ~10 种，不良反应的发生率为 9%，用药 16 种以上者，则上升至 40%。因此，要针对性地选用药物，合理地确定药物剂量，以减少不良反应的发生率。

（二）用药依从性差

1. 知识缺乏　老年人往往不重视药物的副作用，存在非正规医疗机构用药，多科就诊、多处方用

笔记

药,剂量不准确,服药方法和方式不当或未完全按服药要求用药等不合理用药现象。

2. 认知能力和理解能力下降　老年人常过高估计自己的药品知识,或者是对药物滥用、不合理应用造成的危害认识不足。

3. 记忆力减退　错用、漏用、重复用药。

4. 经济和家庭因素　老年人小病不就医,大病乱投医,患病后家庭支持力度不足或没有经济能力支持。

5. 用药存在的误区

(1)症状控制不佳,随意加药、换药,症状缓解立即停药。

(2)漏服后下次加倍补回来。

(3)盲目跟从别人用药。

(4)药越补越好,药越新越好,药越贵越好。

(5)容易相信各类广告、药商的宣传,私自买药。

(三)对抗生素产生耐药性

老年人的预防用药或长期使用抗生素,增加了微生物的耐药性,加之老年人免疫力下降,二重感染的机会增多。

任务二　老年安全用药原则认知

一、老年人常见药物不良反应

1. 直立性低血压　老年人动脉粥样硬化明显,血管运动中枢调节功能减弱,压力感受器易发生功能障碍,当服用血管扩张药、降压药、三环类抗抑郁药、利尿剂等时,易发生体位性低血压,甚至发生跌倒。

2. 精神神经症状　老年人脑细胞数量减少,脑血流量下降和高级神经功能减退,对中枢神经抑制药的反应敏感性增高。如使用吩噻嗪类、洋地黄、降压药和吲哚美辛、苯海索(安坦)可出现精神症状,老年痴呆患者使用中枢抗胆碱药、左旋多巴或金刚烷胺,可加重痴呆症状。

3. 耳毒性　老年人由于内耳毛细胞数量减少,听力有所下降,如果使用易在内耳积聚的药物,如庆大霉素、链霉素、卡那霉素、红霉素等具有耳毒性的药物,可导致永久性耳聋(毛细胞损害后难以再生),但常被误认为衰老所致。

4. 尿潴留　老年人使用抗帕金森病药、三环类抗抑郁药(阿米替林、丙米嗪、多塞平等)以及呋塞米、依他尼酸等强效利尿剂,均可引起尿潴留,伴有前列腺增生的老年人更易发生。

5. 药物中毒　老年人各个重要器官的生理功能减退,如肾脏排泄功能、肝脏解毒功能降低,心功能减退、窦房结内起搏细胞数量减少、心脏传导系统障碍等。因此,老年人用药容易产生肝毒性反应、肾毒性反应和心脏毒性反应。

二、老年人选药原则

1. 先明确诊断,后用药　用药前要先评估老年人的健康史、既往用药史及目前用药情况,仔细分析老年人机体的异常是老化引起还是病理损害所致,然后作出正确诊断。根据用药指征选择疗效肯定、毒副作用小的药物。

2. 重视非药物疗法　老年慢性病要重视非药物疗法如饮食疗法、体育疗法、针灸、按摩、推拿、理疗等。如高脂血症患者,首先应调整饮食结构、改善生活方式,而不是马上服药。除急症和器质性病

笔记

变外，老年人治病，能不用药就不用药。

3. 选择疗效确切而毒副作用小的药物

(1)先老药，后新药：老年人用药时应首选老药，慎用新药。因老年人往往未参与新药的临床预试验，新药可能对其有意外的毒副作用。

(2)先外用药，后内服药：为了减少对老年人机体的毒害作用，能用外用药治疗的疾病(如皮肤病、扭伤)，最好不用内服药物治疗。

(3)先内服药，后注射药：老年人心、肝、肾等脏器功能减退，为安全起见能用内服药使疾病缓解时，最好不用注射剂。

(4)先中药，后西药：中药“与食物同源”，毒副作用明显低于西药，对老年人来说相对更安全。

4. 慎用或不用敏感药物　老年人忌滥用抗生素、糖皮质激素、维生素等。应避免使用特别敏感的药物如降压药中的胍乙啶，抗生素中的四环素、链霉素、庆大霉素，苯二氮䓬类、巴比妥类镇静催眠药，非甾体类解热镇痛药如吲哚美辛等。慎用麻黄、甘草和大黄。

5. 适当选用进补药　老年人要慎用补药和保健用品，要遵循“因人进补、因病进补、因时进补”的原则。服药时要辩证，否则误补益疾，反而添病。另外，服进补药也要适时，冬令进补是虚弱者的最佳季节，可以用人参、黄芪、鹿茸一类温补之品，而夏季仅能用不温燥的补品如西洋参、百合等。

三、老年人用药原则

1. 受益原则　首先要有明确的用药指征，用药的受益风险比值 >1，同时选择药效高而毒副作用小的药物。即便有适应证但用药的受益/风险比值 <1，也不应给予该药物治疗。

2. 五种药物原则　联合用药品种越多，药物不良反应发生的可能性就越高，老年人同时用药不能超过 5 种。要明确治疗目标，抓住主要矛盾，选择主要药物治疗。凡是疗效不确切、耐受性差、未按医嘱服用的药物都可考虑停止使用，以减少用药种类。如果病情危重需要使用多种药物时，在病情稳定后仍应遵守五种药物原则。

3. 小剂量原则　老年人除维生素、微量元素和消化酶类等药物可以用成年人剂量外，其他药物应低于成年人剂量，《中国药典》规定为成年人量的 3/4。还应根据老年患者的年龄和健康状态、体重、肝肾功能、临床情况、治疗指数、蛋白结合率等情况具体分析。一般由小剂量开始(成人剂量的 1/4 ~ 1/3)，可从成人剂量的 1/4 开始，逐渐增大至 1/3、1/2、2/3、3/4。根据临床反应调整剂量，直至疗效满意而无明显药物不良反应为止，用药剂量遵循个体化原则。

4. 择时原则　选择最合适的用药时间进行治疗。根据疾病的发作(如变异型心绞痛、脑血栓形成、支气管哮喘常在夜间出现，急性心肌梗死和脑出血的发病高峰在上午)、药代动力学(如白天肠道功能相对亢进，因此白天用药比夜间吸收快、血液浓度高)和药效学(如上午胰岛素的降糖作用大于下午)的昼夜节律变化来确定最佳用药时间。

5. 暂停用药原则　当怀疑药品不良反应时，要停药一段时间。老年人用药应密切观察，一旦出现新的症状，包括躯体、认知或情感方面的症状，应考虑为药物的不良反应或是病情进展。对于服药的老年人出现新症状，停药受益多于加药受益。暂停用药是现代老年病学中最简单、最有效的干预措施之一。

笔记

知识链接

老年人多重用药

多重用药尚无公认定义。目前,多重用药指患者持续或同时用药达到5种及以上;其中用药超过10种称为超多重用药。多重用药可导致一系列后果,如增加药物所致不良反应、药物相互作用,用药依从性降低和治疗费用增高。

老年人常多病共存,故多重用药现象非常普遍。数据显示,我国老年人平均患有6种疾病,治疗中常多药合用,包括一些与其他药物相互作用风险未知的中成药,平均使用9种药物,多者达36种;50%的老年人同时服用3种药物,25%的老年人服用4~6种药物。

任务三　老年安全用药护理

医护人员加强药学知识的学习,熟悉药物商品名和通用名,注意药物配伍禁忌,根据老年人的用药特点合理选用药物,并密切观察用药反应,维护老年人用药安全。

【护理评估】

(一)用药史评估

询问老年人以往和现在的用药情况,包括药名、剂量、用法、效果和不良反应,建立完整的用药记录,了解老年人对药物的认知情况。特别注意询问是否有曾引起过敏或不良反应的药物。

1. 服药能力的评估　重点评估老年人的视力、听力、理解力、记忆力、阅读能力等,以免老年人出现错误用药的情况,另外,其他能力如获取药物的能力、打开药瓶的能力、吞咽能力、发现不良反应的能力等也不同程度地影响老年人的用药。

互联网+护理——更便捷的护理服务

2. 常见药物的不良反应　主要有体位性低血压、精神症状、耳毒性、尿潴留、药物中毒等,老年人机体重要脏器功能明显减退,尤其是肝脏解毒作用、肾脏排毒功能明显下降。因此,老年人用药时应注意观察用药不良反应。

3. 药物不良反应的特点　药物不良反应发生率高;老年人因年老多病,脏器功能减退,对药物的耐受性差;对疾病或不适的感受性降低,易出现误诊误治;服药依从性差,未能严格遵医嘱用药。

(二)各系统功能状态的评估

全面评估老年人各系统各脏器的功能状况,如肝、肾功能的生化指标。如肾功能有明显减退或出现障碍者在使用药物时,应尽量避免用经肾脏排泄的药物,以免药物蓄积中毒。

(三)心理社会状况的评估

了解老年人的文化程度、饮食习惯、家庭经济状况,对当前治疗方案和护理计划的了解、认识程度和满意度,家庭支持情况,对药物有无依赖、期望、恐惧等心理。

【常见护理问题】

1. 执行治疗方案无效　与老人理解力、记忆力减退,经济困难等有关。
2. 不依从行为　与老年人的健康观、有关知识和技能缺乏,照料者的支持照顾不够,经济紧张有关。
3. 潜在的并发症　药物不良反应。

笔记

【护理措施】

老年人安全用药要求：老年人能自觉或在家属的协助下遵医嘱用药，能了解所用药物的作用、用法、注意事项和不良反应，按时用药，药物疗效好，未发生不良反应。具体护理措施如下。

（一）选择合理的给药途径

1. 口服给药　口服是最常用、最安全、最方便的给药途径，不会给老年人带来太大的痛苦。但因为口服给药吸收缓慢，故不用于急诊患者。

2. 皮下或肌肉注射　由于老年人的肌肉对药物的吸收能力较差，注射后疼痛较显著，而且容易形成硬结，因此一般不主张用肌内注射方法给药。如果必须采用，则应在注射前认真选择注射部位，要求注射针头长短适宜，不宜太粗，严格执行无菌操作。对患糖尿病需长期皮下注射胰岛素的老年人，应有计划地交替更换注射部位，避免反复在同一部位注射而造成组织坏死。

3. 静脉给药　静脉给药起效快，适合于患急重症的老年人。选择静脉给药时，应根据老年人的病情和心肺功能状况，尽量减慢给药的滴速和减少输入液体的总量。一般每天输液量应控制在1500mL以内，输入生理盐水的量不超过500mL。在输注葡萄糖之前，一定要明确老年人有无糖尿病，若有糖尿病应加适量胰岛素和钾盐。

4. 其他途径　根据老年人的病情和安全性等综合考虑选用其他给药途径如舌下含化、雾化吸入、直肠给药等。

（二）指导老年人合理用药

1. 严格遵医嘱用药　坚持按时按量服药，不擅自增减药量或停药，不随意混用其他药物。改变药物剂量和方案时，须征得医务人员的同意。

2. 不滥用滋补药、保健药、抗衰老药和维生素　身体健康的老年人通过合理饮食、乐观的心态、适宜的运动和良好的生活方式即可延年益寿，一般不需要服用滋补药。体弱多病者，应在医务人员的指导下恰当应用保健药，切勿盲目服用或过度服用，以免发生中毒反应。能用非药物方式缓解症状或痛苦时，尽量不用药物。

3. 掌握服药技巧　服用药片多时，可分次吞服。吞咽片剂或胶囊有困难时，可选用液体剂型如冲剂、口服液等。药物刺激性大或异味较重时，可将其溶于水，用吸管吸服，用后可饮果汁，以减轻不适。建议或协助老年人服药后漱口，消除异味和不适感。

4. 注意药物与食物之间的相互作用　服药期间，吸烟、饮酒要有节制。烟中尼古丁可增加药物毒性，影响肝脏解毒功能。乙醇可使多种药物毒性增加。服药时不可以茶代水，因茶中鞣酸可使药物失去活性。

（三）观察并处理药物的不良反应

老年人用药过程中不良反应发生率高。因此，护理人员注意发现药物不良反应的早期症状，及时处理，提高老年人的用药安全。如降压药首选利尿药和β受体阻断药，应从小剂量开始，坚持长期用药，但β受体阻断药禁用于慢性阻塞性肺疾病和周围血管性疾病。用药时要注意动态监测血压，预防直立性低血压，对使用降压药的老年患者，要注意提醒其站立、起床、转身时动作要缓慢，避免发生意外。

（四）口服用药指导

1. 服药剂型　缓释片释放慢，吸收量增加，易产生毒性，老年人尽量不用。

2. 服药时间　需空腹、饭时、饭后、睡前服用的药物要按要求服用。

3. 服药用水　内服药片或胶囊时，要用适量温开水送服，水量过少药易粘在食管壁上，既刺激食管黏膜，又延缓吸收。使用补铁剂不要用茶水送服；使用胶体状枸橼酸

协助服药

铋不能用牛奶送服,否则会影响药效。

4. 服药的体位 服药姿势以站立最佳,坐位也可。卧床时尽可能抬高头部,吞下药后约1分钟后再躺下。

5. 用药方式 硝酸甘油需舌下含服,不可吞服;控释片、缓释片及肠溶片不可掰碎后服。

6. 用药配伍 维生素 B_{12}不宜与制酸剂如氢氧化铝、复方氢氧化铝等同服,若需要可间隔4~5小时。红霉素与普鲁苯辛不可同用,若需要可在服用红霉素2小时后再服普鲁苯辛。链霉素与庆大霉素等氨基糖苷类抗生素避免任何两种合用,并提醒患者用药期间注意听觉反应,必要时及时就医。

7. 定期复查 遵医嘱定期复查。如对造血系统有抑制作用的药物注意复查血常规,对肝脏或肾脏有损害作用的药物需定期复查肝功能或肾功能。

8. 用药后特殊反应 如服用维生素 B_2后尿液呈黄绿色,服用利福平后尿、唾液、汗液等排泄物呈橘红色,铋剂可使粪便呈黑色等。应了解其为正常用药后的改变,不必疑虑,嘱老年人坚持服药,停用后即可恢复正常。

知识链接

智能药盒

智能药盒是一种利用现代科技,如云计算、互联网技术等,来帮助用户管理服药的智能设备。它主要通过提醒服药、记录服药等功能,帮助患者按时服药,避免漏服或误服药物的情况,从而提高药物治疗的效果,并使患者和医生能够更好地跟踪患者的治疗进度。

(五)药物保管

要定期帮助老年人整理药柜,检查药物质量,丢弃过期和变质的药品,保留常用药和正在服用的药物,按有效期合理地服用。

(六)行为监测

观察老年人的服药行为和日常生活行为习惯,将药物固定放在老年人易见、易取处,使用闹铃或醒目小卡片等方法提醒老人按时服药;鼓励老年人写服药日记和病情自我观察记录。当老年人服药依从性好时,及时给予表扬和鼓励。

(七)建立良好医护患关系

认真听取老年人对治疗方案的意见,鼓励老年人表达治疗、用药过程中的感受,并根据其意愿和实际情况酌情调整。发现老年人存在不自觉否定疾病、"忘记"有病、对药物治疗有错误认识和恐惧感、不肯服药等情况时,及时与其交谈并进行分析说明,帮助解除疑虑,提高老年人的服药依从性。

(八)做好家属的协助工作

1. 注意观察用药后反应 指导家属观察老年人服药后的反应和病情变化。一旦发生异常,立即停药,送老年人及时就诊。

2. 协助老年人按时按量服药 对于自理能力尚好的老年人,家人应督促、检查其按时按量服药,确保准确无误。对于自理能力差的老年人,家人或照料者应耐心协助,如帮助老人打开药品包装或瓶盖,提前配好每次所用药物,并放于不同颜色的药袋中(如将早、中、晚服用的药物分别放于红、黄、绿色药袋中)。

3. 学会使用必要的护理用具 经济条件允许者,可为老年人购买体温计、血压计等,并学会使用,以随时监测生命体征。

【健康教育】

由于老年人基础疾病的不同,健康价值观、经济条件、医疗卫生条件、文化水平等均会对老年人的

笔记

用药观念产生影响。因此，对老年人合理用药的健康教育应着重于以下几个方面。

(1)让老年人了解经验代替专业知识指导用药的危险性，并通过讨论、说服来改变其不良用药行为。

(2)强调在用药过程中，需要根据具体疾病、个体差异等综合因素选择药物，合适的药物就是最好的选择。

(3)告知老年人，在使用非处方类药物时，应在药师的指导下，了解药物成分，以避免重复用药。

(4)遵循简单用药原则，用药种类越多，药物不良反应的发生率越高。

(5)必须理性用药，避免预防性用药。

(6)给老年人做好用药指导，详细讲解用药的目的、时间、方法和注意事项，定期评估老年人的服药行为和用药知识的掌握程度。

爱在夕阳

中国首位南丁格尔奖获得者——王琇瑛

王琇瑛(1908年5月28日—2000年9月4日)，护理专家和学者。1983年第29届“南丁格尔奖”获得者，成为中华人民共和国成立后首位获此荣誉的护理工作者。她曾赴美国哥伦比亚大学进修，获护理硕士学位。中华人民共和国成立后，她以满腔热情投入到护理教育事业之中，为祖国培养了大批的优秀护理人才。王琇瑛晚年仍积极参加各项社会活动，宣传护理工作的重要性。“患者无医，将陷于无望；患者无护，将陷于无助”“国家不可一日无兵，亦不可一日无护士。护士的工作必须像田园中的水一样灌注到人们生活中的每个角落”。她的谆谆教导鼓舞和启发了无数护理人员，受到护士们的广泛尊敬。

(王　英)

目标检测

1. 下列老年人用药原则错误的是(　　)。
   A. 应用最少药物的治疗原则
   B. 从最低有效剂量开始的治疗原则
   C. 选择最小不良反应药物的治疗原则
   D. 简化治疗方案原则
   E. 有效剂量治疗原则
2. 老年人用庆大霉素的时候应该谨慎，主要是因为老年人(　　)。
   A. 肾功能降低，药物半衰期延长，耳、肾毒性增加
   B. 血浆蛋白含量降低，使游离型药物增加
   C. 对药物处于高敏状态，影响中枢神经系统的功能
   D. 肝功能降低，使血药浓度升高
   E. 消化腺分泌减少，药物吸收增加
3. 老年人使用非处方药物使用的原则不包括(　　)。
   A. 可随意用药　　B. 注意药物的不良反应　　C. 注意需大剂量服用
   D. 警惕药物不良反应　　E. 遵药师指导

笔记

4. 指导老年人保管药物的方法不妥的是(　　)。

A. 定期整理药柜

B. 暂时不用的药物及时丢掉

C. 内服药与外敷药应分开放置

D. 怕热的药应该放置冰箱冷藏

E. 所有药物的标签、说明书都要随药物放好

参考答案

笔记

项目九　临终护理

学习目标

素质目标：具备尊老、爱老、敬老的美德；具备服务临终老年人的职业情操。

知识目标：掌握老年患者临终的心理变化及护理要点；熟悉临终期老年人的生理变化；了解死亡的定义和死亡的过程；了解老年人群中开展死亡教育的必要性；了解安宁疗护发展史。

能力目标：能正确为老年人开展死亡教育；能为临终患者进行生理、心理护理；能初步为临终老年人提供安宁疗护；能初步为老年丧亲者提供哀伤辅导。

案例导学

患者，男，65岁，直肠癌晚期全身转移，排便费力、便血，呼吸困难，脉搏细速，腹痛难忍，感到痛苦。患者知晓病情后，情绪极度低落，常因一点小事而大发脾气，并拒绝治疗。

请思考：

1. 该老人现在处于什么状态？
2. 患者的心理反应属于哪一个时期？
3. 如何对老年人进行死亡教育？

案例解析

生、老、病、死是人类自然发展的客观规律，死亡是生命活动的最后阶段，是人生旅途的终点站，也是构成完整生命历程不可回避的重要组成部分。而当一个人处于濒死阶段时，特别需要人间的温暖、社会的尊重、精心的照料和亲友们的依恋。因此，护理人员在老年人即将到达人生终点的时刻，首先要建立正确的死亡观，掌握临终护理的知识和技术，尽可能地了解并满足患者"躯体、心理、社会和灵魂"的护理需求，让患者舒适、宁静、坦然地面对死亡，提高患者的临终生活质量，是护士实施老年临终关怀的重要内容，也是向老年临终患者提供优质的整体护理必不可少的关键内容。

临终护理是20世纪60年代发展起来的一种新兴的医疗保健服务项目，是由医生、护士、心理学家、社会工作者和志愿者等多学科、多方面组成的团队对临终患者及其家属提供全面照护，其宗旨是使临终患者生命质量得以提高，能够无痛苦、舒适、安详和有尊严地走完人生的最后旅程，为人生画上完美的句号，同时，使临终者家属的身心健康得到保护。

任务一　死亡教育

死亡是完整生命历程的重要组成部分，是人类不可回避和不可抗拒的自然规律。"乐生讳死"，对死亡的恐惧是我国民众常见的一种恐惧。对死亡的恐惧很大程度上源于不了解死亡。巴雷特说："只有认知死亡，才可以树立正确、健康的价值观。"因此，对老年人乃至全社会进行死亡教育，帮助其正确

笔记

认识死亡,为死亡做好准备显得尤为重要。

一、死亡和濒死

(一)死亡的定义和意义

1. 死亡的定义　古今中外,没有一种恒定而客观、科学的方法来定义任何形式的死亡。长期以来,医学界将心肺功能作为生命最本质的特征。所以,以呼吸、心搏停止作为判断死亡的标准。西方相关医学词典注解死亡为生物体内所有生理和化学活动的停止;联合国相关机构的定义是"生命的一切征兆永久消失";一般医学死亡是指"持续 12 小时无自发性的运动,心跳、呼吸功能呈现不可逆转的停止,以及瞳孔扩张、对光无反应"。随着医学科学的发展,对心肺功能停止的患者,还可以依靠医疗仪器来维持。那么,只要大脑功能存在,一切生命活动都有恢复的可能,一旦大脑破坏,尽管心脏还在搏动,也回天乏术。1968 年,在世界第 22 次医学大会上,美国哈佛医学院提出"脑功能不可逆转"作为死亡的定义,又称全脑死亡,包括大脑、中脑、小脑和脑干的不可逆死亡,并列出 4 条诊断标准。①不可逆的深度昏迷;②自主呼吸停止;③脑干反射消失;④脑电波(EFG)消失或平坦。要求对以上 4 条标准在 24 小时内进行反复测试,结果无变化,排除体温过低(低于 32℃)及中枢神经抑制药物的影响,即可宣告死亡。

2. 死亡对老年人的意义　老年人最接近死亡,一般认为他们最惧怕死亡。然而据研究,老年人反而最能接受死亡,因为死亡已成为一个他们必须面对的问题。随着身体功能及体力的衰退、容貌的衰老、社会角色的失去、疾病缠身,以及经常面临同辈朋友和家人的死亡,他们必须思索面对自己的死亡,甚至要做各种准备,如处理财产及后事等。但老年人接近死亡阶段仍然有焦虑和担忧,特别是经常想到死亡的老年人、认为死亡过程很痛苦的老年人及害怕面对死亡的老年人,有较高的死亡焦虑。在老年人濒临死亡时,他们害怕与家人和朋友分离时的孤独和寂寞。

3. 濒死的定义　濒死是指患者已接受治疗性和姑息性的治疗后,虽然意识清醒,但病情加速恶化,各种迹象显示生命即将终结。濒死是一个达到死亡的生命过程,这段时间有长有短,特征为患者长期患病,进入疾病发展末期,患者逐渐丧失身体的活动力,无法完成社会性功能,需要他人照顾,全身器官及系统的功能逐渐丧失。

4. 死亡的过程　当医生确定患者的疾病已至末期,或当患者及家属被告知疾病的有限预后时,患者即可视为进入死亡的过程。死亡并不是生命的骤然结束,而是一个连续进展的过程,是一个从量变到质变的过程。医学将死亡分为 3 个时期,即濒死期、临床死亡期、生物学死亡期。

(1)濒死期:死亡过程的开始阶段,各系统功能严重紊乱,脑干以上功能处于抑制状态;患者出现意识模糊或丧失,循环衰竭,呼吸衰竭,代谢紊乱,各种反应迟钝,肌张力减退或丧失,濒死期持续时间随机体状况及死亡原因而异,此期生命处于可逆阶段,若能得到及时救治,生命可复苏;反之,则进入临床死亡期。

(2)临床死亡期:中枢神经系统的抑制已由大脑皮层扩散至皮下层,延髓处于极度抑制状态,患者呼吸与心搏完全停止,瞳孔散大,各种反射消失,此期各组织细胞仍有短暂而微弱的代谢活动,一般持续 5~6 分钟,但在低温下,可延长达 1 小时或更久;临床上对触电、溺水、大出血、一氧化碳中毒等致死者,此期重要器官的代谢过程尚未结束,及时采取有效的措施仍有复苏的可能。

(3)生物学死亡期:生物学死亡期又称全脑死亡,是死亡过程的最后阶段,此期机体组织细胞的新陈代谢完全停止,整个机体无任何复苏的希望,随时间进展,尸体相继出现以下变化。

1)尸冷:是尸体最早发生的现象,死亡后机体产热停止,散热继续,体温逐渐降低称尸冷。死亡后体温下降有一定的规律,一般死亡后 10 小时内下降速度为每小时 1℃,10 小时后为 0.5℃,24 小时左右尸温与环境温度相同,测温以直肠温度为标准。

2)尸斑:死亡后血液循环停止,由于地心引力的作用,血液向身体的最低部位坠积,皮肤呈现暗红色斑块或条纹称尸斑。一般出现时间是死亡后2~4小时,因此患者死亡后注意将其安置为仰卧位,并在头下置枕,以防面部颜色改变。

3)尸僵:尸体肌肉僵硬,并使关节固定称尸僵。尸僵是由于死亡后肌肉中的ATP不断分解和不能合成,致使肌肉收缩、变硬。尸僵先从咬肌、颈肌开始,向下至躯干、上肢和下肢。尸僵一般在死后1~3小时开始出现,4~6小时扩散到全身,12~16小时发展至高峰,24小时后尸僵开始减弱,肌肉逐渐变软,称尸僵缓解。

4)尸体腐败:死亡后肌肉组织的蛋白质、脂肪和糖类因腐败细菌的作用而分解自溶称尸体腐败。表现为尸臭、尸绿等,一般在死亡后24小时出现,与环境温度有关。

5.老年人的死亡态度及应对心理类型

(1)老年人的死亡态度:死亡态度是指个体对死亡作出反应时所持的评价性的,较稳定的内部心理倾向。在对国内外有关死亡态度研究文献分析的基础上,发现老年人死亡态度涵盖三个维度,即死亡恐惧或焦虑、死亡逃避、死亡接受。

1)死亡恐惧或焦虑:指个体在面对死亡或濒死时所产生的一种恐惧、忧虑的情绪反应,这种反应源于个体对死亡不可控性的感知。死亡恐惧通常是较为明确的、可知觉到的,其恐惧对象较现实具体。但死亡焦虑通常是模糊的、不易觉察到的,其对象具有不确定性和不具体性。

2)死亡逃避:老年人在面对死亡时可能采取的一系列回避行为,以最大限度地回避与死亡相关的、可引发产生死亡恐惧或焦虑的象征物。例如,有的老年人尽量不去想或讨论死亡,有的老年人避讳与死亡有关的场所,如殡仪馆、医院、墓地等。死亡逃避实质上是一种心理防御机制,即通过逃避对死亡的思考,以减轻对死亡的恐惧和焦虑。

3)死亡接受:分为自然接受、趋近导向的死亡接受及逃离导向的死亡接受三大类。

自然接受是指认为死亡是生命中不可缺少的部分,承认生与死是相互并存的。持此类态度的老年人既不恐惧死亡,也不寻求死亡,仅把死亡看作是生命过程中的一个自然阶段。

趋近导向的死亡接受是指对死亡持有较积极的正面态度。持此类态度的老年人认为,死亡是通往来生之门,甚至期待死亡的到来。

逃离导向的死亡接受是指当个体的生活充满痛苦磨难和不幸时,为了摆脱生的痛苦而作出的接受死亡的决定。持此类态度的老年人,对生的恐惧已经超越了其对死亡的恐惧,甚至将死亡视为解脱痛苦的唯一途径,他们对当前生活状态的描述通常是“生不如死”“痛不欲生”等。

(2)老年人对待死亡的心理类型:主要有以下几种。

1)理智型:此类老年人意识到死亡即将来临时,能从容地面对死亡,并在临终前安排好自己的工作、家庭事务及后事。这类老年人一般文化程度和心理成熟程度比较高,能够比较镇定地对待死亡,能意识到死亡对配偶、孩子和朋友是最大的生活事件,因而尽量避免自己的死亡给亲友带来太多的痛苦和影响。他们往往在精神尚佳时,就认真地写好遗嘱,交代自己死后的财产分配、遗体的处理或器官捐赠等事宜。

2)积极应对型:此类老年人有强烈的生存意识,能从人的自然属性来认识死亡首先取决于生物学因素,也意识到意志对死亡的作用。因此,能用顽强的意志与病魔作斗争,忍受着病痛的折磨和诊治带来的痛苦,寻找各种治疗方法以赢得生机。这类老年人大多是低龄老年人,且有很强的斗志和毅力。

3)接受型:此类老年人有两种表现,一种是无可奈何地接受死亡的事实;另一种则表现为老年人把死亡看作正常的人生经历。

4)恐惧型:此类老年人极端害怕死亡,十分留恋人生。这类老年人一般都有较好的社会地位,经济条件和良好的家庭关系,期望能在老年享受天伦之乐,看到儿女成家立业、兴旺发达。其往往表现为全神贯注于自己机体功能上，如喜欢服用一些滋补、保健药品，甚至不惜代价地延长生命。

5）解脱型：此类老年人大多有着极大的生理或心理问题。他们可能是家境贫苦、饥寒交迫、衣食无着，缺乏子女的关爱或者身患绝症、病魔缠身、极度痛苦，对生活已毫无兴趣，觉得活着是一种痛苦，因而希望早些了结人生。

6）无所谓型：此类老年人对死亡持无所谓的态度。这类老年人经常持有“过一天，算一天”的心态，很少思考死亡相关事宜。

（二）老年人生命晚期照护意向

英国国家卫生保健卓越研究所（National Institute for Health and Care Excellence，NICE）发布的临终关怀指南指出，应根据临终患者的价值观和偏好来维持生活质量。老年人生命晚期照护意向（end－of－life care preferences）是指老年人对生命末期照护方式、生命维持治疗等方面的偏好与意向，可涵盖以下几个方面。

1. 照护方式意向　指老年人在生命最后阶段倾向的护理方式。例如，有的老年人在治疗无望时，倾向于减少痛楚和不适，而有的老年人则希望尽一切努力用各种方法去延长自己的生命。在照护场所上，受我国“落叶归根”传统文化的影响，多数老年人希望生命末期能在家中度过，希望能在亲人的陪伴下，在家中离世。

2. 生命维持治疗意向　指老年人在没有机会恢复时的选择，包括心肺复苏、转送急诊室、机械通气、人工营养支持等。据调查，我国约20%的老年人表示在医治无效的情况下会主动接受心肺复苏、转送急诊室、机械通气、人工营养支持等，超过50%的老年人明确拒绝在治疗无望时接受依赖各种生命维持治疗来维持生命。由此可见，随着社会文明的进步，我国老年人越来越在意当下自我感受和生命意义，而非一味追求无法保证的生命长度。

3. 疾病信息意向　是用来表明老年人自己对疾病相关信息的立场。多数老年人希望自己能掌握自己疾病的全部信息，但也有老年人宁愿不知道自己的信息。一项研究结果显示，在疾病信息意向中，49.1%的老年人希望知道自己疾病的全部信息，13.7%的老年人不想知道任何信息。社区老年人最希望了解的信息是对病症与不适的舒缓方法。

4. 医疗决策意向　指老年人倾向于将医疗决策权交予何人，以及是否会考虑“预立照顾计划”等。一项研究结果显示，39.9%的社区老年人愿与其他人讨论并参与制订治疗方案及作出最后的决定；14.7%的老年人不希望他人参与本人的医疗决策，同时有15%的老年人选择本人完全不参与。受中国传统文化的影响，许多老年人认为生命晚期保持和维系与家人的关系最为重要，且当他们自己无法参与作出医疗决策时，认为由家人作出决策更为恰当。

5. 死亡态度意向　是用来反映老年人对生命价值和死亡准备的倾向。一项研究表明，有81.2%的老年人表示能安然接受死亡。只有17.1%的老年人有提早离世的想法。大多数社区老年人在死亡态度上表现十分乐观，1/5～1/4的老年人拒绝回答或没有考虑过死亡，40%的老年人不曾考虑过晚期照护和死亡的地点。在我国忌讳死亡的文化背景下，谈论临终和死亡的话题通常被认为是不吉利的，而老年人的传统观念更加保守，更忌讳思考、讨论临终或死亡相关的问题。

总之，与老年人讨论生命晚期照护意向不仅有利于确保老年人的临终偏好被照顾者知晓，而且有助于保证其对护理决策的控制。因此，医护人员可采用老年人的生命晚期照护意向评估工具，及时对老年人的生命晚期照护意向进行评估。

二、老年人死亡教育

人的全优生命质量系统工程，不仅需要优生、优育、优活，而且还要优逝。优逝是指临终者及家属没有痛苦和不适，终末期决策基本符合患者及家属的意愿，并与临床实践、文化和伦理的标准相一致。

笔记

优逝关注的是人最后时刻的生命质量，使临终者不仅能在安宁疗护中维持其应有的尊严，还能平静安详地离世。随着老龄化社会的到来，死亡教育将会成为人们一种自觉的需要。

1. 死亡教育的意义　死亡教育又称优逝教育，是指向社会大众传达适当的死亡相关知识，并因此造成人们在态度和行为上有所转变的一种持续过程。死亡教育的实质是帮助人们认清生命的本质，接受生命的自然规律，消除和缓解人们对死亡的恐惧。

对死亡的恐惧是人类常见的深刻的恐惧之一。人类恐惧死亡，最重要的原因是不了解死亡。通过死亡教育使人们认识和把握了死亡的本质后，坦然地接受它。死亡不应该是人们恐惧的对象，它在我们的生命中，是生命中不可缺少的一个组成部分。明白生命和死亡的包含关系，人类也就最终会像对待生命那样来对待死亡。尤其是对生命晚期老年人及其家属的死亡教育，不仅可以帮助老年人树立正确的生死观，缓解其心理压力和心理上的痛苦，减轻、消除其失落感或自我丧失的恐惧，同时能够减轻生命晚期老年人亲属的精神痛苦，保持身心健康。此外，还可以打破谈论死亡的禁忌，促进社会的文明进步。

2. 死亡教育的内容　死亡教育包含死亡基本知识教育、死亡心理教育、死亡权利教育等方面。死亡基本知识包括对死亡的定义、判断标准、原因与过程、机制、死亡的社会价值与意义等知识的普及。死亡心理教育包括对死亡态度的教育、临终死亡心理的分析与教育等。死亡权利教育包括对死亡权利的概念、死亡权利的行使、死亡决策等内容的教育。对老年人进行死亡教育的内容主要包括以下方面。

(1) 克服怯懦思想：老年人因疾病迁延无法治愈或生活质量低下导致的自杀是一个值得重视的问题。根据世界卫生组织发布的数据，我国 70 岁以上老年人自杀率达到了 51.5/10 万，在 174 个受访国家中排名 24 位。护理人员应引导教育老年人，“死亡教育”名为谈死，实为论生，是以生死学为取向的生命教育。

(2) 正确地对待疾病：疾病是人类的敌人，危及人的健康和生存。和疾病斗争某种意义上是和死亡斗争。老年人要正确地对待身体的变化，在面对疾病时不要被疾病吓倒，但也要坦然面对疾病。医护人员对于临终老年人应以“患者为中心”，而不是以“疾病为中心”，以支持患者，控制症状、姑息治疗与全面照护为主。

(3) 树立正确的生命观：正确的人生观与价值观是每个人心理活动的关键。唯物主义认为，提出生命有尽头，可以使人们认识到个人的局限性，从而思考怎样追求自己的理想，怎样度过自己的岁月。可见，对死思考，实际上是对整个人生观的思考。医护人员应通过安宁疗护减缓临终老年患者的孤独感、失落感，增加舒适感，帮助其树立正确的死亡观，注重老年人的尊严与价值，提高其生命质量。

(4) 做好充分的心理准备：人们追求优生、优活，也希望善终、优逝。尽量使剩余的时间过得有意义，认识和尊重临终的生命价值，对于临终的老年人非常重要，也是死亡教育的真谛所在。虽然人们都明白“人生自古谁无死”的道理，但是要做到很平静地对待死亡，从心理上接受死亡、战胜死亡，并不是容易的事。老年人的临终反应与其信仰、年龄、经济状况、心理成熟、应对困境的本领、机体的变化过程及医护人员和家属的态度等有一定关系，对老年人进行死亡教育，重点在于了解他们的文化素养和宗教背景，以及原来对死亡的看法，现在面对死亡或即将丧亲的情况下，最恐惧、担心、忧虑的内容。根据具体情况，帮助老年人坦然面对可能的死亡，同时使老年人家属有准备地接受丧亲之痛。

3. 死亡教育的途径

(1) 死亡课程教育：在西方发达国家，死亡课程教育是开展死亡教育最主要的形式。我国老年人在校园学习阶段并未接受过系统的死亡课程教育。可考虑将死亡课程融入老年大学教育中。在老年大学开设死亡学、死亡哲学和死亡社会学等课程，让老年人系统地接受死亡教育，树立热爱、珍惜生命的生命观和死亡客观性、必然性的死亡观。

(2) 死亡机构教育：是死亡教育社会化的主要形式。机构教育又可分为两种：一种是官方性质的死亡教育组织,是由国家行政部门建立的死亡教育的管理和宣传机构,并由国家提供资金、人员、物资等开展规范性的死亡教育活动;另一种是非官方性质的死亡教育组织,一般由民间社会团体和社会成员组成,资金主要源于个人和社会的捐赠。

(3)死亡舆论教育:是现代社会死亡教育的主要形式之一。死亡教育可以充分利用舆论的力量,形成死亡教育的舆论阵地。例如,在老年人喜爱的报刊上增设死亡教育版面,在广播或电视上播放有关死亡教育的节目。

(4)死亡体验教育:是一种令人印象深刻的死亡教育形式。鼓励老年人不要逃避死亡,适当参与死亡相关活动,例如参观殡仪馆、参与哀悼活动等,在凝重的死亡场合,让人感受死亡的庄严和肃穆,感受生命的宝贵。

4. 死亡教育的实施模式　针对不同层次的教育对象,老年死亡教育的实施模式大致分为两种。

(1)教导式教育:以文章、资料、书籍或多媒体的形式呈现知识,以主讲人向老年人介绍为主。例如,组织老年人参加关于临终关怀、器官捐献等专题讲座,宣传正确的生死观念。

(2)经验式教育:以老年人为主,用各种经验情绪分享的方式,来探索死亡和濒死的各种情绪和感情。如组织老年人共同欣赏有关死亡主题的影片、音乐、文学作品等。老年人围绕着主题彼此交流对死亡的看法,更全面地理解死亡的内涵;同时,还可以邀请老年人讲述生命中经历过的有关死亡的事件,诉说当时内心的感触及应对方式,也可使他人对死亡有更深刻的理解,最终正确地看待死亡。在与他人分享自己看法和感受的交流过程中,老年人的某些负性情绪也得以宣泄。这种形式的死亡教育既可加深对死亡的了解,也有助于缓解对死亡的恐惧感。

任务二　临终护理

一、概念

1. 临终　又称濒死,一般是指由于各种疾病或损伤而造成人体主要器官功能趋于衰竭,经积极治疗后仍无生存希望,各种迹象显示生命活动即将终结的状态。临终者会逐渐丧失身体的活力,全身器官及系统逐渐丧失功能,需要他人照顾。

关于临终的时间范围,目前世界上尚无统一的界定标准。如美国将临终时间限定于患者已无治疗意义,估计只能存活 6 个月以内;日本以患者只有 2 ~6 个月的存活时间为终末阶段;英国以预计患者存活年限为 1 年之内为临终期;我国则将仅能存活 2 ~3 个月的患者视为临终患者。

2. 临终关怀　现在业界一般使用“安宁疗护”一词替代“临终关怀”。2016 年 WHO 对安宁疗护的定义为:通过早期识别、积极评估、治疗疼痛和其他不适症状,包括躯体、心理和精神方面的问题,来预防和缓解身心痛苦,从而提高患有不可治愈疾病的患者及家属的生活质量的一种有效方式。

3. 临终护理　是对那些已失去治疗希望的患者,在生命即将结束时所实施的一种积极的综合护理,是安宁疗护的重要组成部分。其目的是尽最大努力减轻患者痛苦,缓和面对死亡的恐惧和不安,维护其尊严,提高生活质量,使临终患者安宁、平静地走完人生最后旅程。

二、临终护理的理念

1. 以治愈为主的治疗转变为以对症为主的照护　临终护理是针对晚期癌症及其他患绝症晚期的患者,这些患者治疗已经无效,而是通过全身心的照护,提供姑息治疗,控制症状,减轻患者痛苦,使其获得心理、社会支持,得到最后的安宁。

2. 延长患者的生存时间转变为提高患者的生命质量　临终护理不是以延长生存时间为目的,而是以提高临终阶段生命质量为宗旨,在患者有限的时间里,在可控制的病痛中,使患者生命有价值、有

笔记

尊严，直到生命自然结束。

3. 尊重临终患者的尊严和权力　每个人都有自己的尊严和权力，临终患者也不例外，只要没有进入昏迷状态，仍有思想、情感、意识，医护人员应注意维护及保持患者的价值和尊严，允许患者保持原有的生活方式，尽量满足其合理要求，保留个人隐私，让他们参与医疗护理方案的制订等。

4. 注重临终患者家属的心理支持　在对患者进行全面照护的同时，也要对患者家属提供心理、社会支持，使其获得接受亲人死亡的力量，能坦然面对亲人的死亡。

三、老年患者临终的生理变化及护理

临终阶段的患者，生理功能逐渐衰竭，但由于导致临终的原因不尽相同，在临床表现上存在着个体差异，而出现各种不同的症状。临终患者的护理目标是在护理人员的协助下，让患者减轻疼痛、促进舒适，在患者的能力范围内，维持其生理功能至最大极限。护理措施应维护患者的尊严，在不让患者的任何功能早期依赖和退化的基础上，尽可能协助患者维持营养、清洁、排泄、活动与睡眠功能的满足。

（一）临终患者的生理变化

1. 循环功能衰竭　患者因心肌收缩能力下降，出现循环衰竭。表现为皮肤苍白、湿冷、大量出汗；四肢发绀、斑点；脉搏快而弱、不规则；少尿；血压下降或测不出；最终心尖冲动消失。

2. 呼吸功能衰竭　表现为呼吸频率由快变慢，呼吸深度由深变浅，出现鼻翼扇动、潮式呼吸、张口呼吸等，最终呼吸停止。由于分泌物在支气管内滞留，出现痰鸣音及鼾声呼吸。

3. 肌肉张力丧失　表现为大小便失禁，吞咽困难，无法维持良好舒适的功能体位，肢体软弱无力，不能进行自主躯体活动，脸部外观改变呈希氏面容，表现为面肌消瘦、面部呈铅灰色、眼眶凹陷、双眼半睁半闭、下颌下垂、嘴微张。

4. 胃肠道功能紊乱　表现为恶心、呕吐、食欲减退、腹胀、便秘、脱水等。

5. 感觉、知觉、意识改变　意识改变可表现为嗜睡、意识模糊、昏睡、昏迷，也可产生幻觉等。视觉逐渐减退，由视觉模糊发展到只有光感，最后视力消失。眼睑干燥，分泌物增多。听觉是人体最后消失的一个感觉。

6. 疼痛　表现为烦躁不安，血压及心率改变，呼吸变快或减慢，瞳孔放大，出现不寻常的姿势，出现疼痛面容，表现为五官扭曲、眉头紧锁、眼睛睁大或紧闭、双眼无神、咬牙。

（二）临终患者生理反应的护理

1. 减轻疼痛　疼痛是临终患者特别是癌症晚期患者最严重的症状，因此控制疼痛是症状控制的重要措施。护理中应注意观察疼痛的性质、部位、程度和持续时间。协助患者选择减轻疼痛的最有效方法。若患者选择药物镇痛，可采用 WHO 推荐的三阶梯疗法控制疼痛。注意观察用药后的反应，把握好用药的阶段，选择恰当的剂量和给药方式，达到控制疼痛的目的。还可使用其他镇痛方法，如松弛术、音乐疗法、催眠意象疗法、针灸疗法、生物反馈疗法等。护理人员采用同情、安慰、鼓励等方法与患者交流沟通，稳定患者情绪，并适当引导使其注意力转移以减轻疼痛。

知识拓展

三阶梯疗法控制疼痛

WHO 推荐用三阶梯疗法控制疼痛。第一阶段：选用非麻醉性镇痛药，如阿司匹林、布洛芬、对乙酰氨基酚等；第二阶段：选用弱麻醉药，如可待因、曲马多等；第三阶段：选用强麻醉性镇痛药，如吗啡、哌替啶。

2. 促进患者舒适　维持舒适体位,定时翻身,避免某一部位长期受压,促进血液循环。加强口腔护理,减少口腔溃疡的发生,增加舒适感。加强皮肤护理,大小便失禁者,注意会阴、肛门附近皮肤的清洁、干燥,必要时留置导尿管;大量出汗时,应及时擦洗干净,勤换衣裤。床单位保持清洁、干燥、平整、无碎屑。

3. 改善循环与呼吸功能　密切观察患者体温、脉搏、呼吸、血压、四肢皮肤色泽和温度的变化。注意保暖,必要时使用热水袋。保持室内空气新鲜,定时通风换气。呼吸困难是临终患者的常见症状,应保持呼吸道通畅,给予持续低流量吸氧,叩击排痰、雾化吸入,必要时使用吸引器吸痰。神志清醒者,采用半卧位,扩大胸腔容量,减少回心血量,改善呼吸困难。昏迷者,采用仰卧位头偏向一侧或侧卧位,防止呼吸道分泌物误入气管引起窒息或肺部并发症。

4. 加强营养,增进食欲　厌食是临终患者最常见的问题,可能与放疗、化疗及其他药物治疗有关,也可能受心理因素的影响。医护人员、营养师应充分了解患者的饮食习惯,提供患者喜爱的饮食,少食多餐,增进食欲,给予流质或半流质饮食,便于吞咽。必要时采用鼻饲法或完全胃肠外营养(TPN),保证患者营养供给。加强监测,观察患者电解质指标及营养状况。

5. 排泄护理　便秘或腹泻、尿潴留或尿失禁给临终患者带来很大的痛苦。为提高患者的生活质量,护士应采取相应的护理措施,如便秘者给予灌肠或其他通便措施,尿潴留者可留置导尿管,定期开放冲洗。对于大小便失禁者妥善采取保护器具,做好皮肤清洁护理,减轻患者躯体及精神上的痛苦。

6. 减轻感觉、知觉改变的影响　提供合适的环境,保持环境安静、空气清新、通风良好,有一定的保暖设施、适当的照明,避免临终患者视觉模糊产生害怕、恐惧心理,增加安全感。及时用纱布拭去眼部分泌物,如患者眼睑不能闭合,可涂金霉素、红霉素眼膏或覆盖凡士林纱布,以保护角膜,防止角膜干燥发生溃疡或结膜炎。听觉是临终患者最后消失的感觉,应避免在患者周围窃窃私语,以免增加患者的焦虑。可采用非语言交流方式,配合温和的语调、清晰的语言交流,使临终患者在生命的最后时刻,也并不孤独。

四、老年患者临终的心理变化及护理

临终患者会产生十分复杂的心理和行为反应,美国学者伊丽莎白·库乐·罗斯认为临终患者的心理活动有5个发展阶段,即否认期、愤怒期、协议期、忧郁期及接受期。根据不同阶段的心理变化给予相应的心理护理是临终患者护理的重点。

1. 否认期　当患者间接或直接听到自己可能会死亡时,第一反应就是否认:“不可能”“他们一定搞错了”,否认病情恶化的事实,希望出现奇迹。有的患者到临终前一刻仍乐观地谈论未来的计划及病愈后的设想。

对此期患者,不要轻易揭穿患者的防御机制,也不欺骗患者。注意与其他医务人员及家属保持言语一致性,加强护患沟通,与患者交谈时,要认真倾听,表示关心、支持和理解,经常出现在患者的身边,让患者感到没有被抛弃,时刻受到人们的关怀。同时也要防备少数患者心理失衡,以扭曲方式对抗此期的负重感。

2. 愤怒期　当患者经过短暂的否认而确定无望时,就会出现愤怒、妒忌、怨恨的情绪,“为什么是我? 这太不公平了”,于是把不满情绪发泄在接近他的医护人员及亲属身上。

将临终患者的这种“愤怒”看成正常的适应性反应,这是一种求生无望的表现。作为医务人员要谅解、宽容、安抚、疏导患者,让其倾诉内心的忧虑和恐惧,同时注意预防意外事件的发生,并取得家属配合。

3. 协议期　患者愤怒的心理消失,承认死亡的来临,为了延长生命,患者会提出种种“协议性”的要求,希望能缓解症状。有些患者认为许愿或做善事能扭转死亡的命运;有些患者则对所做过的错事表示悔恨。

笔记

护士应看到这种情绪对患者是有益的，对自己的病情抱有希望，能配合治疗。因此，尽可能地满足患者的需要，即使难以实现，也要作出积极努力，减轻其痛苦。

4. 忧郁期　尽管采取多方努力，但病情日益恶化，患者已充分认识到自己接近死亡，心情极度伤感，郁郁寡欢。此时患者可能很关心死后家人的生活，同时急于交代后事。

对此期患者，允许其哀伤、痛苦和诉说，并耐心倾听。尽可能满足患者的合理要求，鼓励家属多陪伴患者，注意安全，防止患者有自杀倾向。

5. 接受期　经历一切努力挣扎后，患者变得平静，面临死亡已有准备，极度疲劳衰弱，常处于嗜睡状态，表情淡漠，平静等待死亡到来。

护士应尊重患者的信仰，营造一种安静、舒适的环境，减少外界干扰，尊重患者意愿，不强行与其交流，继续关心、支持患者。

临终患者心理活动的 5 个发展阶段，并非前后相随，而是时而重合、时而提前或推后。因此，在护理工作中应掌握患者变化的心理活动，从而进行有效的护理。

五、丧亲者的哀伤护理

丧亲者即临终患者家属，主要指父母、配偶、子女（直系亲属）。失去亲人，是一个重大的生活事件，是最强的应激事件，直接影响丧亲者的身心健康。丧亲者常出现不知所措或悲痛欲绝，持续时间长时可能引发各种心理问题，加重原有的躯体疾病，甚至增加死亡风险。有文献报道，在近期内失去配偶的老年人因心理失衡而导致死亡的人数是一般老年人死亡的 7 倍。因此，如何帮助老年丧亲者早日缓解哀伤情绪，回归正常生活，备受关注与重视。

（一）哀伤辅导的概念

哀伤指任何人在失去所爱或所依附对象（主要指亲人）时所面临的境况。它是一种状态，也是一种过程，包括悲伤（一个人在面对损失或丧失时出现的内在生理、心理反应）以及哀悼（一个人在面对损失或丧失时，因身心的反应而出现的外在社交行为的表现）。一般而言，哀伤是每个丧亲者都会经历的情感体验。它是一个漫长的过程，其程度和影响会随着时间的消逝而减轻。但少部分丧亲者表现出强烈而无法平复的哀伤反应，并逐步发展成以分离痛苦为主要情感体验的延长哀伤障碍或复杂性哀伤，需要专业的帮助与支持。哀伤辅导是协助丧亲者在合理时间内引发正常的悲伤情绪，让他们正常地经历悲伤并从悲伤中恢复，从而促进他们重新开始正常的生活。2013 年美国国家质量姑息护理通识项目（NCP）把对丧亲者的哀伤辅导作为安宁疗护项目的核心部分。

（二）哀伤辅导的目标

哀伤辅导目标一般包括：鼓励活着的人去告别已逝的人或物；在哀伤辅导人员的帮助和陪伴下，接受失落的现实感；学习处理已存在的或潜在的情感；尝试去克服失落后再适应过程中遇到的困难。最终，生者能够坦然地接受现实，并将情感投注在新的关系中。

美国学者威廉·沃尔登是死亡和临终关怀心理抚慰研究的领导者和先驱者，他提出丧亲家属要完成四项任务：①能够接受丧失亲人的事实，能做到不逃避；②感受并忍耐心中的悲痛（此过程个体差异明显，长短不一）；③能够进行角色转变，逐渐适应失去亲人的生活；④转移情感，将其宣泄到其他地方。

（三）哀伤反应与哀伤过程

1. 哀伤反应

（1）生理反应：哀伤反应引起的生理反应包括身体的感觉和身体症状。身体的感觉是指个体由于哀伤出现胃排空乏力、胸口郁闷、喉咙干燥、对噪声过度反应、呼吸困难并易喘、肌肉无力等。个体哀伤反应常见的身体症状包括呕吐、心跳加速、胸口疼痛、梦魇、失眠、头痛、眩晕、失神等。生理反应的产生可能与哀伤者疲劳、食欲减退、生活习惯打乱、内分泌变化等有关。

(2)认知反应:哀伤反应引起的认知反应包括不相信、纷乱困惑及思念。①不相信:尤其是对突然发生的死亡;②纷乱困惑:思绪不断、思维紊乱、注意力不集中、健忘;③全神贯注于思念死者和濒死的过程,这是一种强迫性的思念,思念的内容通常是有关如何再寻回失去的亲人。

(3)情绪反应:哀伤反应引起的情绪反应包括情感麻木,不能接受;每次提及逝者均会哭泣、内疚、恐慌、无助,难做决定;感到寂寞孤独,对其他事物失去兴趣;忧郁、悲伤、痛苦、否认等。

(4)行为反应:哀伤反应引起的行为反应包括哭泣、饮食不规律、唉声叹气、离群索居、避开遗物、寻找亡者、接近其常去场所、与逝者的遗像倾谈或随身携带一件逝者的遗物等。

2. 哀伤过程　哀伤是一个漫长的过程,虽然随着时间的流逝,悲痛的强烈程度会逐渐降低,但哀伤仍会在生命中以不同程度或形式出现。哀伤历程大致可以分为以下三个阶段。

(1)震惊与麻木阶段:通常发生在亲人逝世数小时及数周内。部分丧亲者震惊得目瞪口呆,感觉遭到了重击,以致短时间内不能感知其他事情。丧亲者会觉得丧失是不真实的且无法接受,也会产生生理上症状,如无法正常饮食、头脑不清晰等。

(2)急性悲伤阶段:会出现以下情况。①思念与寻找:丧亲者试图还原逝去的人。他们意识到自己生命中丧亲给他们留下的“空隙”,也失去了包括丧亲者在内的想象中的未来。此时,丧亲者试图填补这个“空隙”,想全力寻找逝者的一切。他们会苦苦思念,渴望逝者回到身边,依旧按照原来的生活来过,这种感觉“像针扎一样”。②绝望与混乱:丧亲者发现时光无法倒流,可能出现无能为力的感觉。面对丧亲后生活中的现实问题和困难,丧亲者根本无法集中精力考虑,显得无所适从。他们在痛苦的挣扎中前行,伴随着无助、绝望、愤怒和质疑。

(3)复原阶段:丧亲者进入自我调节和重新焕发阶段。他们逐渐适应丧亲后的生活,重新将精力和心思投入在其他的活动和关系上,但这并不意味着要放弃或忘记逝者,反而代表家属在心灵上已为逝者找到一个恰当的、正面的联系方式,能够继续生活下去,去爱或接受他人的爱,并建立新的目标及人际关系。

(四)哀伤辅导的基本原则

哀伤辅导的基本原则是根据哀伤的不同阶段采用不同的策略。在震惊与麻木阶段,以倾听与陪伴为主,在加强社会支持的帮助下,建立支持信任的关系,提升丧亲者的安全感,满足其身心需求。在急性悲伤阶段,可借助诉说的方式,帮助丧亲者认识、接受、适应丧亲的事实;引导其在负面情绪的表达中,学会去面对,进而学习应对方式,预防创伤后的多种应激障碍的发生。在复原阶段,主要是帮助丧亲者树立新的生活目标,鼓励其以新的生活方式来适应逝者不存在的环境。

(五)哀伤辅导的内容

目前,哀伤辅导的内容并没有统一的标准,一般根据丧亲家属的需求进行设计。常见的哀伤辅导包括以下内容。①提供交流疏导服务:通过举办悼念活动,邮寄慰问信或进行面对面的交流疏导,让丧亲家属接受、承认亲人已离去的事实,并做好投入新生活的准备。②提供信息支持:通过为丧亲者进行心理教育、举办研讨会和专题讲座或让其关注有关丧亲网站等方式,提供有关丧亲经历的信息和教育。③提供支持服务:成立善别辅导小组,为丧亲者提供团体支持、丧亲家属工作坊,让有相同丧亲经验的组员互相支持和学习,继续为未来生活奋斗。④开展生命教育:通过举办不同的社区活动、公众推广活动、论坛,以及丧亲者互助活动等方式进行生命教育,旨在帮助丧亲者正确认识生存、临终、死亡和哀伤,从而反思生命,积极面对人生。

(六)哀伤辅导的步骤

哀伤辅导中,除了辅导人员与丧亲者家属面谈,与其建立关系,寻求共识等面谈步骤外,更重要的是发掘家属的丧亲经历和引导家属整理其哀伤过程。

笔记

1. 建立信任关系　辅导人员首先要了解丧亲事件情况、性质、程度及刺激强度等。着重遵循保密原则，避免二次创伤的发生，以提高丧亲者的安全感。若丧亲者拒绝帮助，要尊重他们的决定，可提供相关信息获得方式或联系电话等。

2. 评估丧亲者的心理状况　采用半结构式访谈法，了解丧亲者与逝者的关系、逝世的情景及目前困扰的问题等。

3. 寻求共识　面谈开始时，应界定清楚彼此的期望，取得双方的共识，包括辅导目的与内容，并表示丧亲者可按其接受的步伐分享他们的经验。

4. 发掘内容　发掘丧亲者的丧亲经历时，可依次序询问逝者死亡一刻，最后陪伴逝者的时刻，葬礼及自葬礼之后家属的生活等。①死亡的一刻：死亡的时间、因何死亡、逝者死时、家属是否在场；如不在场，家属如何知道有关消息；当时的反应等。②最后的陪伴：家属于死亡发生后陪伴逝者的经历。③葬礼：了解家属与筹办及葬礼进行的情况、参与程度及对葬礼的反应。④丧亲后的生活：葬礼后至目前的一段时间内，家属是怎样生活的；让丧亲者描述这段时间的心情、情绪状态及身体反应等，评估其哀伤状态。

5. 引导接受丧亲事实　在亲人离世的一段时间内，丧亲者可能会否认事件的发生。此时，辅导者可采取开放式交流方式，引导丧亲者接受现实。

6. 完善社会支持系统　社会支持是促进丧亲者尽快走出哀伤的一种方式。辅导者可根据丧亲者亲友的远近程度建立社会支持网络。此外，还可以借助社区、社会志愿者等群体给予情感支持。

7. 提供积极的应对方式　主要是帮助丧亲者建立新的生活方式，如正常的作息时间、科学的饮食与营养、规律的身体锻炼，并指导其采纳身心放松活动，例如日记记录、正念冥想、心理放松术等。

8. 重建有益的思维方式　正常生活思维的重建是帮助丧亲者正视改变，适应生活的开始。辅导人员可通过树立目标、制订计划、尝试实施计划及评价成效的流程，帮助丧亲者树立重新开始新生活的希望。

（七）哀伤辅导的要点

1. 安慰与陪伴　相当一部分居丧期的家属很难自发从丧亲之痛中恢复过来，如不及时予以支持与治疗有可能诱发其他疾病。辅导者可以从协助办理丧事、陪伴与聆听、协助表达内心的悲伤情绪、协助处理具体问题和促进适应新生活等方面进行照护，如陪伴在丧亲者身旁，轻轻握住他（她）的手或扶住他（她）的肩。由于承受了巨大打击，丧亲者往往难以对关心和安慰作出适当反应或表示感激，甚至拒绝他人的好意。这是因为丧亲者往往把悲哀的时间和强度等同于对死者的感情。这时，不要轻易放弃对丧亲者的安慰，应该让他们明白痛苦和悲哀不是衡量某种关系价值的指标，正常的悲哀反应会随着时间的推移逐渐淡化，悲哀的正常淡化并不意味着对死者的背叛。坚持安慰，可以使丧亲者感到并非独自面对不幸，进而增强战胜孤独的信心。

2. 诱导宣泄，耐心倾听　对丧亲家属进行哀伤辅导并不是以消除悲伤为目的，而是帮助其在承受死亡离别的痛苦同时更加坚强地生活下去，所以此时应给予丧亲者足够的情感支持，鼓励丧亲者之间相互安慰，进行电话随访，帮助家属解决实际困难，协助他们建立新的人际关系，缓解他们的丧亲之痛。允许并鼓励丧亲者痛哭、诉说和回忆，鼓励用写日记的形式寄托自己的哀思。有些丧亲者强忍悲伤，从不失声痛哭，只能更加压抑或消沉。此时，应该告诉丧亲者，哭泣是一种很自然的情感表现，是一种很好地舒缓内心忧伤情绪的方法，诱导他们把悲哀宣泄出来。因此，鼓励丧亲者说出自己的想法和感受，辅导者则耐心倾听，不加入自己的判断、建议或分析。

3. 转移注意力　丧亲者易睹物思人，可让丧亲者将亲人的遗物暂时收藏起来，可以减轻精神上的痛苦。建议丧亲者多参与外界交往，多与亲朋交谈，或到外面走一走，或重新投入工作。鼓励丧亲者培养一些业余爱好或做一些有利于他人的力所能及的事，以转移注意力，减轻悲伤情绪。

笔记

4. 建立新的生活方式 丧亲后,丧亲者需要在家庭生活中寻找一种新的依恋关系,补偿丧亲后的心理失落感。尤其是亲密的人,例如配偶过世后,原有的某种生活方式和规律几乎全部破坏了。此时,应该帮助丧亲者调整生活方式,使之与子女、亲友重新建立和谐的依恋关系,使丧亲者感受到虽然失去了一个亲人,但家庭成员间的温暖与关怀依旧,感到生活的连续性和安全感,从而使他们尽快走出丧亲的阴影,投入新的生活。

知识链接

哀伤辅导的三级哀伤支持模型

英国国家卫生保健卓越研究所(NICE)依据照顾者和家属需求提出了安宁疗护三级哀伤支持模型(表9-1)。

表9-1 哀伤辅导的三级哀伤支持模型

公共健康干预级别	风险/需求级别	目标人群	支持类型	支持提供者	知识需求级别
普适性(universal)	一级	所有哀伤者	有关丧亲和相关支持信息	亲友、健康和社会保健专业人员	低需求
选择性(selective)	二级	有发展为复杂性哀伤者	非专业支持	培训过的志愿者、互助团队、社区支持	中度需求
指导性(indicated)	三级	复杂性哀伤者	专家干预	精神健康服务、哀伤服务、心理治疗	高度需求

任务三 安宁疗护岗位认知

安宁疗护是一门新兴学科,对护士而言是护理观念和护理方式上新的变革和发展。因而,从事老年安宁疗护的护理人员除了掌握本专业的知识外,还必须掌握与安宁疗护密切相关的知识,包括安宁疗护理念、安宁疗护服务技术以及哀伤辅导等。只有这样才能更好地陪伴老年人走完生命的最后一程,让他们生如夏花之绚烂,死如秋叶之静美,为生命画上圆满的句号。

认识安宁疗护

一、安宁疗护护士培养现状

安宁疗护关乎个体生命质量,是医学价值取向和社会文明进步的重要标志,也是"健康中国"战略背景下我国社会的重要议题。随着人口老龄化日益加剧,探讨如何为老年人提供全生命周期的健康服务,关注老年人生命的最后旅程,为其提供安宁疗护,对提高老年人的生活质量,帮助其有尊严、安详、舒适地度过生命的最后时光,具有现实意义。

(一)概念演变

安宁疗护伴随着临终关怀运动发展而来。临终关怀英文为 hospicecare,"hospice"是指在中世纪欧洲,用来为旅行者等提供中途休息、补充体力的驿站,其原意指"济贫院""救济院",被视为一类早

笔记

期的慈善服务机构。随后,"hospice"逐渐引申为"帮助那些处于人生旅途最后一站的人,着重为临终患者控制病痛,以及在患者去世后为家属提供情绪支持"。20世纪60年代,英国女医生西瑟莉·桑德斯博士在伦敦创建了世界上第一家现代临终关怀医院——圣克里斯多弗临终关怀医院。1975年Balfour Mount博士决定于加拿大皇家维多利亚医院建立临终关怀病房。但在当时,由于加拿大的官方语言是英语和法语,而"hospice"一词在法语中是用来指代养老院。为避免混淆,Mount博士首次使用"palliative care"来描述临终关怀。1990年WHO正式对缓和医疗进行定义,并在2002年将其修订完善为"缓和医疗是通过早期识别、积极评估、控制疼痛和其他痛苦症状,包括身体、心理、社会和精神困扰,来预防和缓解身心痛苦,从而改善面临威胁生命疾病的患者(成人和儿童)及其家属生活质量的一种方法"。美国国家综合癌症网络发布的2018版《缓和医疗临床实践指南》中指出,缓和医疗应根据患者的意愿和选择,从疾病诊断开始与疾病治愈性治疗共同提供,适用于任何疾病、任何疾病阶段、任何年龄的患者。由此可知,"palliative care"是对"hospice care"的延伸与拓展。1988年随着天津医学院临终关怀研究中心成立,"hospice"被翻译成"临终关怀"开始在我国正式使用。国内学者对临终关怀的定义不尽相同,但其内涵基本一致,认为临终关怀的服务对象包括临终患者及其家属,服务内容包括生理、心理、精神等方面,目的是提高生命质量,保证患者安详离世。此外,国内学者还引入了"palliative care",将其翻译为"缓和医疗""舒缓医疗""姑息治疗"等。在很长的一段时间内"缓和医疗""舒缓医疗""姑息治疗""临终关怀"等词混淆使用。2017年2月国家卫生与计划生育委员会相继印发《安宁疗护实践指南(试行)》和《安宁疗护中心基本标准和管理规范(试行)》,用"安宁疗护"一词替代"临终关怀",指出:"安宁疗护是以临终患者和家属为中心,为疾病终末期患者在临终前通过控制痛苦和不适症状,提供身体、心理、精神等方面的照护和人文关怀服务,以提高生命质量,帮助患者舒适、安详、有尊严地离世。"《"十三五"健康老龄化规划》也采用"安宁疗护"代替"临终关怀"。采用"安宁疗护"一词可避免传统文化和生死观对于"临终"和"死亡"的避讳,在现有语境下有利于推动我国安宁疗护事业的发展。

(二)起源与发展

1. 国外　安宁疗护起源可追溯到12世纪,这一时期,以"hospice"的形式出现,原意指"驿站"。随后"hospice"逐渐从驿站演变成专门收治晚期患者的照顾机构。1879年柏林修女玛丽在修道院收容晚期癌症患者,这是迄今文献记载的最早专门对晚期癌症患者进行照护的机构。1905年伦敦的另一位修女创办了圣约瑟安宁院,也将其作为专门收容晚期癌症患者的场所。正是在这所安宁院内,培养了现代安宁疗护之母——桑德斯。她于1918年在英国出生,1940年成为护士,1950年,因有感于当时的医疗对末期癌症患者照顾不足,她倡导成立更为人性化的安宁院。历经多年努力,她终于在1967年于伦敦建立了世界第一所现代化兼医疗科技与心理照护的圣克里斯多弗临终关怀医院。桑德斯亲自带领医疗团队着手进行一系列的癌症镇痛研究及临终关怀。圣克里斯多弗临终关怀医院的成立点燃了世界临终关怀运动的火炬,并发展成为全世界现代安宁疗护的典范,也标志着现代安宁疗护模式的诞生。随后,这种模式逐渐为世界各发达地区所接受和推广。1975年加拿大在蒙特利尔创办了第一家临终关怀机构。1976年圣克里斯多弗临终关怀医院的一组医疗人员前往美国康涅狄格州,协助建立了美国第一所安宁疗护医院。此后,圣克里斯多弗安宁疗护模式如雨后春笋般在欧美各国纷纷建立并得以发展。1980年美国国家医疗保险法案纳入安宁疗护,扩大了临终关怀覆盖面,使得更多的患者享受这一福利。2001年美国成立了NCP(The National Consensus Project for Quality Palliative Care)项目,编制了《缓和医疗临床实践指南》。2010年美国麻省总医院学者在《新英格兰医学杂志》上发表的一项被视为安宁疗护里程碑式的研究,该研究表明,早期接受安宁疗护可提高患者及家庭照顾者生活质量并减少他们的主观负担。因此,安宁疗护日益成为贯穿肿瘤治疗全程、全方位的治疗模式。据美国国家临终关怀和姑息治疗组织(National Hospice and Palliative Organization,NHPCO)统计,2011 年美国近 45% 的死者接受了安宁疗护服务。目前,美国绝大多数的医院均可提供安宁疗护服务,且有独立的机构——美国国家临终关怀和姑息护理认证委员会(The National Board for Certification of Hospice and Palliative Care Nurses,NBCHPN)对从事安宁疗护的护理人员进行资格认证。日本是亚洲国家中最早设立安宁疗护机构的国家。1981 年日本建立了第一所安宁疗护机构。1990 年日本山口红十字会医院成立了临终关怀研究会。日本临终关怀形式主要包括独立型、病院型、指导型和家庭型四种。2015 年全球 136 个国家和地区建立了安宁疗护机构,部分国家和地区将安宁疗护纳入了医保体系,且已拥有一整套相对完善的安宁疗护教学体系,在师资力量、课程设置、考核标准等方面日趋成熟。

2. 国内　我国安宁疗护的开展最早见于台湾地区和香港地区。1980 年台湾地区引入安宁疗护概念,1990 年台湾地区第一个安宁病房在马偕纪念医院成立。此后,安宁疗护在台湾地区迅猛发展。1982 年香港九龙圣母医院率先成立关怀小组,旨在提供善终服务。1986 年香港成立善宁会,旨在为丧亲者提供哀伤辅导。1992 年香港成立首个安宁疗护机构,开展居家临终关怀服务。目前,香港特别行政区的安宁疗养医院已形成了一个网状结构的医疗康复体系,对安宁疗护基本做到了“投入多、项目全、水平高”的程度。此外,香港的死亡教育也相对成熟,许多高等院校都已将与死亡有关的课程纳入教育体系,民众的死亡质量意识也较强。

1988 年天津医学院成立了我国第一所临终关怀研究机构。同年 10 月,上海成立了我国第一所临终关怀医院,即南汇护理院。1992 年 5 月天津医学院与美国东西方死亡教育学会在天津联合举办“首届东西方临终关怀国际研讨会”。同年,北京市招收濒危患者的松堂医院正式成立。1994 年卫生部令第 35 号《医疗机构管理条例实施细则》和卫医发〔1994〕第 27 号《医疗机构诊疗科目名录》首次明确临终关怀科为卫生行政部门核定的医疗诊疗科目并登记注册。1996 年 3 月《临终关怀》杂志创刊,面向社会阐述临终关怀理念与内涵,介绍临终关怀事业发展现状及服务模式等,推动了我国安宁疗护发展。1998 年汕头大学医学院附属第一医院建立了全国第一家宁养院。宁养院免费上门为贫困的晚期癌症患者提供镇痛治疗、护理指导、心理及哀伤支持、社会资源链接、义工服务,以及开展安宁疗护知识的宣传教育等服务。

2006 年中国生命关怀协会成立,作为一个全国性行业管理的社会团体,标志着我国安宁疗护事业进入崭新的发展时期。2012 年上海市政府启动舒缓项目(临终关怀项目)建设,目前已初步构建了具有上海特色的安宁疗护服务网络。2015 年中国生命关怀协会人文护理专业委员会成立,与此同时,中华护理学会肿瘤专业委员会成立安宁疗护学组。2016 年全国政协召开第 49 次双周协商座谈会聚焦推进安宁疗护工作,全国政协委员、中华护理学会理事长李秀华做了有关护士是推进安宁疗护工作的重要力量的主题发言,积极促进安宁疗护工作的开展。2017 年国家卫生和计划生育委员会正式发布了《安宁疗护中心基本标准(试行)》《安宁疗护中心管理规范(试行)》和《安宁疗护实践指南(试行)》,填补了我国安宁疗护规范的空白。2019 年健康中国行动推进委员会印发《健康中国行动(2019—2030 年)》,强调要推进安宁疗护试点工作。2021 年 3 月两会代表提出将安宁疗护纳入医保体系、完善安宁疗护病房建立、加大专业人才培训、推动服务标准建立等重要提案。截至 2017 年 6 月 13 日,全国设有安宁疗护的机构共 2 342 家,其中三级医院 259 家,二级医院 469 家,一级医院 469 家,其他医疗机构 1 145 家。由此可见,我国安宁疗护事业的发展速度明显加快,开始步入发展的“快车道”。研究显示,我国 81% 以上的临终患者为 60 岁以上的老年人。因此,老年安宁疗护事业备受重视。

笔记

1996 年《中华人民共和国老年人权益保障法》首次规定保障老年人临终关怀服务需求。2005 年中国老龄事业发展基金会启动了以关注高龄老年人养老问题，建立和完善老年人临终关怀服务机制，为党和政府分忧、促进和谐社会构建为主题的创建"爱心护理工程" 试点工作。2006 年 2 月国务院批准了全国老龄工作委员会办公室和国家发展和改革委员会、教育部、民政部、劳动和社会保障部、财政部、建设部、卫生部、人口计生委，税务总局十部门《关于加快发展养老服务业的意见》，明确提出发展养老服务业的六项重点工作，其中之一就是支持发展老年护理、临终关怀服务业务，并要求根据实际情况，对开展老年护理临终关怀服务的机构按规定给予政策扶持。2010 年北京老年医院设立安宁疗护病区，正式将安宁疗护服务纳入老年医学服务模式。2011 年《中国护理事业发展规划纲要（2011—2015 年）》首次提到除了老年病、慢性疾病以外，还要将临终关怀纳入长期医疗护理中。在《护理院基本标准（2011 版）》中要求，护理院要设临终关怀科，每床至少配备 0.8 名护理人员，临终关怀科应增设家属陪伴室。2012 年修订的《中华人民共和国老年人权益保障法》中鼓励为老年人提供临终关怀服务。2015 年 9 月中国老年保健医学研究会缓和医疗分会成立，标志着我国老年安宁疗护事业进入一个崭新的发展阶段。2016 年《全国护理事业发展规划（2016—2020 年）》中的"十三五"期间护理事业发展目标中提出大力发展居家社区养老服务；要加大社区服务建设，增加临终关怀项目，利用可穿戴设备实现对居家老年患者的病情监测，实现居家 - 社区 - 医院的紧密结合。总体而言，我国老年安宁疗护事业日益受到重视，且取得了实质性进展。

（三）我国老年安宁疗护面临挑战与对策

预计到 2050 年，我国将有 35% 的人口年龄大于 60 岁，成为世界上老龄化最严重的国家。人口快速老龄化使安宁疗护需求日益增加，但目前我国安宁疗护服务覆盖率仅达到 1%。由此可见，虽然我国老年安宁疗护事业已取得了长足发展，但仍任重而道远，面临以下挑战。

1. 公众对安宁疗护正确认知度低 有些家属尽管知道老年患者已处于无法治愈的终末期，却依旧想方设法采用最先进的设备与药物延长其生命，而不愿意接受安宁疗护。研究显示，当亲人患有不可治愈疾病时，60% 的居民不愿意亲人放弃生命，而继续选择无望和维持生命的治疗。这种选择忽视了老年人的生命质量和死亡尊严，不仅给临终老年人造成了极大的痛苦，也造成了医疗资源的浪费。因此，要加强民众的生死教育，帮助他们树立正确的生死观和安宁疗护理念。医院和社会服务机构可定期开展死亡教育座谈会、研习会，或借助网络媒体等渠道向公众宣传安宁疗护，推行生前遗嘱，引导正向的安宁疗护理念，提高安宁疗护的社会认可度和接受度，为老年安宁疗护工作开展奠定良好基础。

2. 安宁疗护政策支持力度不足 近年来，我国政府出台文件中多次鼓励老年人安宁疗护事业的培育与发展，但鲜见关老年人安宁疗护的法律法规。老年安宁疗护事业的稳步发展也缺乏统一规范的指导政策。此外，当前我国老年人安宁疗护仍处于医疗保险和社会保障体系边缘位置，仅有少数试点地区及机构将安宁疗护服务及药品费用纳入医疗报销之列，从而可能导致一些大型医院和私营护理机构不愿意开展安宁疗护服务，一些患者家属也不愿意接受安宁疗护服务。因此，政府应完善安宁疗护的立法，健全和完善医疗保健体系，从政策上为老年安宁疗护事业的发展奠定基础。

3. 安宁疗护专业人才缺乏 由于我国安宁疗护起步较晚，相关专业人才缺乏。此外，安宁疗护强调多学科团队的组建。目前，虽有少数机构组建安宁疗护的多学科团队，但团队间的合作不够紧密，不足以为患者提供及时、专业的照护服务。因此，国家层面应积极制定安宁疗护专业人员培养政策，加大对现有安宁疗护人员专业技能培训，提高现有安宁疗护从业人员素质，培养老年安宁疗护专科护士等。医学院校要积极编写安宁疗护系列教材，开设安宁疗护相关课程。

笔记

知识链接

安宁疗护里程碑式研究

1998年美国临床肿瘤学会提出应该将肿瘤姑息治疗贯穿疾病治疗全过程,然而这一提议一直缺乏循证证据支持。直到2010年美国麻省总医院专家在《新英格兰医学杂志》上发表了《转移性非小细胞肺癌(NSCLC)患者的早期姑息治疗》。该研究被视为安宁疗护里程碑式研究,将初诊发现转移性非小细胞肺癌患者随机分配成两组:一组接受早期姑息治疗并联合标准抗癌(化疗)治疗,另一组仅单纯标准抗癌(化疗)治疗。结果显示,与单纯标准抗癌(化疗)组相比,早期姑息治疗组患者显著延长中位生存期达2.7个月。研究还发现,早期介入姑息治疗,不仅可使患者受益,也能提高患者家属和亲友的生活质量。由此,2012年美国临床肿瘤学会最新发布的临床指南指出,所有转移性非小细胞肺癌患者在诊断初期,除了标准癌症治疗外,还应提供姑息治疗。

二、安宁疗护护士工作职责

1. 护理照料工作　负责安宁疗护病区的护理工作,包括患者的身体、心理、精神等方面的照料。对患者进行疼痛的评估、实施疼痛控制方案、提供情感支持、协助患者和家属处理心理问题等。例如,对于那些无法忍受疼痛的患者,护士需要密切观察其疼痛状况,并及时与医生沟通,调整疼痛控制方案。在患者饮食、穿衣、沐浴等日常生活中,给予全面的关心和帮助。同时,护士还需要密切观察患者的生命体征,及时发现并处理任何可能出现的症状和并发症。

2. 精神慰藉　护士需要对患者和家属进行心理疏导,帮助他们面对患者的疾病和死亡。通过多学科协作模式进行实践,为患者提供人文关怀等服务,控制患者的痛苦和不适症状,提高生命质量,帮助患者舒适、安详、有尊严地离世。

3. 服务保障工作　为患者家属承担一些劳累与压力,帮助他们度过困难时期。

爱在夕阳

安宁疗护志愿者

在上海,一家名为"手牵手生命关爱发展中心"的非营利机构致力于推动人们对于临终关怀的认识与关注,成立15年来培训了近3 000名临终关怀志愿者,志愿者会与临终患者聊天,进行梳头、剪指甲、按摩等生活式服务;对于还能写字的患者,志愿者会用写字板与其进行沟通、传递彼此的感情;对丧失沟通能力的患者,志愿者就安静地坐在老人身旁,营造精神层面的安宁与日常感。他们相信,临终关怀是陪伴支持的艺术,是用接纳的眼神和耐心聆听传递一份份真挚情感:"你并不孤单,我愿意在这里陪着你。"

(邵　蓉　章正福)

目标检测

1. 下列不属于濒死期患者的临床表现的是(　　)。

A. 循环衰竭　　B. 神志不清　　C. 呼吸衰竭

D. 肌肉震颤　　E. 各种深浅反射逐渐消失

2. 患者,男,50岁,诊断为晚期肝癌。患者经历的心理反应阶段是(　　)。

A. 否认期、愤怒期、协议期、忧郁期、接受期

笔记

B. 愤怒期、忧郁期、否认期、协议期、接受期
C. 否认期、愤怒期、忧郁期、协议期、接受期
D. 忧郁期、愤怒期、协议期、否认期、接受期
E. 协议期、忧郁期、愤怒期、否认期、接受期

3. 患者,男,75 岁。脑出血处于昏迷状态,反应迟钝,肌张力丧失,心跳减弱,血压降低,呼吸微弱,此时患者属于( )。

A. 濒死期　B. 愤怒期　C. 临床死亡期
D. 接受期　E. 生物学死亡期

4. 尸僵缓解出现的时间,是在患者死亡( )。

A. 4 小时后　B. 6 小时后　C. 8 小时后
D. 12 小时后　E. 24 小时后

5. 尸斑出现的时间,是在患者死亡后( )。

A. 1 小时　B. 2 ~ 4 小时　C. 5 ~ 6 小时
D. 12 ~ 24 小时　E. 25 ~ 48 小时

参考答案

笔记

参考文献

[1] 胡秀英,肖惠敏. 老年护理学[M].5 版. 北京:人民卫生出版社,2022.
[2] 何曙芝,陈玉红,梁珣. 老年护理学[M]. 上海:上海交通大学出版社,2023.
[3] 裴先波. 老年护理学[M]. 武汉:武汉大学出版社,2023.
[4] 尤黎明,吴瑛. 内科护理学[M].7 版. 北京:人民卫生出版社,2022.
[5] 唐萍,林雪峰,杨术兰. 老年护理学[M].3 版. 北京:高等教育出版社,2022.
[6] 杨晔琴,张京慧. 老年护理学[M]. 长沙:中南大学出版社,2022.
[7] 徐桂华,何桂娟. 老年护理学[M].2 版. 北京:人民卫生出版社,2022.
[8] 李小鹰,董碧蓉. 老年疾病防治指南解读[M]. 北京:中华医学电子音像出版社,2022.
[9] 王燕,高静. 老年护理学[M].2 版. 北京:中国中医药出版社,2021.
[10] 董翠红,吕颖. 老年护理[M]. 北京:中国医药科技出版社,2021.
[11] 张会君,张延红,张静. 老年护理学[M]. 南京:江苏凤凰科学技术出版社,2021.
[12] 何桂香,李艳群. 老年护理学:老年综合征的评估与照护[M]. 长沙:中南大学出版社,2020.
[13] 付敬萍,张鲰. 老年心理护理[M]. 武汉:华中科技大学出版社,2020.
[14] 许家仁. 老年护理学[M].2 版. 北京:人民卫生出版社,2020.
[15] 张颖冬. 帕金森病精准诊断与治疗[M]. 南京:东南大学出版社,2020.
[16] 严玮,张会. 老年护理[M]. 北京:中国医药科技出版社,2020.
[17] 张晓念,林雪峰. 老年护理学[M]. 广州:世界图书出版广东有限公司,2022.
[18] 中国保健协会科普教育分会. 老年人合理用药[M]. 北京:中国医药科技出版社,2022.
[19] 陈丽云,李锦萍. 内科护理[M].2 版. 北京:人民卫生出版社,2020.
[20] 中国老龄协会. 认知症老年人照护服务指南 基础版[M]. 北京:华龄出版社,2020.
[21] 民政部社会福利中心.《老年人能力评估规范》标准解读和评估指南[M]. 北京:中国社会出版社,2023.
[22] 国家卫生健康委员会医改医管局. 推进老年护理工作 助力健康中国建设[J]. 中国护理管理,2020,20(10):1497 - 1498.
[23] 唐钧. 世界和中国的人口老龄化及其原因[J]. 社会政策研究,2022(3):3 - 18.
[24] 刘奕,李晓娜. 数字时代我国社区智慧养老模式比较与优化路径研究[J]. 电子政务,2022(5):112 - 124.
[25] 李媛,张瑞,李景余,等. 养老机构认知症老年人健康综合评估问卷的编制[J]. 护理管理杂志,2023,23(4):299 - 304.
[26] 李婉玲,王玫,郭玉丽,等. 老年人健康综合评估理念及其工具应用研究进展[J]. 护理研究,2023,37(13):2359 - 2364.
[27] 辛功恺,丛欣,袁磊,等. 失智症老年人综合评估工具的研究进展[J]. 中国全科医学,2023,26(33):4103 - 4109.

笔记

[28] 刘贝贝,柳桢,许志远,等.基于德尔菲法的城市社区老年人健康综合评估量表的构建[J].中国慢性病预防与控制,2023,31(1):60-65.
[29] 刘思奇.积极老龄化背景下社区老年人数字健康素养评估量表的研制与实证研究[D].重庆:中国人民解放军陆军军医大学,2023.
[30] 曹清明,王蔚婕,张琳,等.中国居民平衡膳食模式的践行——《中国居民膳食指南(2022)》解读[J].食品与机械,2022,38(6):22-29.
[31] 杨筱曼,袁书琪,胡倩倩,等.认知障碍老年人口腔健康管理的最佳证据总结[J].中国老年保健医学,2023,21(06):3-9.
[32] 黄欢欢,苏飞月,黄琪,等.《老年人跌倒预防及管理的国际指南》要点解读[J].军事护理,2023,40(5):113-116.
[33] 刘盼,马丽娜,李耘.老年人运动管理国际专家共识指南解读[J].中华老年医学杂志,2023,42(6):626-632.
[34] 胡慧秀,赵雅洁,孙超.老年人失能预防运动干预临床实践指南(2023 版)[J].中国全科医学,2023,26(22):2695-2710,2714.
[35]《中国老年骨质疏松症诊疗指南(2023)》工作组,等.中国老年骨质疏松症诊疗指南(2023)[J].中华骨与关节外科杂志,2023,16(10):865-885.
[36] 曹丰,陈鲁原,陈伟伟,等.中国老年高血压管理指南 2023[J].中华高血压杂志,2023,31(6):508-538.
[37] 孔婵,王玫,徐嘉琦,等."老年人谵妄、痴呆和抑郁的评估和护理"临床实践指南(2016 版)谵妄部分解读[J].护理研究,2021,35(15):2633-2636.
[38] 高峰,高峥嵘.活出老年精彩人生　老年生命教育指南[M].北京:首都师范大学出版社,2022.
[39] 童朝晖.中国老年慢性阻塞性肺疾病临床诊治实践指南[J].中华结核和呼吸杂志,2020,43(2):100-119.
[40] 衡先培,杨柳清.中医内科临床诊疗指南·老年衰弱[J].中华中医药杂志,2020,35(8):4030-4035.
[41] 中国老年学和老年医学学会.老年慢性失眠慢病管理指南[J].中西医结合研究,2023,15(5):311-324.